口腔并发症预防与处理
最佳临床实践

Avoiding and Treating Dental Complications

Best Practices in Dentistry

原　著　〔美〕Deborah A. Termeie

主　审　陈吉华

主　译　张　凌

副主译　李　芳　黄　鹏

U0377152

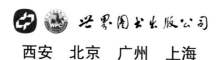世界图书出版公司

西安　北京　广州　上海

图书在版编目（CIP）数据

　　口腔并发症预防与处理：最佳临床实践 /（美）德博拉·A·特米伊（Deborah A. Termeie）编著；张凌主译 . —西安：世界图书出版西安有限公司，2019.4
　　书名原文：Avoiding and Treating Dental Complications: Best Practices in Dentistry
　　ISBN 978-7-5192-5882-5

　　Ⅰ . ① 口… Ⅱ . ① 德… ② 张… Ⅲ . ① 口腔疾病 — 并发症 — 防治 Ⅳ . ① R78

　　中国版本图书馆 CIP 数据核字（2019）第 061434 号

书　　　名	口腔并发症预防与处理：最佳临床实践
	KOUQIANG BINGFAZHENG YUFANG YU CHULI: ZUIJIA LINCHUANG SHIJIAN
原　　著	[美] Deborah A. Termeie
主　　译	张　凌
责任编辑	杨　菲　邵小婷
装帧设计	新纪元文化传播
出版发行	世界图书出版西安有限公司
地　　址	西安市北大街 85 号
邮　　编	710003
电　　话	029-87214941　029-87233647（市场营销部）
	029-87234767（总编室）
网　　址	http://www.wpcxa.com
邮　　箱	xast@wpcxa.com
经　　销	新华书店
印　　刷	陕西金和印务有限公司
开　　本	787mm×1094mm　1/16
印　　张	15.75
字　　数	300 千字
版次印次	2019 年 4 月第 1 版　2019 年 4 月第 1 次印刷
版权登记	25-2017-0025
国际书号	ISBN 978-7-5192-5882-5
定　　价	169.00 元

医学投稿　xastyx@163.com　‖　029-87279745　029-87284035
☆ 如有印装错误，请寄回本公司更换 ☆

Shahrokh C. Bagheri, D.M.D., M.D., F.A.C.S., F.I.C.D.
Chief
Department of Surgery, Division of Oral and Maxillofacial Surgery, Northside Hospital, Atlanta, GA, USA
Private Practice
Georgia Oral and Facial Reconstructive Surgery, Atlanta, GA, USA
Adjunct Assistant Professor
Oral and Maxillofacial Surgery, School of Medicine, University of Miami, Miami, FL, USA
Adjunct Assistant Professor
Oral and Maxillofacial Surgery, Department of Surgery, School of Medicine, Emory University, Atlanta, GA, USA
Adjunct Associate Professor
Oral and Maxillofacial Surgery, Augusta University, Augusta, GA, USA
and
Diplomate
American Board of Oral and Maxillofacial Surgery, Chicago, IL, USA

Daniel J. Boehne, D.D.S.
Lecturer
Section of Endodontics, Clinical Dental Sciences, UCLA School of Dentistry, Los Angeles, CA, USA

Behnam Bohluli, D.M.D.
Associate Professor
Oral and Maxillofacial Surgery, Azad University of Medical Sciences, Tehran, Iran

Paulo M. Camargo, D.D.S., M.S., M.B.A., F.A.C.D.
Professor
Tarrson Family Endowed Chair in Periodontics
Associate Dean of Clinical Dental Sciences
Section of Periodontics, Clinical Dental Sciences, UCLA School of Dentistry, Los Angeles, CA, USA

Thomas S. Giugliano, D.D.S., F.I.C.O.I.
Assistant Clinical Professor
Department of Prosthodontics, New York University College of Dentistry, New York, USA

Philip R. Melnick, D.M.D., F.A.C.D.
Lecturer
Section of Periodontics, Clinical Dental Sciences, UCLA School of Dentistry, Los Angeles, CA, USA

Roger A. Meyer, D.D.S., M.S., M.D., F.A.C.S., F.A.C.D.
Chief
Department of Surgery, Division of Oral and Maxillofacial Surgery, Northside Hospital, Atlanta, GA, USA
Adjunct Assistant Professor
Oral and Maxillofacial Surgery, Medical College of Georgia, Georgia Regents University, Augusta, GA, USA
Diplomate
American Board of Oral and Maxillofacial Surgery, Chicago, IL, USA
Director
Maxillofacial Consultations Ltd, Greensboro, GA, USA
Private Practice
Georgia Oral and Facial Reconstructive Surgery, Marietta, GA, USA

Daniel W. Nelson, D.D.S.t
Assistant Clinical Professor
UCSF School of Dentistry, Division of Periodontology, San Francisco, CA, USA

Elizabeth A. Palmer, M.S., D.M.D.

Clinical Assistant Professor

Department of Pediatric Dentistry, University of Washington School of Dentistry, Seattle, WA, USA

Rebecca L. Slayton, D.D.S., Ph.D.

Law/Lewis Professor and Chair

Department of Pediatric Dentistry, University of Washington School of Dentistry, Seattle, WA, USA

Richard G. Stevenson III, D.D.S., F.A.G.D., F.A.C.D., A.B.O.D.

Professor of Clinical Dentistry

Chair

Section of Restorative Dentistry, UCLA School of Dentistry, Los Angeles, CA, USA

Deborah A. Termeie, D.D.S.

Lecturer

Section of Periodontics, Clinical Dental Sciences, UCLA School of Dentistry, Los Angeles, CA, USA

James W. Tom, D.D.S., M.S.

Associate Clinical Professor

Dentist Anesthesiologist

Division of Endodontics, General Practice Dentistry,

Herman Ostrow School of Dentistry of USC

and

Division of Public Health and Pediatric Dentistry, Herman Ostrow School of Dentistry of USC, Los Angeles, CA, USA

Hung V. Vu, M.S., Ph.D., D.D.S.

Lecturer

Section of Orthodontics, UCLA School of Dentistry, Los Angeles, CA, USA

Orthodontist

US Department of Veterans Affairs Greater Los Angeles Healthcare System, Los Angeles, CA, USA

Private Practice

Vu Orthodontics, Fountain Valley, CA, USA

and

Professor Emeritus

Department of Mechanical & Aerospace Engineering, California State University Long Beach, Long Beach, CA, USA

Shane N. White, B.Dent.Sc., M.S., M.A., Ph.D.

Professor

Section of Endodontics, Clinical Dental Sciences UCLA School of Dentistry, Los Angeles, CA, USA

译者名单

主　审　陈吉华

主　译　张　凌

副主译　李　芳　黄　鹂

译　者（按姓氏笔画排序）

王　萍　Maurice H. Kornberg School of Dentistry at Temple University

仇碧莹　空军军医大学口腔医学院

李　芳　空军军医大学口腔医学院

李云鹏　空军军医大学口腔医学院

余昊翰　空军军医大学口腔医学院

张　凌　空军军医大学口腔医学院

陈　芳　空军军医大学口腔医学院

陈宇江　空军军医大学口腔医学院

范莹盈　西安交通大学生命与科学技术学院

黄　鹂　空军军医大学口腔医学院

梁　莉　中国人民解放军总医院第八医学中心

主译简介 ■

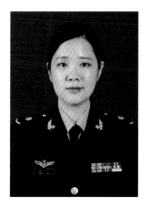

张凌，空军军医大学（原第四军医大学）口腔修复学博士，意大利锡耶纳大学联合培养博士，美国马里兰大学访问学者，空军军医大学口腔医学院修复科副教授。主要从事牙齿、牙列缺损的固定、活动及种植义齿修复工作，在牙齿硬组织粘接领域进行了大量、深入、细致的研究。

任中华口腔医学会口腔修复学专业委员会青年委员，陕西省口腔医学会口腔修复学专业委员会青年委员。空军军医大学首届"青年英才支持计划"资助对象，教育部"青年骨干教师"A 类资助获得者。任《口腔生物医学》《转化医学杂志》期刊编委。

主持国家自然科学基金 2 项，陕西省科技攻关重点项目 1 项；获得国家发明专利 1 项，实用新型专利 4 项；发表中英文论文 30 余篇，其中 SCI 收录论文 10 余篇（累计 IF 30.71），中文核心期刊论文 20 余篇；出版中文专著 3 部，翻译专著 2 部，受爱思唯尔公司邀请参编英文专著 1 部；2018 年参与的研究"牙本质 – 树脂粘接耐久性衰退机制及改善策略研究"获得中华口腔医学会科技奖一等奖。

译者序

　　近二十年来，现代口腔医学的发展日新月异。基础理论研究日益深入，新型材料层出不穷，治疗技术不断精进，这些都促使口腔治疗向着更加微创、美观、实用的方向发展。遗憾的是，尽管这些新理论、新设备、新疗法使我们的口腔诊疗水平达到了前所未有的高度，但现有的口腔治疗，仍有许多不能获得理想的远期效果和患者满意度。在长期的临床实践中我们发现，各种口腔并发症是导致治疗失败、患者复诊的最直接原因。现有的口腔医生教育和培训体制，使得许多年轻医生或者全科医生缺乏足够的口腔病例处理经验，更加缺乏预防和处理各种口腔并发症的经验。此外，口腔医生也很难找到一本真正基于临床实例或者临床流行病学证据的关于各种口腔并发症的预防和处理的图书。

　　基于以上原因，我们从众多口腔诊疗著作中，精心选择了这本《口腔并发症预防与处理：最佳临床实践》。原著作者均为口腔医学各领域的权威专家，他们将多年的口腔并发症预防与治疗经验无私奉献给广大读者。本书内容丰富、资料新颖、图文并茂，涵盖了牙体缺损修复、牙周病、牙髓病、口腔修复、口腔外科、口腔麻醉、口腔种植、儿童口腔以及口腔正畸各个领域。对于常见口腔并发症，本书都给出了以事实为依据的、目前临床证实有效的预防和处理方法。因此，这本操作指南非常适合广大口腔医生及学生阅读、参考。

　　本书的翻译出版，得到了空军军医大学（原第四军医大学）口腔医学院和世界图书出版西安有限公司的大力支持和帮助。感谢陈吉华教授在百忙之中对全书的内容进行审阅并提出宝贵意见。作为译者，我们希望本书的翻译能够达到"信、达、雅"的标准，更加希望本书的出版能对国内口腔医学的发展起到积极作用。各位译者在翻译出版本书时均承担了繁重的临床工作，因此翻译时间有限，错误疏漏在所难免，欢迎广大读者批评指正。

张　凌

2019 年 3 月

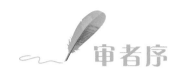 **审者序**

口腔治疗过程中的规范与精准操作是临床工作的核心，只有细致且蕴含思考的操作才能规避并发症，带给患者完善的治疗和长久可靠的效果。口腔医生，特别是年轻医生，在关注"数字化技术""美学修复"等先进技术的同时，更需要潜心提高自己的操作规范性和准确性，并对可能发生的"意外"有深刻的认识。《口腔并发症预防与处理：最佳临床实践》一书，聚焦于如何预防与处理临床治疗给患者造成的医源性伤害，为广大口腔医生及学生提供了难得的"间接经验"。

我通读了 Deborah A. Termeie 的 *Avoiding and Treating Dental Complications: Best Practices in Dentistry* 一书。该书作者对知识构建方式的理解非常深刻，他们采用通俗易懂的方式，讨论了牙体缺损修复、牙周病、牙髓病、口腔修复、口腔外科、口腔麻醉、口腔种植、儿童口腔以及口腔正畸各个方面可能发生的口腔治疗并发症，给予了预防和临床处理建议，并展示了具体的操作。全书内容翔实，不仅是对临床规范化操作的重要补充，也为规避"不良操作"提供了可靠途径，使读者从多角度认识到规范化操作的重要性。

张凌、李芳、黄鹂等年轻医生，不仅有扎实的理论研究基础，也具有相当熟练的临床操作技能。他们深知预防与处理口腔并发症的意义所在，因此组织了《口腔并发症预防与处理：最佳临床实践》一书的学习和翻译出版工作。我相信，在准确传递原著信息的同时，本书一定能给国内口腔医生一些启示。让我们共同努力，规范口腔基础操作，造福于广大患者。

陈吉华

2019 年 3 月

致 谢

感谢我的导师 Philip R. Melnick，D.D.S. 的指导和建议。感谢下列审稿人：Thomas Hiltony 医生，Richard Trushkowsky 医生，Jack Caton 医生，Dennis Tarnow 医生，Fredrick Barnett 医生，Lenny Naftalin 医生，Christine Quinn 医生， Natalie Tung 医生，Everlyn Chung 医生，Christopher Marchack 医生，Kumar Shah 医生，Richard Kao 医生，Gary Armitage 医生，Patrice Wunsch 医生，Kevin Donly 医生，Man Wai Ng 医生，Nicole Cheng 医生，Anurage Bhargava 医生，Anirudha Agnihotry 医生，Patrick Turley 医生。我也要谢谢我挚爱的丈夫 David 以及我们的孩子 Gabriella 和 Elliot，没有他们的爱与支持，这不书不可能完成。

我要向约翰威立国际出版公司及编辑团队致以谢意，他们用丰富的学识和严谨的工作态度审阅本书的每一个词语和观点，使本书得以顺利出版。

郑重声明

　　本书的内容旨在进一步促进科学研究，并不为特定患者推荐或推广特定的诊断、治疗方法。出版商、作者、译者没有就本书内容的精确性和完整性做任何保证，并且明确否认任何负责任的保证，例如针对特定目的健康和疗效的保证。针对正在进行的研究、设备升级、仪器更新换代、政府法规的变化、设备和用药等信息的不断完善，有读者要求审查和评估其包含的详尽信息，例如每种药物、设备和装置的各种信息，并希望对部分问题提供详细的指示、警告和预防措施，对于这种情况读者应适当咨询专家。任何组织或网站在本书中被引用时，并不意味着作者或出版商认可该组织或网站提供或建议的任何信息。读者还应意识到，本书所列的互联网网站在著书和阅读时可能发生变化甚至消失，本作品的任何推广声明，不为其提供任何担保。无论是出版商还是作者，都不对由此产生的任何损害负责。

C目 录
ONTENTS

第 1 章

最佳操作：牙体缺损修复并发症

Richard G. Stevenson Ⅲ
Section of Restorative Dentistry, UCLA School of Dentistry, Los Angeles, CA, USA

橡皮障风险

金属橡皮障夹子损伤牙齿结构和冠修复体的饰瓷表面

预防与处理

使用光固化暂时材料可以减少橡皮障夹子导致的医源性损伤风险（Liebenberg，1995）。放置夹子之前，可在夹子尖端放置少量的树脂基材料。或者选择塑料的橡皮障夹子，这样可以降低损伤牙齿结构和修复体的风险（Madison、Jordan 及 Krell，1986）。

放置橡皮障夹子的牙齿需要放成型带

预防与处理

解决该问题的方法之一是用橡皮障钳打开夹子，在夹子尖下面放成型带，释放夹子固定在成型片上。另一方法是应用豆瓣式成型片，并用楔子和热塑材料固定，避免同橡皮障夹子的冲突。

萌出不全的牙齿或临床牙冠短的牙齿缺乏倒凹，导致橡皮障夹不稳定

预防与处理

Ford、Ford 及 Rhodes（2004）推荐使用分裂橡皮障技术，辅助应用阻塞剂来获得封闭。Morgan 和 Marshall（1990）推荐应用玻璃离子水门汀，如 Fuji Plus，调拌后放置入注射器中。将材料注射到牙齿龈缘，形成正常牙齿外形。应用塑料器械进行材料塑形，形成合适的唇舌侧倒凹。材料形成的表面有助于橡皮障的密封。操作结束后，可以应用大挖匙去除玻璃离子材料。

Wakabayashi 等（1986）推荐在牙齿唇舌侧的龈缘位置使用少量自固化树脂，固化后橡皮障夹子可以在树脂的根方固位，辅助橡皮障夹的龈上固位。

Ⅴ 类洞预备和充填的并发症

牙龈组织处理和分离不良造成的牙龈组织撕裂和牙周组织损伤

预防与处理

Ⅴ 类洞牙体缺损的隔离应获得软组织移位、水分控制和感染控制。隔离的方法包括橡皮障隔离，龈沟中放置排龈线，使用激光进行牙龈手术，在放置橡皮障之前进行牙龈切除术，棉卷隔离唾液，以及使用透明成型片系统用于解剖轮廓塑形等。

橡皮障有助于防止手术部位暴露于血液、龈沟液和口腔内液体。为了隔离 Ⅴ 类洞缺损，橡皮障中的孔应定位于正常孔位置的

唇向约 3mm，尺寸稍大，并且同相邻孔之间的距离稍大。在放置橡皮障之后，将 212 型夹子由舌侧向唇向旋转就位，同时向根尖方向延展橡皮障以显露病变。212 型夹钳的喙部应位于预期洞型龈壁的龈向约 1mm 处。这通常需要用热塑材料来稳定橡皮障夹子。根面有广泛的病变时，可以修整 212 型夹钳的喙部，将舌侧的喙部向冠向弯曲形变（不是根向），由舌侧向颊侧旋转就位。颊侧的夹子喙的顶部弯曲将导致病变入路狭窄，影响操作，因此应当避免。牙齿必须干燥以使热塑材料牢固固定于牙齿组织。放置一侧后，将热塑材料放置在夹子的另一侧。采用 Monoject 注射器应用热塑材料更为安全，剪短注射器尖端，获得更宽的注射头。然后将热塑材料分成小块，放入注射器中。将注射器浸入热水中。材料熔化，然后可以将热塑材料注入所需的区域。这样比在椅位边用火加热材料更加安全，且更容易直接放置入所需的位置，当修复完成时，使用橡皮障钳子很容易破坏热塑材料，然后拆除橡皮障夹子。

隔离 V 类洞的牙龈边缘的最新技术是使用排龈止血膏（Expasyl，Kerr 或 Traxodent，Premier），可以使牙龈退缩和止血。这些糊剂由有机黏土材料（高岭土）组成，与止血剂氯化铝混合。排龈止血膏浓稠，坚固，黏度足以放置到龈沟。使用均匀的压力，以 2mm/s 的推荐速率从预装载的注射器中将膏直接注射到龈沟中。如果需要，可以随后用塑料器械或棉球轻轻夯实糊剂，以确保糊剂完全固定在龈沟中。如果牙龈组织薄，将糊剂留在龈沟中 1~2min，如果牙龈组织厚，则放置 3~4min。通过轻轻漂洗去除该糊剂，随后干燥该位置，放置修复体。如果需要，

可以重复该过程而不损伤组织。去除排龈止血膏后，牙龈可以保持退缩状态 4min。

V 类洞修复体龈缘位置的塑形

当缺损位于龈缘下时，必须小心不要损伤牙骨质。如果修复体形态或抛光不佳，造成食物／菌斑聚集，引起牙龈炎、继发龋，可导致修复失败。

预防与处理

应用聚酯薄膜，预成型后与牙齿外形更加契合，方便复合树脂充填窝洞，这是一种更好的塑形和抛光技术。将聚酯薄膜插入洞型一侧并用木楔子固定。然后将其小心地插入龈沟，包绕洞型的整个龈壁（图 1.1）。

而后用楔子固定聚酯薄膜的另一侧。在聚酯薄膜周围注射光固化牙龈屏障（OpalDam，OpalDam Green，Top Dam / FGM，Joinville，Santa Catarina，Brazil）以使其稳定。应在聚酯薄膜和牙齿之间预留足够大开口，方便充填树脂修复材料。有些人建议用探针手柄拉伸聚酯薄膜的中间，使其微凸，形成釉牙骨质界的自然牙体凸度。颈部充填树脂时注意在牙龈和牙齿之间不能出现悬突。另一种方法是使用金属成型片；但是由于金属阻挡光通过，光固化需多步骤才能完成。首先固化可光照部分，然后去除金属成型片，光固化修复材料深部。一些操作

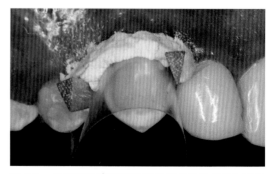

图 1.1　使用聚酯薄膜获得 V 类洞的良好塑形和抛光

者认为，与聚酯薄膜成型片相比，金属成型片可以更好地维持形状并保持稳定。特别是在解剖形态不规则的情况下尤其适用，如在磨牙根分叉区。而聚酯薄膜成型片在插入龈沟的过程中对软组织的损害风险较低，并且具有更好的透光性，便于充填洞型和材料光固化（Perez，2010）。

洞衬和垫底的并发症

错误选择洞衬和垫底材料

预防与处理

根据不同的洞深和不同的修复材料/技术（汞合金、复合材料及间接修复体）进行洞衬和垫底的选择。

根据洞深分类：

· 剩余牙本质厚度（RDT）>2mm 时的浅窝洞；

· RDT 为 0.5~2mm 的中等深度窝洞；

· RDT ≤ 0.5mm 时的深窝洞（表 1.1）。

银汞合金材料

银汞合金充填的浅窝洞（RDT> 2mm），可以使用牙本质粘接剂作为洞型内壁的封闭剂，洞缘无须涂布粘接材料。如使用自酸蚀粘接剂系统无须单独的酸蚀步骤。

对于中等深度的窝洞（RDT 为 0.5~2mm），可以放置玻璃离离子垫底保护牙髓，而后进行前述的封闭步骤。银汞修复体是热的良导体，放置厚的垫底材料可减小窝洞底部的温度变化（Harper 等，1980）。

对于深洞（RDT<0.5mm），可以在去除感染牙本质后的窝洞最深区域放置氢氧化钙间接盖髓（Dycal，LD Caulk），随后再放置玻璃离子垫底，只要牙齿无症状或仅有轻微（可逆的）症状，仅需完善的充填治疗，

无须在窝洞的髓壁去尽龋损，因为这对保存活髓无益（Maltz 等，2012b）。

玻璃离子充填体

玻璃离子水门汀是热的不良导体，除了深洞（RDT <0.5mm）之外，不需要放置其他材料。如果是深洞，应该如前所述放置洞衬材料（Roberson 等，2006）。

复合树脂材料

· 对于浅窝洞（RDT>2mm），仅需放置牙本质粘接剂。

· 对于深窝洞（RDT<0.5mm），与银汞合金和玻璃离离子修复体一样放置垫底材料。

· 对于中度深度的窝洞（RDT 为 0.5~2.0mm），玻璃离子垫底可以改善复合树脂的性能（Arora 等，2012），可以应用树脂改性玻璃离子（RMGI）衬于窝洞底部牙本质表面。

> **注意**：避免应用氧化锌丁香油酚作为复合树脂充填术的垫底材料，因为这种材料会干扰树脂材料的聚合反应（Roberson 等，2006）。

陶瓷和铸造金间接修复体（嵌体）

· 对于中等深度的洞型（RDT 为 0.5~2mm），建议在修复体下方使用垫底，以形成平坦的壁和均匀的修复体厚度。使洞壁光滑，洞深均匀，方便制作蜡型。

· 对于深洞（RDT<0.5mm），为了保护牙髓，应先放置盖髓材料，然后再放置垫底材料（Roberson 等，2006）。垫底材料可消除牙本质的倒凹，将有助于保存牙齿，否则将去除大量牙体组织来消除倒凹。

保持完整的氢氧化钙洞衬

预防与处理

氢氧化钙衬里溶解度高，在酸蚀时损失

表 1.1　不同临床条件下洞衬与垫底材料推荐与选择

修复材料	银汞合金	复合树脂	间接修复体
剩余牙本质厚度（RDT） 0.5~1mm	标注：DBA、银汞合金、玻璃离子洞衬、MTA/Ca(OH)₂	标注：DBA、复合树脂、玻璃离子洞衬	标注：间接修复体、玻璃离子洞衬、MTA/Ca(OH)₂
	保护区牙髓：MTA/Ca(OH)$_2$（最深的部位） 洞衬：玻璃离子（GIC） 封闭剂：牙本质粘接剂（DBA）	保护区牙髓：MTA/Ca(OH)$_2$（最深的部位） 洞衬：玻璃离子（GIC） 封闭剂：牙本质粘接剂（DBA）	保护区牙髓：MTA/Ca(OH)$_2$（最深的部位） 洞衬：玻璃离子（GIC）
1~2mm	标注：DBA、银汞合金、玻璃离子洞衬	标注：DBA、复合树脂、玻璃离子洞衬	标注：间接修复体、玻璃离子
	保护牙髓：可选 洞衬：玻璃离子（GIC） 封闭剂：牙本质粘接剂（DBA） 可进行垫底	保护牙髓：可选 洞衬：玻璃离子（GIC） 封闭剂：牙本质粘接剂（DBA）	保护牙髓：可选 洞衬：玻璃离子（GIC）
2mm 以上	标注：银汞合金、DBA（作为封闭剂）	标注：复合树脂、DBA（作为封闭剂）	标注：间接修复体
	封闭剂：牙本质粘接剂（DBA） 可进行垫底	封闭剂：牙本质粘接剂（DBA）	除封闭倒凹回以外无须其他洞衬垫底等

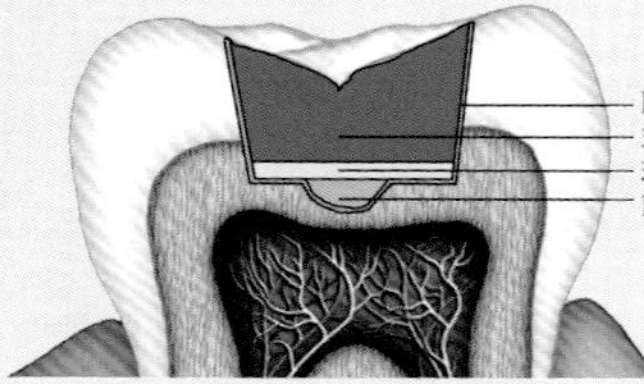

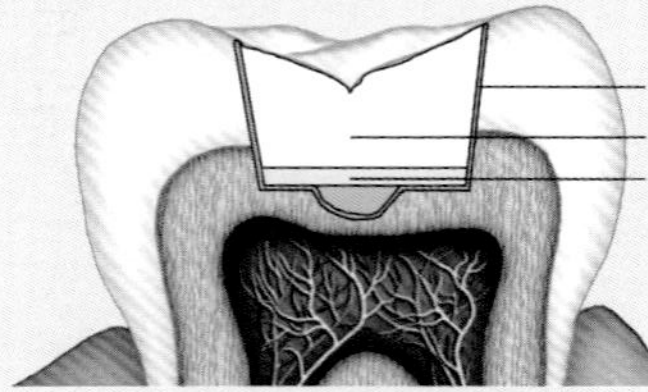

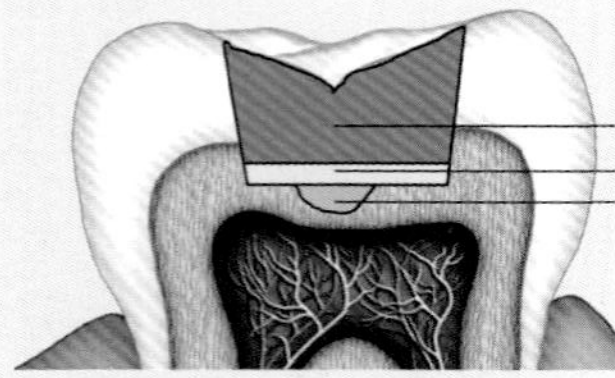

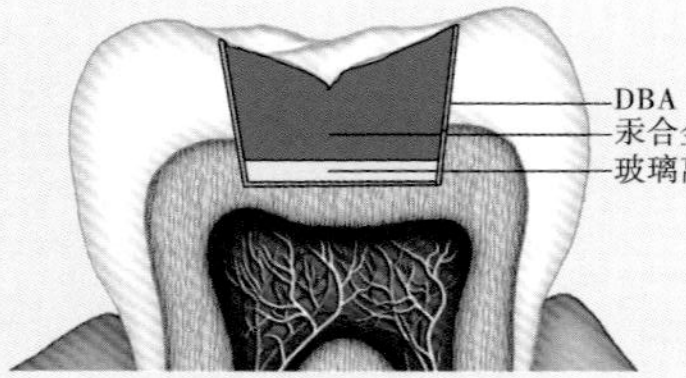

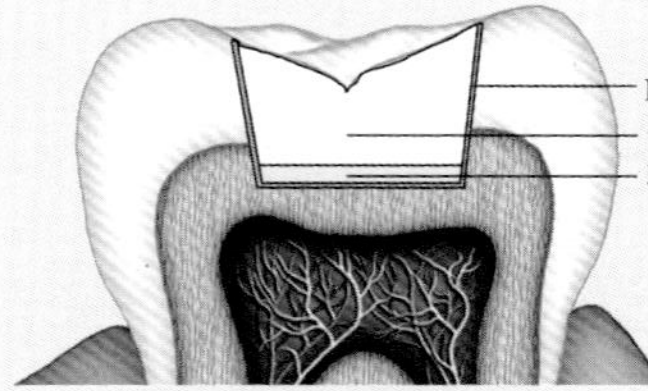

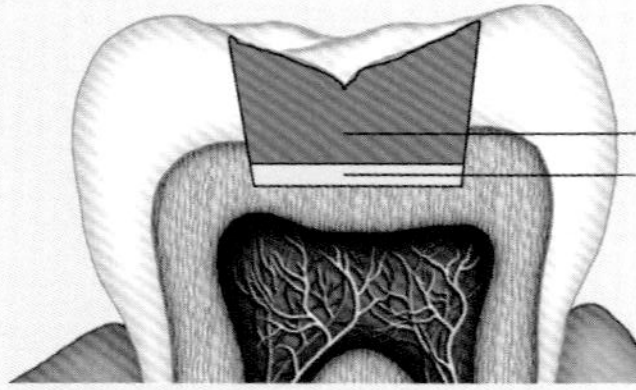

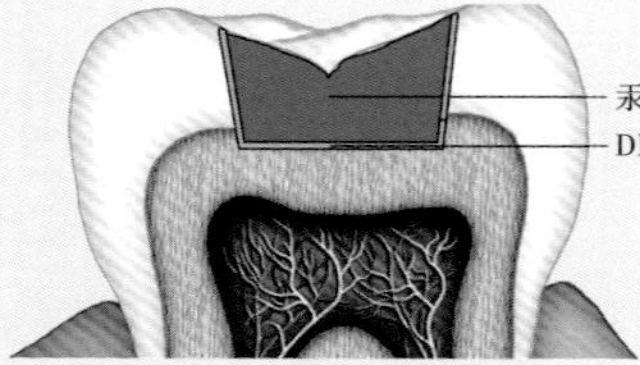

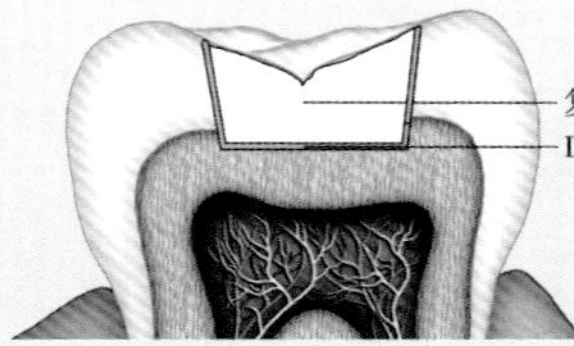

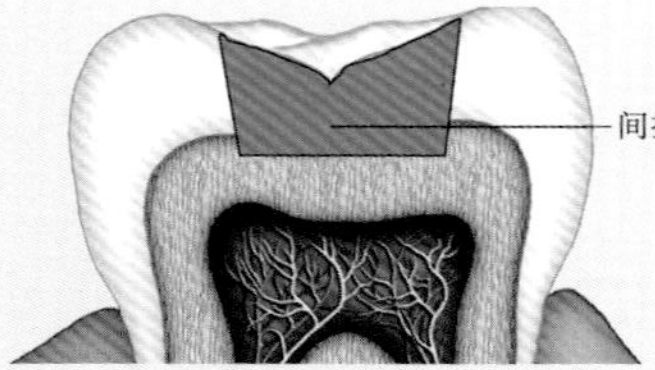

MTA=三氧化矿物聚集体

并随时间而溶解。最好使用 RMGI 覆盖氢氧化钙以密封氢氧化钙衬里，以保护牙髓和减少细菌渗漏（Rada，2013）。

细菌污染

预防与处理

使用橡皮障确保操作环境清洁，是修复成功的重要因素（Maltz 等，2012b）。

此外提高修复边缘质量的技术包括：

· 在三明治技术中使用 RMGI 材料（Dietrich 等，1999）；

· 牙釉质边缘制备斜面，暴露牙釉质的横截面而非侧面来提高粘接强度，减少渗漏；

· 复合树脂分层填充以减少聚合应力；

· 使用水冷的碳化钨车针精修，因为使用抛光盘将增加微泄漏（Taylor 和 Lynch，1993）；

· 在 Schwartz 的一项研究中，使用玻璃离子/复合树脂三明治技术，修复体的渗漏显著下降（Schwartz、Anderson 和 Pelleu，1990）。

无菌是最理想的工作环境，会对操作结果产生积极影响（Stockton，1999）。因此，临床医生应尽可能使用橡皮障隔离操作区域。

深　龋

3 种主要去龋方式的比较：

· 直接完全去龋；

· 逐步去龋；

· 部分去龋。

预防与处理

对极深的龋损进行逐步去龋，可以降低暴露牙髓的概率，保护牙髓活性，与直接完全去龋相比，根尖周阴影的出现率较低。深

龋病变更宜采用逐步去龋技术（Bjørndal 等，2010）。

然而，在放置修复体之前没有必要去除所有龋损牙本质，因为随着时间的推移，封闭龋损牙本质的感染水平减低。此外，逐步去龋技术需要第二次干预，导致对牙髓的再次创伤，并增加患者的时间和费用（Maltz 等，2012b）。保留龋损牙本质不会干扰牙髓活力（Maltz 和 Alves，2013）。在 Maltz 等进行的另一项研究中，3 年随访时，部分去龋病例的活髓保留率显著高于逐步去龋病例（Maltz 等，2012a）。

不管使用何种牙本质保护措施，密封龋损牙本质均可阻止病变进展（Corralo 和 Maltz，2013）。需要重点指出的是，所有技术均要求釉质牙本质界（DEJ）和洞缘 2mm 的牙体组织是无龋的。理想的无龋洞缘可形成修复体牙体组织的边缘封闭，有利于长期仿生修复（Alleman 和 Mange，2012）。所有病例均应达到 DEJ 处完全无龋，且剩余牙体组织厚度为 0.5~1.0mm。

牙髓暴露

预防与处理

牙髓暴露的多少、隔离的质量、患者的年龄以及露髓点周围是否存在龋损，对直接盖髓的成功具有显著影响。在尝试直接盖髓之前，必须控制髓腔暴露位置的出血。

髓腔暴露点的出血程度影响直接盖髓的成功率（Matsuo 等，1996）。用于暴露牙髓的止血剂有 0.9% 盐水溶液、硫酸铁、2.5% NaOCl、Ca（OH）$_2$ 溶液和 2% 氯己定二葡糖酸盐溶液（Silva 等，2006a）。可以使用 5.25% NaOCl 溶液代替 2.5% NaOCl 溶液（Silva 等，2006a）。通常应在 10min 内

控制出血；当10min内无法止血时，患牙很可能需要牙髓治疗。

2种使用最广泛的盖髓材料是三氧化矿物聚集体（MTA）和氢氧化钙。氢氧化钙使用广泛，且效果优于单瓶粘接剂系统（Silva等，2006b）和自酸蚀（SE）粘接剂（Accorinte等，2007）。MTA比单瓶粘接剂系统和氢氧化钙的效果更好。

· 用MTA盖髓后牙髓愈合比使用氢氧化钙盖髓时快（Accorinte等，2008；Chacko和Kurikose，2006）。

· 应用MTA时形成的牙本质桥较应用氢氧化钙盖髓时更均匀，与牙本质的连接更连续（Chacko和Kurikose，2006）。

· 氢氧化钙用作盖髓材料时，在其下面形成的牙本质桥存在缺陷且不完整性（Parirokh等，2011）。

· 在一项历时2年的大型随机临床试验（Hilton等，2013）中，强有力的证据显示，MTA作为直接盖髓剂的性能较氢氧化钙更为优越。在这项临床试验中，氢氧化钙24个月的失败率为31.5%，而MTA仅为19.7%。

· 最新材料：树脂改性的硅酸钙填充盖髓剂（TheraCal，Bisco）比ProRoot MTA或Dycal氢氧化钙显示出更高的钙释放能力和更低的溶解度。TheraCal的固化深度为1.7mm。TheraCal的溶解度（Δ −1.58%），显著小于Dycal（Δ −4.58%）和ProRoot MTA（Δ −18.34%）。TheraCal的吸水量（Δ + 10.42%）显著高于Dycal（Δ + 4.87%）并且显著低于ProRoot MTA（Δ + 13.96%）（Gandolfi、Siboni和Prati，2012）。

· 树脂复合材料和树脂改性玻璃离子聚合物材料可以促进盖髓后的牙髓愈合，可减少单独使用Ca（OH）$_2$时存在的结构缺陷（Murray和Garcia-Godoy，2006）。在露髓处放置Ca（OH）$_2$后，用RMGI垫底固定Ca（OH）$_2$，随后继续直接修复，效果较好。

复合树脂修复的并发症

复合树脂主要有2种基本充填修复技术：大块充填和分层充填。

大块充填技术，将全部量的复合树脂一次性置于窝洞中，然后光固化复合树脂材料。复合材料朝向光源收缩，在材料中产生内应力，影响材料与牙本质的结合，导致微渗漏。同时也可以导致温度敏感和咬合敏感（Marangos，2006）。

大块充填的优势如下：

· 因为一次放置，材料中的空隙较少；

· 当固化时间相同时，该技术比分层充填技术操作更快更便捷。

大块充填的不足如下：

· 难以恢复较大的邻接接触面积；

· 大块树脂整体聚合，收缩应力大；

· 窝洞深部的树脂聚合可能不足。

预防与处理

推荐使用复合树脂材料的分层充填技术，减轻聚合收缩。此外还提出了许多方法降低收缩应力，包括不使用洞衬，使用低模量可流动树脂或自固化玻璃离子水门汀。市场上的复合树脂存在多种黏度和不同聚合收缩率可供选择，除充填技术外，复合树脂材料对牙体组织的润湿性能，或其流动性能，以及固有的体积收缩将影响修复体的最终边缘适合性和渗漏模式。目前，分层充填是研究最广，且被研究支持的填充和固化方法。目前的大块充填树脂的性能已有所改进，但仍然存在以下问题：

·体积收缩率和应力不小于其他常规修复树脂；

·对于较大（超过 5mm）的修复体，洞型底部可能无法达到充分的光固化；

·快速固化灯的固化并不充分；

·一些流动性树脂不能用于咬合面；

·不易形成紧密的邻接接触；

·无法完全避免修复体内空隙。

目前大块充填的理念具有良好的前景，存在一定的适应范围，但是必须改进材料，应对上述挑战（Christensen，2012）。

聚合收缩

预防与处理

复合树脂材料中掺入的纤维体系可以降低聚合收缩。纤维材料是透明纤维网，放置在窝洞，并允许复合材料渗入并包绕纤维网。分层充填技术配合使用纤维网时，边缘微渗漏显著减少（Ozel 和 Soyman，2009）。

如前面部分所述，复合树脂的分层充填是减少聚合收缩应力的最可靠方法。

邻接恢复不良

预防与处理

聚酯薄膜成型片无法准确恢复复合树脂修复体的生理邻接。由于易变形，常导致邻面轮廓和接触不良（Strydom，2006）。有些临床医生重新预备邻面，增加复合树脂材料获得邻接，但邻面形态不良将成为菌斑和食物的滞留区。

光固化并发症

常见问题

·树脂修复体的一个常见问题就是使用寿命较短。后牙树脂修复体的临床使用寿命仅约 6 年（Sunnegårdh-Grönberg 等，2009），主要原因是树脂的继发龋和修复体折裂，需进行重新修复（Heintze 和 Rousson，2012；Sunnegardh-Grberg 等，2009）。

·树脂固化不全而引起的修复体折断、继发龋或修复体过度磨损，是修复失败的重要原因（Ferracane、Berge 和 Condon，1998；Hammouda，2010；Shortall 等，2013）。

·复合树脂固化不全，单体转化率不足，析出有毒物质的可能性增加（Chen 等，2001）。

·光固化所提供的能量，使牙齿和周围组织温度升高（Oberholzer 等，2012；Shortall 等，2013）。随意增加光固化时间可能损伤牙髓和周围组织。

固化光源定位不准也会导致上述问题。修复材料的良好光固化是复合树脂充填的基本要求（Price，2014）。

固化不良的原因

光固化灯（LCU）所提供的光谱和光能各不相同（Leprince 等，2010；Rueggeberg，2013）。裸眼以及口腔科光检测仪器并不能检测这些差异（El-Mowafy 等，2005），但这些因素可以影响复合树脂的聚合（图1.2）。

不均匀的光照

LCU 的尖端产生的光照不均匀，某些区域光照强，而某些区域光照弱。如果光固化灯头固定不动，可能导致树脂的一些区域在光固化时接收光量不足。

预 防

·增加光照，但会增加口腔组织暴露在光能下的风险（Rueggeberg，2013）。

·LCU 的光谱发射和复合树脂的光谱

要求应该是匹配的，以确保最佳聚合（Jandt 和 Mills，2013；Price、Fahey 和 Felix，2010）。并使髓腔内温度上升最小（Leprince 等，2010）。

·多波长发光二极管光固化灯（具有 2 个或更多个光谱峰），应用 2 种或更多种不同颜色的 LED，它们的光谱输出范围从蓝色（460nm）到紫色（410nm）波长。可以聚合含有常规和特殊光引发剂的复合树脂。

处　理

光固化时，探头尖端应当移动几毫米（Rueggeberg，2013）。这种运动可以弥补 LCU 的不均匀光照和光谱分布。

修复体接受光能不均匀

对于一些 LCU，在靠近探头尖端光强度较高，但随着距尖端的距离增加而光强度迅速减小（Price 和 Ferracane，2012）。大多数 II 类树脂修复体在邻面洞型龈壁的部分修复失败（Mjör，2005）。这是 LCU 光照最难达到的区域，距离光源最远（Price 和 Ferracane，2012），接收光量最少，最易发生固化不全（Shortall 等，2013）。增加光照距离会降低牙本质粘接的剪切强度（Xu、Sandras 和 Burgess，2006）（图 1.3）。

预防与处理

增加固化时间将补偿牙本质剪切粘接强度的降低。重要的是学习如何将 LCU 的能量最大化传递到复合树脂材料。如将光源探头尖端的中心轴放置在修复体表面；光源发射端应该与被光照表面平行等。

使用具有不均匀光输出的 LCU 时，移动光源并增加光照时间。当存在倒凹时，光线无法直射树脂材料，除应如上述操作外，还应从颊舌面补充固化（但要注意防止过热）。

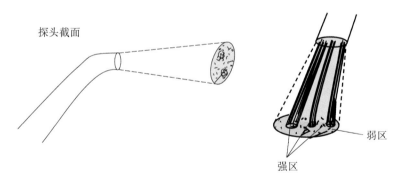

探头截面

弱区

强区

图 1.2　光固化灯的光纤探头截面，光照的强区和弱区

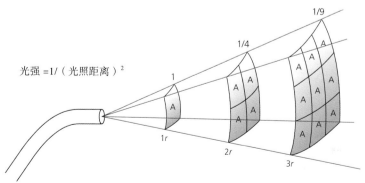

1/9

1/4

光强 =1/（光照距离）^{2}

1

A

1r

A A

2r

A A A A A A

3r

图 1.3　光强和光照距离的关系

另一个需要考虑的问题是从光源探头尖端到分层充填树脂之间的距离。如果距离大于 2~3mm，则使用更薄的复合树脂充填层，例如 1mm，以确保完全固化。

桩并发症

不降低牙齿抗力型的同时增加桩和树脂核的固位

预防与处理

桩的长度

长度是影响桩在根中固位力的重要因素。

关于桩道长度和剩余根管封闭已有广泛研究。有研究建议桩长应该大于牙冠长度，到达根尖和牙槽骨嵴顶的中间位置。其他研究表明，桩长为根长度的 3/4 时，粘接脱位的概率低（Leary、Aquilino 和 Svare，1987）。Kessler 和 Peters 的研究结果显示，应用 2 号或 3 号 Gates Glidden 钻进行下颌磨牙桩道预备时虽不易产生穿孔，但在根分叉方向形成薄壁或旁穿的风险较大。

增加桩长度，其固位效果显著增强（Macedo、Faria e Silva 和 Marcondes Martins，2010），同时切记保持至少 4~5mm 的牙胶密封。然而，对于弯曲根管，很难达到理想桩道长度，没有必要为增强桩的粘接强度而过分追求桩道长度（Braga 等，2006）。一个公认的安全规则是使桩至少等于牙冠长度，且根尖存在 4~5mm 的牙胶密封（图 1.4）。

桩直径过粗

修复牙髓治疗后牙齿的重要原则是保存剩余的牙齿结构。然而，增加桩的直径会减少根部牙本质厚度。同时，一些研究显示增加桩的直径，其固位并没有显著增加（Hunter、Feiglin 和 Williams，1989）。

预防与处理

研究表明桩的直径不应超过任何位置的根直径的 1/3，并且在桩末端，直径应小于 1mm（Standlee、Caputo 和 Hanson，1978）。另一项研究表明，桩周围应该有 1mm 的正常牙本质。

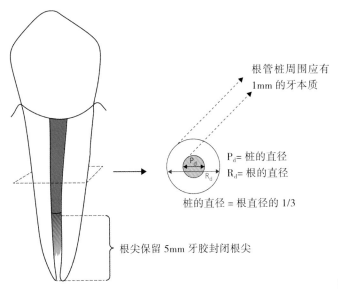

根管桩周围应有 1mm 的牙本质

P_d= 桩的直径
R_d= 根的直径

桩的直径 = 根直径的 1/3

根尖保留 5mm 牙胶封闭根尖

图 1.4　桩核修复时理想的桩长度和直径

桩设计相关并发症

桩的设计可根据 2 种方式——形状和表面特征——进行分类：

· 根据形状，有平行桩和锥形桩；

· 根据表面特征，有螺纹桩、锯齿状桩、交叉互锁螺纹桩和光滑表面桩。

一项临床研究发现，锯齿表面平行桩比光滑表面锥度桩固位更佳。Standlee 和 Caputo 的研究认为，具有横向锯齿或交叉互锁螺纹的根管桩比具有纵向螺纹的桩固位更佳（Standlee 和 Caputo，1993）。然而，另一项研究表明，螺纹桩固位力最佳（Cohen 等，1999），因为螺纹桩可以嵌合到根管牙本质中，而光滑表面桩的固位力主要取决于粘接水门汀的黏固作用。

应用锥形桩虽然可以保留根管牙本质，但其产生楔入效应，对剩余根部结构产生应力。

Asmussen 等（2005）、Cooney 等（1986）以及 Yang 等（2001）的 3 项研究认为平行桩的应力广泛分散于根部牙本质，因而修复体更加稳定。而锥形桩产生应力更为集中，在水平力作用下易发生形变。然而，主动旋入的螺纹桩在放置期间产生更高的应力，导致根部断裂（Cooney、Caputo 和 Trabert，1986）。由于上述原因，大多数研究建议光滑表面桩配合水门汀达到所需的固位力（Hagge、Wong 和 Lindemuth，2002）。

桩导致的根折

预防与处理

低弹性模量材料（刚性低，更柔性）允许在负载下产生更大的弯曲。当应变超过屈服点时，材料即使在负载被移除之后也会发生不可逆的形变。根管桩的刚性同牙髓不一致，牙齿放置根管桩后不可能重建牙齿的原始应力分布（Ona 等，2013）。但是根管桩材料的机械性能应尽量接近牙本质（$E = 18GPa$）（Bateman、Ricketts 和 Saunders，2003）。根据 Galhano 等（2005a）的研究，纤维桩具有约 20GPa 的弹性模量，而铸造金属合金桩和预制金属桩的弹性模量约200GPa，陶瓷桩弹性模量约150GPa（Galhano 等，2005b）。因此，纤维桩具有类似于牙本质的机械性能，其显示约 18GPa 的挠曲模量。桩还必须具有足够的模量以避免在负载下的变形（Kinney、Marshall 和 Marshall，2003）。

Akkayan 和 Gülmez 评估了牙髓治疗后牙齿用不同的桩系统修复后的抗折性能，认为使用更接近牙体组织机械性质的桩（例如玻璃纤维桩）发生折断较少；然而，用钛和氧化锆桩修复后，牙折概率高（Akkayan 和 Gülmez，2002）。

金属桩造成牙齿变色

预防与处理

金属桩是牙齿变色的原因之一，可以使用氧化锆桩（Meyenberg、Lüthy 和 Schäper，1995）和陶瓷桩（Hochman 和 Zalkind，1999）替代金属桩，避免可能发生的牙齿变色。氧化锆桩具有全陶瓷冠的良好光学性质（Michalakis 等，2004; Toksavul、Turkun 和 Toman，2004），但陶瓷桩表面硬且脆性大，一旦需要去除，非常困难。

桩的机械固位

氧化锆桩具有平滑的表面构造，没有槽，锯齿或粗糙面来增强机械固位。此外，氧化锆桩同复合树脂之间的粘接力不佳。由于桩的刚性大，在动态加载和循环后，桩－树脂－

牙本质之间的粘接力低（Dietschi、Romelli 和 Goretti，1998）。

脱粘接和固位丧失是使用纤维增强桩的最常见失败原因（Segerström、Astbäck 和 Ekstrand，2006）。纤维柱的光滑表面限制了树脂水门汀同桩表面的机械结合。为提高机械粘接强度，有研究全面评估微研磨表面处理对纤维桩和树脂粘接剂之间粘接强度的影响。微研磨表面处理的效果取决于颗粒的硬度，尺寸和形状（Oshida 等，1993）。

预防与处理

氧化铝（氧化铝）喷砂，使纤维桩获得粗糙表面，利于粘接水门汀与桩表面形成微机械结合。已证实使用氧化铝颗粒喷砂可大大提高微机械固位（Prithviraj 等，2010）。然而，纤维柱表面的体积损失可能会影响桩的机械性能（Goracci 和 Ferrari，2011）。因此应使用喷砂，但需避免桩表面过度喷砂削弱机械性能。

钉并发症

放置钉时发生牙本质折裂

预防与处理

如果在钉道制备时切割钻头较钝，可能会导致牙本质的横向裂缝。每次使用钻头时，可以在钻柄上标记，指示使用次数。

尽管施加在钻头上的力过大也可能是造成牙本质裂的因素，但只要每个钻头限制于制备 5 个以内钉道，将有效防止牙本质裂产生（Standlee 和 Caputo，1993；Standlee、Caputo 和 Hanson，1978）。使用逐步法进行牙本质钉修复有显著的优点。首先制备牙本质的平坦表面。而后使用钉道初始钻，该钻头应小于最终针钻。作者推荐使用具有 2mm 深度限制肩部且直径比最终针钻小 0.017 的钻头。然后用低速旋入自攻自断钉（Max 021，直径 0.023.02 Coltene-Whaledent）。这种方法制备了直钉道并使用安全钉，Max 021 系统使用具有深度限制肩台以防止钉的过度旋入，以及圆形的固位头以避免在最终修复或堆塑材料中产生不利应力。

牙本质钉产生牙周问题

侧穿进入牙周组织

预防与处理

进入牙周韧带的小穿孔可以通过去除钉的突出部分来修复。这需要翻瓣，用高速手机在水冷却下用细金刚砂钻头磨除牙本质的穿出部分。然后，在龈瓣缝合前，用抛光条和局部氟化物对牙齿表面进行抛光（图 1.5）。

邻接问题

后牙邻面的直接修复是口腔科常见操作。口腔科银汞合金充填的技术敏感性低，并且可以用邻面成型片加压充填以获得良好邻接关系；与银汞合金不同，复合树脂修复材料的邻面塑形更挑战牙医的临床技能。

大多数临床医生已经清楚理解粘接过程的隔湿和操作；然而，邻面的堆塑过程技术敏感性高，可能导致邻接不良。为获得良好的邻接，需要注意以下问题：邻面软组织的处理，建立邻面轮廓和接触，以及修复体的修整和抛光。

不当邻接和邻面形态

邻接接触是正常功能牙列的重要特征。缺乏良好邻接导致食物嵌塞、继发龋、牙齿

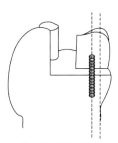
理想的牙本质钉的位置：
与牙根长轴平行

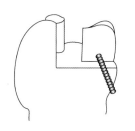
并发症：
牙本质钉旁穿进入牙周组织

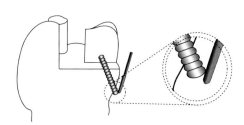
处理：
用 30μm 粒度金刚砂抛光车针
磨除牙本质钉的穿出部分

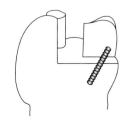
并发症：
牙本质钉的方向错误

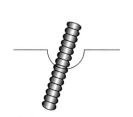
处理：
第一步，扩大钉道

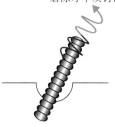
处理：
第二步，反向扭转去除牙本质钉

图 1.5　牙本质钉旁穿时的处理

移动和牙周病等并发症（Lacy，1987）。因此，重建生理性邻接是口腔科医生的重要挑战。但是，常规邻面成型系统常无法准确恢复邻接解剖形态。

预防与处理

成型片的厚度和被修复牙齿同邻牙的牙周韧带压缩能力能使牙齿邻接得到最佳修复。当修复手术需要分离牙齿时，例如Ⅱ类树脂复合修复体的堆塑，特殊的分离环（G 环，Garrison 口腔科；V 环，Triodent；Palodent BiTine 环，Dentsply）通常比木楔效果更好（Loomans 等，2007）。

在 MOD 洞的树脂修复中，当分离环和成型片同时应用于 2 个邻面时，获得了更紧密的邻接接触（Saber 等，2011）。

使用成型片有助于实现紧密的邻接接触，并且向心修复技术有助于获得良好轮廓和解剖结构、简化修型步骤（Santos，2015）。向心复合填充技术是用于Ⅱ类洞型的树脂逐层堆塑技术的改良：第一层复合材料重塑缺失的邻面壁，紧邻成型片，光固化。然后去除成型片，为操作者提供更大的操作空间。然后就像充填殆面洞一样逐层堆塑树脂（图 1.6）。

后牙的邻面解剖形态在接近咬合面时为凸面，在接近牙龈的位置是凹面。邻接区在颊舌向上是椭圆形，位于边缘嵴根向约 1mm处。牙齿的表面从接触区向釉牙骨质界延伸呈凹陷形，以容纳牙龈乳头。常见的成型片系统由扁平的薄金属片制成，其围绕待修复

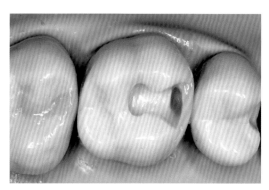

图 1.6　向心堆塑修复技术

牙齿放置，并用固位装置固定。虽然可以利用成型片重建与邻牙的接触，但是由于这些系统的固有限制，不可能重建后牙邻面的自然凸 / 凹解剖结构。此外，通常仅能塑造接触点而非接触区域，因此修复体边缘嵴更容易断裂（Loomans 等，2008）。尝试用椭圆形器械来"塑形"或改良成型片以产生解剖形接触，但这些方法并不能再现完全的自然邻接轮廓。

　　树脂复合材料的填充性能不利于实现良好的邻接接触（Peumans 等，2001）。与使用环形成型片系统相比，放置豆瓣状成型片和分离环后完成的 Ⅱ 类洞后牙复合树脂修复体有更好的邻接接触，其部分原因在于豆瓣成型片的𬌗龈向形态有利于邻面的塑形和邻接的恢复（Loomans 等，2006，2009）。在进行大面积缺损修复时，使用环状成型系统配合分离环效果更佳。一项研究（Loomans 等，2006）使用特殊测量装置（牙齿压力计）在体外模型中分别检测用环状和豆瓣状成型系统完成的树脂复合修复体邻接紧密度。与使用环状（Tofflemire）系统相比，豆瓣状成型系统配合分离环可以获得更紧密的邻接接触。这种使用牙齿压力计的新型体外模型，模拟临床条件并完成 Ⅱ 类洞树脂修复，其结果可靠，反映临床情况（Loomans 等，2008）。

邻面修复体抛光不良

　　具有邻接的 Ⅱ 类洞复合树脂修复体必须正确地修型和抛光。后牙邻接区域特别难以进入，必须采用特殊技术来实现最佳修复效果。

预防与处理

　　在去除豆瓣状成型系统和 BiTine（也称

为分离环、G 环和 V 形环）环和楔子之后，可以用牙线评估复合树脂悬突，使用尖锐的探针来评估边缘完整性并去除多余材料。初步成型之后，表面可以用序列（精细）抛光器械将树脂平整抛光；颊舌外展隙应用抛光盘进行成型和抛光。操作时避免损伤牙龈等软组织。

边缘悬突

预防与处理

　　使用邻面修形刀或 12 号解剖刀去除边缘悬垂。抛光修整带通常不能去除大的悬突。如无法清除悬突时，建议更换修复体。

　　间接修复体如存在悬突应在粘接前修整和抛光，使其与牙齿边缘连续平滑过渡。如果无法完成，应该重新制作修复体。

潮湿咬合纸的咬合印记不良

预防与处理

　　为了显示咬合接触，牙齿表面必须良好隔离和干燥（McCullock，2003）。让患者咬住干纱布进一步干燥牙齿。如果用薄的凡士林涂布咬合纸，即使用超薄的咬合纸也很容易在牙齿或高度抛光的修复体上留下咬合印记。检查咬合时，患者应坐直，以便检查咀嚼功能接触。

咬合调整中的并发症

咬合纸过厚获得假接触

预防与处理

　　当咬合纸超过记录咬合的最大推荐厚度时，可能导致假接触（Sapkota 和 Gupta，2014）。为了记录早接触点，建议在干燥牙齿上用涂布凡士林的薄层咬合纸检查咬合。

殆面过度咬合调整造成修复体穿孔

预防与处理

根据 Wassell、Barker 和 Steele（2002）的建议，应在调殆过程中使用 Svensen 测厚仪预测牙冠可能发生穿孔的区域。

修复体一旦发生穿孔，应该重新评估基牙预备体，获得足够修复间隙，重行冠修复，以获得最佳修复效果。

选择最佳形态和粗糙度的车针进行瓷层调殆

预防与处理

Wassell、Barker 和 Steele（2002）建议在高速或低速手机中使用火焰状金刚砂车针进行咬合调整。也可以采用其他形状的车针，但车针表面涂层的金刚石砂粒应为 30μm（红标金刚砂车针，Brasseler USA）或更小，因为粗糙的金刚砂颗粒可能导致陶瓷材料的深划痕和裂纹扩展。

低　殆

牙齿低于咬合面，则对颌牙齿会出现过萌。过萌会导致对颌牙弓的邻接丧失，导致近中移位，干扰咬合稳定。如果牙冠低殆，则应当重新制作具有适当咬合接触的新牙冠。如拟用直接复合树脂修复低殆，应在低殆位置添加材料来建立适当的咬合。如果银汞充填体低殆影响咬合稳定，应当去除并替换低殆的银汞修复体。

无法明确下颌骨是否处于正中关系

预防与处理

根据 Long（1973）以及 Golsen 和 Shaw（1984）所引用的研究，使用正中关系咬合片有助于将下颌骨定位于正中关系。叶片技术包括在前牙之间插入薄塑料叶，使患者正常咬合，然后要求他们以正中关系咬紧。正中关系咬合片技术包括在前牙之间插入薄塑料片，直到感知道第一接触点（通过患者），之后再添加几个叶以保持牙齿分离。在这一点上，可以用刚性咬合记录材料或硬蜡记录正中关系。

颈部楔状缺损可能由咬合不良引起

预防与处理

推荐使用咬合夹板来预防颈部楔状缺损的发生和发展（Perez 等，2012）；然而，通常认为这些缺损最可能是多因素造成的，还可能与使用含摩擦剂的牙膏进行刷牙和内源性 / 外源性酸蚀相关（Grippo、Simring 和 Schreiner，2004）。

磨耗造成的垂直距离降低

预防与处理

上颌舌尖和下颌颊尖是维持垂直距离的关键。在调殆时不调整支持尖，除非是获得最大牙尖交错位（MIP）所需（Patel 和 Tripathi，2014）。当存在广泛性咬合不协调时，建议采用正中关系记录，应用诊断模型评估咬合，在模型上改变垂直距离调整咬合。

新制作牙冠的临床调殆时间过长

预防与处理

调整模型的咬合可以显著减少临床调殆时间（Boyarsky、Loos 和 Leknius，1999）。例如，在制作蜡型之前，技术人员或口腔科医生应该对模型进行少量调殆，以确保精确的 MIP。

金 / 瓷嵌体 / 高嵌体的并发症

最常见的失败原因是固位丧失。其他原

因可能包括：

- ·铸造修复体就位不良；
- ·明显的树脂粘接剂边缘悬突（Hollenback，1943）；
- ·就位或适合性不良；
- ·修复后功能不良，美学效果欠佳；
- ·边缘适合性差，导致继发龋；
- ·继发龋和边缘适合性差导致修复失败。

金和银汞合金的腐蚀

相互接触的金和银汞修复体可能出现腐蚀现象。金表面与新充填的银汞合金接触将在金修复体的接触面上产生银色斑点。

预防与处理

铸造金修复体可以放置在旧的或新充填的银汞合金材料旁边，而不会对修复体造成永久性腐蚀。

当这些修复体彼此相邻放置时，产生的银染色可以用浮石抛光或者随磨损而消失（Fusayama、Katayori 和 Nomoto，1963）。

瓷嵌体折裂

折裂多发生在试戴和粘接阶段，由嵌体存在局部应力集中区引起（Dérand，1991）。嵌体越薄折裂风险越高。导致嵌体折裂的其他因素是结构缺陷如孔隙、裂纹、适合性不良，以及较深的𬌗面窝沟降低嵌体的厚度，成为裂隙发生的起点。

预防与处理

陶瓷嵌体在负载方向上的厚度应该最小为 1.5mm，如果低于 1.5mm，则折裂风险大。某些缺陷如孔隙、裂纹和密合性差，影响嵌体的强度。预备体的平滑表面和圆滑内线角降低嵌体的拉伸和弯曲应力，减少局部应力集中的风险。降低弱尖不仅降低了

陶瓷断裂的风险（Millinging、Ortengren 和 Karlsson，1995），而且减小楔向力。

瓷嵌体较深的窝沟形态

技术人员可能在陶瓷嵌体中制作了过深的窝沟，减小了瓷材料厚度，增加了嵌体折裂的风险（Millinging、Ortengren 和 Karlsson，1995）。

粘接水门汀的聚合收缩可能导致应力，并且由于牙齿中存在微裂纹而引起疼痛（Millinging、Ortengren 和 Karlsson，1995）。

预防与处理

修复科医生在牙体预备时应产生足够的修复空间，以便技术人员制作较厚的陶瓷嵌体，技术人员在窝沟底部至少保持 1mm 的嵌体厚度，以抵抗断裂。

间接修复体适合性差

边缘适合（fit）被认为是预防继发龋的重要因素，并且是修复体是否合格的重要指标。

预防与处理

改善边缘适应性和就位的方法（Schwartz，1986）包括：

- ·在蜡型边缘增加边缘蜡；
- ·铸造前从蜡模型的内表面去除部分蜡；
- ·铸件内表面进行喷砂；
- ·利用硅橡胶或咬合检查喷粉来检查修复体组织面高点，并利用车针调磨高点；
- ·机械铣削；
- ·陶瓷修复体进行内部酸蚀刻；
- ·电化学研磨（剥离，脱镀）金修复体；
- ·咬合溢出孔，用于金冠就位时水门汀的排溢；
- ·就位时施加力量（咬合棒）；

· 粘接就位时的振动操作（用超声或手动敲击）；

· 制作蜡型之前，在代型表面涂布间隙涂料。

固位、抗力欠佳

增加抗力和固位的基牙预备方法有哪些？

预防与处理

减小基牙预备体锥度和增加预备体高度来提高粘接（非粘接）修复体的抗力固位。当上述方法不可行时，可以采用二级固位型（Gilboe 和 Teteruck，2005）。

辅助固位型包括邻面箱型洞，轴面沟，以及使用钉洞（铸件的部件）。添加邻面箱型洞的临床效果优于沟槽。虽然铸造钉的固位效果良好，但由于所需印模和蜡型替代体在市场上很难找到，因而使用较少。可以用沟槽代替钉洞，169L 型车针在髓壁或龈壁制备深度为 1.5~2.0mm 的沟槽。使用小型器械（或 30 号针头排出空气）可以容易地获得沟槽固位型的 PVS 印模（Stevenson 和 Patrice，2013）（表 1.2）。

邻接紧造成冠就位困难

预防与处理

单面金刚砂抛光条（ContacEZ 金刚石抛光条）插入冠的远中邻接区，使研磨面朝向修复体。使抛光条自行通过几次，检查对条带的邻间压力。在近中邻接重复此过程。

如果近中邻接比远中邻面压力大，在近中邻面沿颊舌向多拉动抛光条几次（5~6 次），直到通过邻接时仅存在轻阻力。

如果近远中邻接的压力相当，且均较轻，冠修复体的邻接理想。调整邻接后用抛光轮高度抛光邻接表面。

表 1.2 初级和二级抗力固位因素

1. 初级因素：
   a. 平行度
   b. 长度
   c. 表面积
2. 二级因素：
   a. 沟
   b. 箱型洞
   c. 钉洞
   d. a、b、c 的复合

固位抗力因素的应用：

问题 [a]	处理	
抗力固位差	补偿原则（提高初级固位因素）	补偿原则（增加二级固位因素）
平行度不佳	长度	沟固位 箱洞固位 钉洞
长度不足	平行度 表面积	钉洞
表面积小	表面积	沟固位 箱洞固位 钉洞

Gilboe and Teteruck（2005）。a 固位抗力不足

加工完成的牙冠邻接较紧时。牙医应该用牙线测试 2 个接触面，确定哪个接触更紧，而后进行调整。如果仅凭臆断进行调整，可能会导致一侧过度调磨而使邻接丧失，另一侧较紧的邻接未行调整。这种情况下，牙冠必须返回技工中心重新修整邻接，或者重新制作修复体。

抛　光

抛光损伤牙颈部的牙骨质

预防与处理

避免在牙骨质区域使用高速手机，因为

它可能损伤颈部区域的牙骨质（Carranza 等，2006）。

避免损坏牙骨质的最佳方法是控制修复材料不接触牙骨质。如果少量复合树脂延伸到牙根表面，最好用刮匙或手术刀小心去除。Mopper 建议精修和抛光应该使用低速、高扭矩的手机来实现，通常为 7000~30 000 转 / 分。高速手机可用于预调整，但在精修和抛光过程中使用超过 30 000 转 / 分的任何器械速度都太高。优选低速、高扭矩器械，其操控性更佳，抛光杯的侧缘可以用于 V 类修复体的龈下区域的抛光。

微填料树脂和纳米填料树脂修复体抛光不良

预防与处理

使用金刚砂或氧化铝的抛光盘、橡胶抛光杯和抛光尖，以及氧化铝抛光膏，可以使微填料复合树脂获得最佳抛光（Mopper，2011；Türkün LS 和 Türkün M，2004）。

烤瓷修复体金属边缘的抛光

预防与处理

金属表面可以用精修车针精修，而后使用橡胶抛光尖（Kenda、Liechtenstein 和 Shofu 的抛光套装，包括棕色抛光轮、绿色抛光轮和超细绿色抛光轮）。抛光盘（SofLex，3M）可用于平坦区域，例如邻接面，并且可用于金属或陶瓷。陶瓷也可以用复合树脂金刚砂精修车针完成精修（Premier：黄色和白色条纹），但需要轻接触和喷水以避免金刚砂涂层剥脱。用橡胶抛光尖（Kenda：白色）进一步抛光，最后用毡轮或橡胶杯配合金刚石抛光膏进行进一步的抛光（Wassell、Barker 和 Steele，2002）。

金修复体抛光后变钝

预防与处理

Bruce（2008）推荐使用抛光碟和抛光粉系统。推荐的 3 种抛光盘是中粒度石榴石、细砂和细砂粒的纸碟，在慢速直机上使用。Bruce 在 2008 年指出：“抛光杯和抛光粉配合使用时采用慢速弯机面式抛光，避免线状抛光动作，减少对金修复体表面划伤。首先应用湿润的 4 号浮石粉；随后应用 15μm 的氧化铝。”Bruce（2008）指出，轻压力，高转速，使用棕色、绿色和超级绿色进行小型修复体的抛光，并且用气流吹拂控制散热。

树脂修复体龈向悬突

修型抛光不良导致的修复体功能和美学丧失

预防与处理

初始修型可以用系列修型车针完成，获得牙齿的自然形态。唇面修型，使用长针状修型车针以获得前牙唇面的理想解剖外形。使用 16 号和 30 号车针获得牙齿天然纹理和质地。车针使用时不喷水，轻压，以防止热累积。

短的有锥度的针状修型车针可以获得前牙唇面理想的解剖形态。为了获得自然的形态和质地，常应用 16 号和 30 号带凹槽的针状抛光车针。这些短的有锥度的直角修型车针，外形同牙齿从龈沟向外延伸的直线轮廓一致，用来抛光修复体出龈形态。应注意避免损伤牙骨质。

保持局部干燥，用器械或排龈线收缩牙龈，仔细观察牙齿结构和龈缘。抛光时不要使用过大的压力使树脂过热。还必须小心不要损伤龈缘处的牙骨质。

在初始修型后，封闭修复体边缘和表面的缺陷。将修复体和所有边缘用 35% 正磷酸重新酸蚀 15s，冲洗 5s，并干燥。可以在修复体及其边缘上涂布复合树脂表面封闭剂，防止渗漏并封闭精修时材料中出现的微裂缝或微孔隙。已证实使用表面密封剂可降低复合树脂的磨损速率（Dickinson 和 Leinfelder，1993），提高对界面染色的抵抗力（Kemp-Scholte 和 Davidson，1988），并减少 V 类洞复合树脂修复体周围的微渗漏（Estafan 等，2000）。多余的树脂可以用 12 号手术刀片去除。

印模问题

由多种原因，如唾液、口腔内液体或血液等造成预备体边缘印模不良

预防与处理

使用牙龈退缩膏如 Expasyl 来解决该问题，与排龈线相比，牙龈退缩膏可以实现更佳的水平向排龈（Prasanna 等，2013）。此外，在平龈和龈下边缘（<2mm）制备时，Magic FoamCord 排龈系统是一种比应用排龈线创伤性小的替代性方法。然而，当存在深龈下边缘和斜面制备时，这种排龈材料比单线排龈技术效果差（Beier、Kranewitter 和 Dumfahrt，2009）。双线技术在垂直和水平方向排龈效果良好，在制取印模前，去除上端排龈线。在龈沟中注射印模材料之前干燥边缘区域。

有 3 种牙龈组织位移技术：机械，化学机械和外科。牙龈的机械位移可以通过使用排龈线达到。通过化学制剂和排龈线的结合，可以获得牙龈的化学机械位移。通过激光，电外科或旋转刮除可以进行外科排龈

（Levartovsky 等，2012），去除阻碍进入修复体边缘的多余牙龈组织。龈沟出血可以通过使用含有外消旋肾上腺素或硫酸铝的排龈线解决。含止血剂的排龈线比水饱和或干燥排龈线的止血效果更佳（Weir 和 Williams，1984 年）。

印模的气泡

预防与处理

加成型聚乙烯基硅氧烷印模材料可以解决这个问题。与聚硫印模材料（Reddy 等，2012）相比，这种材料的接触角小，模型缺陷少。减少空隙的一个关键原则是彻底干燥牙齿和预备体。预备体印模制取时，预备体的各个表面完全被低黏度注射印模材料覆盖有助于减少由注射材料和托盘中重体材料的黏度差异引起的轴向壁空隙和缺陷。

印模制取中患者呕吐反应

预防与处理

如果患者有呕吐反射，可以使用较黏稠藻酸盐印模材料，因其不会流到咽喉后部、软腭和腭柱后部的敏感区域。应使患者坐直，抬高腿部。舌头上放置盐，敏感区域的局部麻醉等可以减轻呕吐反射（Farrier 等，2011）。

为患者提供如渐进性肌肉松弛和自我暗示放松的音频，嘱患者多听多练，以降低他／她的兴奋水平以减少或消除呕吐反应（Neumann 和 McCarty，2001）。针灸是一种可以控制在口腔科治疗和印模制取中严重呕吐反射的有效方法（Rosted 等，2006）。此外，应与患者讨论口腔科操作相关的不安，并建议患者每周数次练习放松。

常规的单个后牙冠／嵌体／高嵌体修复时，使用局部咬合托盘进行印模制取可减少消除呕吐反射。

漂　白

超过 1 亿美国人接受牙齿漂白，花费约 150 亿美元（Krupp，2008）。漂白 / 美白牙齿是一个临床要求非常高的操作，临床医生应充分了解可能发生的并发症与存在的挑战。

漂白前困难

特殊病例

四环素染色牙齿：四环素是一种抗生素，导致牙齿永久变色，牙齿呈黄色、灰色或棕色。四环素牙齿变色程度同使用剂量、应用疗程、使用药物时牙齿矿化（或钙化）阶段和矿化活性程度相关。在一项研究中发现，每天使用 6.5% H_2O_2 溶液漂白牙齿，6 个月时可有效地增白四环素牙（Kugel 等，2011）。

氟牙症：地方性氟中毒通常称为氟斑牙，可定义为牙齿表面中度至严重染色为特征的牙釉质发育不全。当患者有摄取含有大于 1.0ppm 氟离子的水的历史时，出现明显氟斑牙。氟离子浓度越高，症状越严重（Bailey 和 Christen，1968）。

Sundfeld 等认为可以进行釉质磨削，釉质微研磨，而后使用过氧化脲（Opalescence，Ultradent Products）进行家庭漂白，以去除由于牙齿氟中毒导致的釉质白斑和轻度腐蚀区域（Parinitha 等，2014）（表 1.3）。

漂白治疗的并发症

牙本质敏感

牙齿漂白的最常见的副作用是牙齿敏感，15%~78% 的患者中可出现这种并发症（Dahl 和 Pallesen，2003）。如果患者的牙齿敏感超过中度，应停止治疗，对敏感牙齿使用硝酸钾脱敏凝胶 20min（Zekonis 等，2003）。

牙龈刺激

高浓度 H_2O_2 溶液对牙龈和口腔黏膜组织有腐蚀性，可能引起牙龈的灼伤和褪色。为了防止对组织的损伤，应设计一个只与牙面接触的刚性托盘（Dahl 和 Pallesen，2003）。

漂白治疗后的并发症

牙齿温度敏感是漂白后的常见并发症，50% 活髓牙会出现这种情况。然而，发生机制尚未完全明了，但认为这种敏感同漂白治疗时漂白剂对牙髓的刺激相关，并可持续 2~3d（Li 和 Greenwall，2013）。

预防与处理

为了防止这种情况的出现，应该在漂白前通过冷试验和电试验评估牙齿的牙髓活力；还要查看根尖片明确已经存在的受损情

表 1.3 疑难病例的最佳漂白方法

排序	疾病 / 情况	漂白
1	牙釉质发育不全	磨削少量牙釉质，牙釉质微研磨去除釉质发育不良或氟牙症导致的釉质白斑，而后进行氧化脲家庭漂白
2	四环素牙	每天采用 6.5% H_2O_2 溶液漂白牙齿 6 个月可以有效去除四环素染色，专用漂白牙托可以使用 6 个月
3	修复后的牙齿	漂白的禁忌证。随着研究和试验进展，某些新材料可能应用于该情况的漂白，如二氧化氯（Agnihotry 等，2014）

Gilboe and Teteruck（2005）。经 Elsevier 公司允许引用

况（例如，隐裂的牙齿）及可能引起的敏感状态。如果牙齿在治疗后变得敏感，则口腔科医生可以建议患者使用脱敏牙膏，如果多次使用脱敏牙膏仍不能缓解，牙医可以开始使用氟化物凝胶或专用的脱敏剂（Croll，2003）。

术后牙本质敏感症

术后牙本质敏感症（POH）是指与牙齿修复治疗后几天到几周存在的咀嚼痛和进食热、冷、甜的食物或饮料时牙本质敏感疼痛。仅咬合时疼痛，一般为修复体咬合过高引起，通常被排除在 POH 的定义之外。敏感性可以在临床检查中发现或通过患者的叙述发现（Strober 等，2013）。

粘接失败

当树脂和洞壁之间粘接不良，产生边缘微渗漏时，水和微生物进入树脂材料和洞壁之间的间隙可导致术后敏感症，继发性龋齿和边缘密封破坏，复合树脂修复体的使用寿命降低（Christensen，1996；Kohler、Rasmusson 和 Odman，2000；Van Nieuwenhuysen 等，2003）。

粘接剂吹拂不足也可能导致修复术后敏感。更准确地说，如粘接剂未被吹干，粘接剂中的溶剂水和乙醇残留，阻碍粘接树脂聚合，影响粘接强度（Cho，2004）。

应用某些自酸蚀粘接系统时，如果牙釉质表面未吹干，或者如果涂布自酸蚀底涂剂后干燥时间超过 5s，引起牙本质粘接强度不足。使用这些简化粘接系统，临床医生必须意识到可以影响粘接强度的技术因素（Chiba 等，2006）。

预防与处理

根据说明涂覆 2 层或多层粘接剂，空气吹薄和分别固化每一层。空气吹薄 3s 较 1s 效果更好（Bonilla 等，2003）。

此外改用自酸蚀 SE 树脂可以消除术后敏感性。

大修复体可导致敏感性更高

Al-Omari 等（2006）指出，短期（2~30d）术后敏感性受龋损深度影响（中 1/3 缺损修复的 27% 病例出现术后敏感，近髓 1/3 牙本质病变的 58% 病例出现术后敏感），中期（> 30d）术后敏感性既不受修复方法也不受龋损深度的影响。洞型制备越大，暴露的牙质小管的面积越大；洞型越深，暴露牙质小管直径越宽。这些形态因素可以解释为什么更深的洞型术后敏感性和疼痛的报告越多（Auschill 等，2009）。这有助于解释为什么 Ⅱ 类洞比 Ⅰ 类洞的术后敏感率高。

处　理

·三明治技术（图 1.7、图 1.8）：树脂改性玻璃离子垫底 + 玻璃离子作为修复主体 + 复合树脂材料层。

·逐层叠加树脂材料重建牙本质部分，然后单独修复牙尖，以减少聚合收缩（Deliperi 和 Bardwell，2006a，b）。

·缺损大时应用间接修复体（嵌体，高嵌体）或 PFM：间接技术在印模制作后于技工中心制作修复体。可以恢复理想的邻接关系和解剖外形。在直接嵌体 / 高嵌体修复技术中，在口腔内直接完成修复体；初始固化之后，从洞型中取出修复体并在口外完成固化。与直接光固化复合树脂修复相比，由于转化率增加，机械和物理性能有所提高（Wendt，1987a，b）。

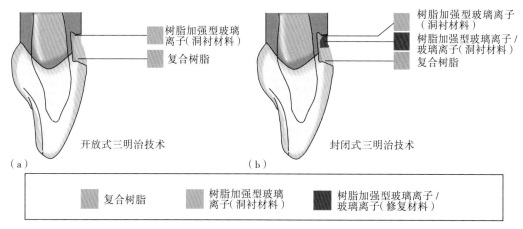

图 1.7　V 类洞修复的（a）开放式和（b）封闭式三明治技术

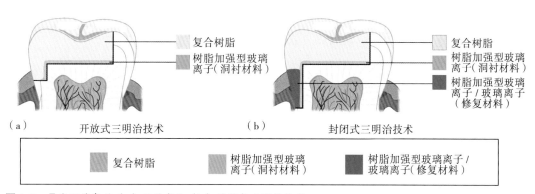

图 1.8　II 类洞修复的（a）开放式和（b）封闭式三明治技术

此外，应力得到释放，边缘适应性提高。仅粘接树脂层存在聚合收缩（Shortall 和 Baylis，1991）。

牙体修复的并发症

牙髓过热

洞型制备期间牙髓过热可导致敏感，特别是当剩余牙本质厚度小于 1.5mm 时，以及制备洞型过程中喷水降温不足时。

预防与处理

需要足够的水冷却，如果使用干式切割，必须使用轻压力，且车针切割时间限制为每次小于 20s（Kwon 等，2013）。

牙髓的热损伤

对牙髓和支持组织产生潜在热损伤的临床操作：

- 牙体预备；
- 复合树脂的光固化；
- 临时冠的制作；
- 热塑材料根管充填；
- 超声波设备取桩或取分离器械残片。

预防与处理

临床指南总结如下。

牙体预备：足够的水冷却，如果使用干式切割，必须使用轻压力，且车针切割时间限制为每次小于 20s。

复合树脂的光固化：在残留牙本质厚度为 0.5mm 的深窝洞中应放置 1~2mm 厚的玻璃离子材料隔热层，并且建议采用两步固化或缓变固化方式获得树脂完全聚合和较少产热。

临时牙冠的制作：在活髓牙临时冠制备中，必须使用空气 - 水喷雾作为冷却。也可以根据情况使用预冷的硅橡胶重体阴模作为散热器。

热塑材料根管充填：热源必须限制在 3s，并且控制一次注射的热牙胶量，特别是在牙本质壁非常薄的危险区域如下颌切牙根管和下磨牙的近中根管。

超声波装置取桩或取分离器械残片：必须使用最小的超声波尖端以获得最低功率，以及至少 40ml/min 的水冷却。尖端接触时间必须限制为每次 60s。

冠粘接时多余粘接材料的去除

预防与处理

Lowe（2011）建议，用最小功率的最小超声波尖端，至少 40ml/min 的水冷却喷雾下，去除多余的粘接材料。此外，还可以小心使用具有喷水的超声或压电式洁牙机，以确保去除龈沟内粘接材料。

应用树脂水门汀的术后敏感

预防与处理

在粘接修复体前使用自酸蚀粘接剂并且避免使用全酸蚀粘接系统，可以减少或消除术后敏感（Christensen，2002）。

冠粘接时就位不良

预防与处理

如果修复体就位不正确，且粘接后立即发现，可以轻敲去除修复体（Christensen，

2002）。但是，修复体常常不容易从牙齿上去除，需要应用车针破冠拆除，因此需要重新制作修复体。如果在拆除牙冠时没有损坏预备体的终点线区域，模型本身也未损坏，则不需要新的印模，应用原始模型制造新的修复体即可。

邻接区的黏固剂残留

预防与处理

用锋利的工具或探针清除接近咬合接触区域的粘接剂。下一步是清洁邻接区周围的粘接材料。使用钝的器械或牙线通过部分打开的接触区域，以去除粘接水门汀（Christensen，2002）。另一种技术是使用邻面抛光材料，如金刚石涂覆的抛光带。有些可具有锯齿边缘，以方便去除多余水门汀。

参考文献

[1] Accorinte, M., Loguercio, A., Reis, A., et al. Response of human pulps capped with different self-etch adhesive systems. Clinical Oral Investigations, 2007, 12(2): 119–127

[2] Accorinte, M., Loguercio, A., Reis, A., et al. Response of human dental pulp capped with MTA and calcium hydroxide powder. Operative Dentistry, 2008, 33(5): 488–495

[3] Agnihotry, A., Gill, K.S., Singhal, D., et al. A comparison of the bleaching effectiveness of chlorine dioxide and hydrogen peroxide on dental composite. Brazilian Dental Journal, 2014, 25(6): 524–527

[4] Akkayan, B. and Gülmez, T. Resistance to fracture of endodontically treated teeth restored with different post systems. The Journal of Prosthetic Dentistry, 2002, 87(4): 431–437

[5] Alleman, D. and Mange, P. A systematic approach to deep caries removal end points: the peripheral seal concept in adhesive dentistry. Quintessence International, 2012, 43(3): 197–208

[6] Al-Omari, W., Al-Omari, Q. and Omar, R. Effect of cavity disinfection on postoperative sensitivity associated with

amalgam restorations. Operative Dentistry, 2006, 31(2): 165–170

[7] Arora, R., Kapur, R., Sibal, N., et al. Evaluation of microleakage in class II cavities using packable composite restorations with and without use of liners. International Journal of Clinical Pediatric Dentistry, 2012, 5: 178–184

[8] Asmussen, E., Peutzfeldt, A. and Sahafi, A. Finite element analysis of stresses in endodontically treated, dowel-restored teeth. The Journal of prosthetic dentistry, 2005, 4 (94): 321–329

[9] Auschill, T., Koch, C., Wolkewitz, M., et al. Occurrence and causing stimuli of postoperative sensitivity in composite restorations. Operative Dentistry, 2009, 1(34): 3–10

[10] Bailey, R. and Christen, A. Bleaching of vital teeth stained with endemic dental fluorosis. Oral Surgery, Oral Medicine, Oral Pathology, 1968, 26(6): 871–878

[11] Bateman, G., Ricketts, D. and Saunders, W. Fibre-based post systems: a review. British Dental Journal, 2003, 195(1): 43–48

[12] Beier, U., Kranewitter, R. and Dumfahrt, H. Quality of impressions after use of the Magic FoamCord gingival retraction system—a clinical study of 269 abutment teeth. International Journal of Prosthodontics, 2009, 22(2): 143–147

[13] Bjørndal, L., Reit, C., Bruun, G., et al. Treatment of deep caries lesions in adults: randomized clinical trials comparing stepwise vs. direct complete excava tion, and direct pulp capping vs. partial pulpotomy. European Journal of Oral Sciences, 2010, 118(3): 290–297

[14] Bonilla, E., Stevenson, R., Yashar, M., Effect of application technique and dentin bonding agent interaction on shear bond strength. Operative Dentistry, 2003, 5(28): 568–573

[15] Boyarsky, H., Loos, L. and Leknius, C. Occlusal refine ment of mounted casts before crown fabrication to decrease clinical time required to adjust occlusion. The Journal of Prosthetic Dentistry, 1999, 82(5): 591–594

[16] Braga, N., Paulino, S., Alfredo, E., et al. Removal resistance of glass-fiber and metallic cast posts with different lengths. Journal of Oral Science, 2006: 48 (1): 15–20

[17] Carranza, F., Newman, M., Takei, H., et al. Carranza's Clinical Periodontology. St. Louis, MO: Saunders Elsevier, 2006

[18] Chacko, V. and Kurikose, S. Human pulpal response to mineral trioxide aggregate (MTA): a histologic study. Journal of Clinical Pediatric Dentistry, 2006, 30(3): 203–209

[19] Chen, R., Liuiw, C., Tseng, W., et al. The effect of curing light intensity on the cytotoxicity of a dentin-bonding agent. Journal of Operative Dentistry, 2001, 26(5): 505–510

[20] Chiba, Y., Yamaguchi, K., Miyazaki, M., et al. Effect of air-drying time of single-application self-etch adhesives on dentin bond strength. Operative Dentistry, 2006, 2(31): 233–239

[21] Cho, B. Effects of the acetone content of single solution dentin bonding agents on the adhesive layer thickness and the microtensile bond strength. Dental Materials, 2004, 20(2): 107–115

[22] Christensen, G. The bonding evolution in dentistry continues. Journal of the American Dental Association, 1996, 127(7): 1114–1116

[23] Christensen, G. Preventing postoperative tooth sensi-tivity in class I, II and V restorations. Journal of the American Dental Association, 2002, 2(133): 229–231

[24] Christensen, G. Advantages and challenges of bulk fill resins. Clinicians Report, 2012, 5 (1): 1–6

[25] Cohen, B., Pagnillo, M., Musikant, B., et al. Comparison of the retentive and photoelastic properties of two prefabricated endodontic post systems. Journal of Oral Rehabilitation, 1999, 26(6): 488–494

[26] Cooney, J., Caputo, A. and Trabert, K. Retention and stress distribution of tapered-end endodontic posts. The Journal of Prosthetic Dentistry, 1986, 55(5): 540–546

[27] Corralo, D. and Maltz, M. Clinical and ultrastructural effects of different liners/restorative materials on deep carious dentin: a randomized clinical trial. Caries Research, 2013, 47(3): 243–250

[28] Croll, T.P. Bleaching sensitivity. The Journal of the American Dental Association, 2003, 134(9): 1168

[29] Dahl, J. and Pallesen, U. Tooth bleaching—a critical review of the biological aspects. Critical Reviews in Oral Biology and Medicine, 2003, 4(14): 292–304

[30] Deliperi, S. and Bardwell, D. Clinical evaluation of direct cuspal coverage with posterior composite resin restorations. Journal of Esthetic and Restorative Dentistry, 2006a, 18 (5): 256–265

[31] Deliperi, S. and Bardwell, D. Direct cuspal-coverage

posterior resin composite restorations: a case report. Operative Dentistry, 2006b, 31 (1): 143–150

[32] Dérand, T. Stress analysis of cemented or resin-bonded loaded porcelain inlays. Dental Materials, 1991, 7 (1): 21–24

[33] Dickinson, G. and Leinfelder, K. Assessing the long-term effect of a surface penetrating sealant. Journal of American Dental Association, 1993, 124 (7): 68–72

[34] Dietrich, T., Lösche, A.C., Lösche, G.M., et al. Marginal adaptation of direct composite and sandwich restorations in class II cavities with cervical margins in dentin. Journal of Dentistry, 1999, 27 (2): 119–128

[35] Dietschi, D., Romelli, M. and Goretti, A. Adaptation of adhesive posts and cores to dentin after fatigue testing. The International Journal of Prosthodontics, 1998, 6 (10): 498–507

[36] El-Mowafy, O., El-Badrawy, W., Lewis, D.W., et al. Intensity of quartz-tungsten-halogen light-curing units used in private practice in Toronto. Journal of the American Dental Association, 2005, 136 (6): 766–773

[37] Estafan, D., Dussetschleger, F., Miuo, L., et al. Class V lesions restored with flowable composite and added surface sealing resin. General Dentistry, 2000, 40 (1): 78–80

[38] Farrier, S., Pretty, I.A., Lynch, C.D., Gagging during impression making: techniques for reduction. Dental Update, 2011, 38 (3): 171–172, 174–176

[39] Ferracane, J., Berge, H. and Condon, J. In vitro aging of dental composites in water—effect of degree of conversion, filler volume, and filler/matrix coupling. Journal of Biomedical Materials Research, 1998, 42 (3): 465–472

[40] Ford, H.P., Ford, T.P., et al. Endodontics: Problem-Solving in Clinical Practice. London: CRC Press, 2004

[41] Fusayama, T., Katayori, T. and Nomoto, S. Corrosion of gold and amalgam placed in contact with each other. Journal of Dental Research, 1963, 42(5): 1183–1197

[42] Galhano, A.G., Felipevalandro, L., Marquesdemelo, R., et al. Evaluation of the flexural strength of carbon fiber-, quartz fiber-, and glass fiber-based posts. Journal of Endodontics, 2005a, 31 (3): 209–211

[43] Galhano, G.A., Valandro, L.F., de Melo, R.M., et al. Evaluation of the flexural strength of carbon fiber-, quartz fiber-, and glass fiber-based posts. Journal of Endodontics, 2005b, 3 (31): 209–211

[44] Gandolfi, M., Siboni, F. and Prati, C. Chemical-physical properties of TheraCal, a novel light-curable MTA-like material for pulp capping. International Endodontic Journal, 2012, 45 (6): 571–579

[45] Gilboe, D.B. and Teteruck, W.R. Fundamentals of extracoronal tooth preparation. Part I. Retention and resistance form. The Journal of Prosthetic Dentistry, 2005, 94 (2): 105–107

[46] Golsen, L. and Shaw, A. Use of leaf gauge in occlusal diagnosis and therapy. Quintessence International, 1984, 15: 611–621

[47] Goracci, C. and Ferrari, M. Current perspectives on post systems: a literature review. Australian Dental Journal, 2011, 56: 77–83

[48] Grippo, J., Simring, M. and Schreiner, S. Attrition, abrasion, corrosion and abfraction revisited: a new perspective on tooth surface lesions. Journal of the American Dental Association, 2004, 8 (135): 1109–1118

[49] Hagge, M., Wong, R. and Lindemuth, J. Retention strengths of five luting cements on prefabricated dowels after root canal obturation with a zinc oxide/eugenol sealer: 1. Dowel space preparation/cementation at one week after obturation. Journal of Prosthodontics Implant, Esthetic and Reconstructive Dentistry, 2002, 11 (3): 168–175

[50] Hammouda, I. Effect of light-curing method on wear and hardness of composite resin. Journal of the Mechanical Behavior of Biomedical Materials, 2010, 3(2): 216–222

[51] Harper, R., Schnell, R., Swartz, M., et al. In vivo-measurements of thermal diffusion through restorations of various materials. The Journal of Prosthetic Dentistry, 1980, 43 (2): 180–185

[52] Heintze, S. and Rousson, V. Clinical effectiveness of direct class II restorations—a meta-analysis. Journal of Adhesive Dentistry, 2012, 14 (5): 407–431

[53] Hilton, T., Ferracane, J., Mancl, L., et al. Comparison of CaOH with MTA for direct pulp capping: a PBRN randomized clinical trial. Journal of Dental Research, 2013, 92 (7 Suppl): S16–S22

[54] Hochman, N. and Zalkind, M. New all-ceramic indirect post-and-core system. The Journal of Prosthetic Dentistry, 1999, 81 (5): 625–629

[55] Hollenback, G.M. Precision gold inlays made by a simple technic. The Journal of the American Dental Association, 1943, 30 (1): 99–109

[56] Hunter, A., Feiglin, B. and Williams, J. Effects of post

placement on endodontically treated teeth. The Journal of Prosthetic Dentistry, 1989, 62 (2): 166–172

[57] Jandt, K. and Mills, R. A brief history of LED photopolymerization. Dental Materials, 2013, 29 (6): 605–617

[58] Kemp-Scholte, C. and Davidson, C. Marginal sealing of curing contraction gaps in class V composite resin restorations. Journal of Dental Research, 1988, 67 (5): 841–845

[59] Kinney, J., Marshall, S. and Marshall, G. The mechanical properties of human dentin: a critical review and re-evaluation of the dental literature. Critical Reviews in Oral Biology & Medicine, 2003, 14 (1): 13–29

[60] Kohler, B., Rasmusson, C. and Odman, P. A five-year clinical evaluation of Class II composite resin restorations. Journal of Dentistry, 2000, 28 (2): 111–116

[61] Krupp, C. How Not To Look Old. New York: Grand Central Publishing, 2011: 94

[62] Kugel, G., Gerlach, R., Aboushala, A., et al. Long-term use of 6.5% hydrogen peroxide bleaching strips on tetracycline stain: a clinical study. Compendium of Continuing Education in Dentistry, 2011, 32 (8): 50–56

[63] Kwon, S.-J., Park, Y.-J., Jun, S.-H., et al. Thermal irritation of teeth during dental treatment procedures. Restorative Dentistry & Endodontics, 2013, 38 (3): 105–112

[64] Lacy, A.M. A critical look at posterior composite restorations. Journal of American Dental Association, 1987, 114 (3): 357–362

[65] Leary, J., Aquilino, S. and Svare, C. An evaluation of post length within the elastic limits of dentin. The Journal of Prosthetic Dentistry, 1987, 57 (3): 277–281

[66] Leprince, J., Devaux, J., Mullier, T., et al. Pulpal-temperature rise and polymerization efficiency of LED curing lights. Operative Dentistry, 2010, 35 (2): 220–230

[67] Levartovsky, S., Masri, M., Alter, E., et al. Refu, at ha-peh eha-shinayim [Tissue displacement and impression techniques—part 1]. XX, 2012, 1993 (29): 19–27

[68] Li, Y. and Greenwall, L. Safety issues of tooth whitening using peroxide-based materials. British Dental Journal, 2013, 1 (215): 29–34

[69] Liebenberg, W. An innovative method of cushioning metal clamp jaws during rubber dam isolation. Journal of Canadian Dental Association, 1995, 61 (10): 876–881

[70] Long, J.H. Locating centric relation with a leaf gauge. The Journal of Prosthetic Dentistry, 1973, 29 (6): 608–610

[71] Loomans, B., Opdam, N., Roeters, F., et al. Comparison of proximal contacts of class II resin composite restorations in vitro. Operative Dentistry, 2006, 31 (6): 688–693

[72] Loomans, B., Opdam, N., Roeters, E., et al. A clinical study on interdental separation techniques. Operative Dentistry, 2007, 32 (3): 207–211

[73] Loomans, B.A.C., Roeters, F.J.M., Opdam, N.J.M., et al. The effect of proximal contour on marginal ridge fracture of class II composite resin restorations. Journal of Dentistry, 2008, 36 (10): 828–832

[74] Loomans, B., Opdam, N., Roeters, F., et al. Restoration techniques and marginal overhang in Class II composite resin restorations. Journal of Dentistry, 2009, 37 (9): 712–717

[75] Lowe, R. Dental cements: an overview. Dentistry Today, 2011, 10 (30): 140–143

[76] Macedo, V., Faria e Silva, A. and Marcondes Martins, L. Effect of cement type, relining procedure, and length of cementation on pull-out bond strength of fiber posts. Journal of Endodontics, 2010, 36 (9): 1543–1546

[77] Madison, S., Jordan, R. and Krell, K. The effects of rubber dam retainers on porcelain fused-to-metal restorations. Journal of Endodontics, 1986, 12 (5): 183–186

[78] Maltz, M. and Alves, L. Incomplete caries removal significantly reduces the risk of pulp exposure and post-operative pulpal symptoms. Journal of Evidence Based Dental Practice, 2013, 13 (3): 120–122

[79] Maltz, M., Garcia, R., Jardim, J., et al. Randomized trial of partial vs. stepwise caries removal: 3-year follow-up. Journal of Dental Research, 2012a, 91 (11): 1026–1031

[80] Maltz, M., Henz, S., de Oliveira, E., et al. Conventional caries removal and sealed caries in permanent teeth: a microbiological evaluation. Journal of Dentistry, 2012b, 40 (9): 776–782

[81] Marangos, D. The Direct Posterior Composite Restoration—Solving Everyday Clinical Problems [online]. Available at: http://www. oralhealthgroup.com/news/the-direct-posterior-composite-restoration-solving-everyday-clinical-problems/1000204908/?&er=NA (accessed on December, 2006, 21, 2014)

[82] Matsuo, T., Nakanishi, T., Shimizu, H., et al. A clinical study of direct pulp capping applied to carious-exposed pulps. Journal of Endodontics, 1996, 22 (10): 551–556

[83] McCullock, A. Making occlusion work: I. Terminology, occlusal assessment and recording. Dental Update, 2003, 30 (3): 150–157

[84] Meyenberg, K., Lüthy, H., & Schärer, P. Zirconia posts: A new allceramic concept for nonvital abutment teeth. Journal of Esthetic Dentistry, 1995, 7 (2): 73–80

[85] Michalakis, K., Hirayama, H., Sfolkos, J., et al. Light transmission of posts and cores used for the anterior esthetic region. The International Journal of Periodontics & Restorative Dentistry, 2004, 24 (5): 463–469

[86] Milleding, P., Ortengren, U. and Karlsson, S. Ceramic inlay systems: some clinical aspects. Journal of Oral Rehabilitation, 1995, 22 (8): 571–580

[87] Mjör, I. Clinical diagnosis of recurrent caries. Journal of the American Dental Association, 2005, 10 (136): 1426–1433

[88] Mopper, K. Contouring, finishing, and polishing anterior composites. Inside Dentistry, 2011, 7: 62–70

[89] Morgan, L.A. and Marshall, J.G. Solving endodontic isolation problems with interim buildups of reinforced glass ionomer cement. Journal of Endodontics, 1990, 16 (9): 450–453

[90] Murray, P. and Garcia-Godoy, F. The incidence of pulp healing defects with direct capping materials. American Journal of Dentistry, 2006, 19 (3): 171–177

[91] Neumann, J. and McCarty, G. Behavioral approaches to reduce hypersensitive gag response. The Journal of Prosthetic Dentistry, 2001, 85 (3): 305

[92] Oberholzer, T., Makofane, M., du Preez, I., et al. Modern high powered led curing lights and their effect on pulp chamber temperature of bulk and incrementally cured composite resin. European Journal of Prosthodontics and Restorative Dentistry, 2012, 20 (2): 50–55

[93] Ona, M., Wakabayashi, N., Yamazaki, T., et al. The influence of elastic modulus mismatch between tooth and post and core restorations on root fracture. International Endodontic Journal, 2013, 46 (1): 47–52

[94] Oshida, Y., Munoz, C., Winkler, M., et al. Fractal dimension analysis of aluminum oxide particle for sandblasting dental use. Biomedical Materials and Engineering, 1993, 3 (3): 117–126

[95] Ozel, E. and Soyman, M. Effect of fiber nets, application techniques and flowable composites on microleakage and the effect of fiber nets on polymerization shrinkage in class II MOD cavities. Operative Dentistry, 2009, 34 (2): 174–180

[96] Parinitha, M.S., Annapoorna, B.M., Tejaswi, S., et al. Effect of power bleaching on the fluorosis stained anterior teeth case series. Journal of Clinical and Diagnostic Research, 2014, 8: ZJ01–ZJ03

[97] Parirokh, M., Eskandarizadeh, A., Shahpasandzadeh, M., et al. A comparative study on dental pulp response to calcium hydroxide, white and grey mineral trioxide aggregate as pulp capping agents. Journal of Conservative Dentistry, 2011, 14 (4): 351

[98] Patel, M. and Tripathi, G. Guiding intellect for occlusal errors. Journal of Clinical and Diagnostic Research, 2014, 7 (11): 2619–2622

[99] Perez, C. Alternative technique for class V resin composite restorations with minimum finishing/polishing procedures. Operative Dentistry, 2010, 35 (3): 375–379

[100] Perez, C., dos, R., Gonzalez, M.R., et al. Restoration of Noncarious cervical lesions: when, why, and how. International Journal of Dentistry, 2012: 1–8

[101] Peumans, M., Van Meerbeek, B., Asscherickx, K., et al. Do condensable composites help to achieve better proximal contacts? Dental Materials, 2001, 17 (6): 533–541

[102] Prasanna, G., Reddy, K., Kumar, R., et al. Evaluation of efficacy of different gingival displacement materials on gingival sulcus width. The Journal of Contemporary Dental Practice, 2013, 14 (2): 217

[103] Price, R.B. Light curing guidelines for practitioners: a consensus statement from the 2014 symposium on light curing in dentistry, Halifax, Dalhousie University, Canada. Journal of Canadian Dental Association, 2014, 80: e-61

[104] Price, R. and Ferracane, J. Effect of energy delivered on the shear bond strength to dentin. Canadian Journal of Restorative Dentistry & Prosthodontics, 2012, 5: 48–55

[105] Price, R., Fahey, J. and Felix, C. Knoop microhardness mapping used to compare the efficacy of LED, QTH and PAC curing lights. Operative Dentistry, 2010, 35 (1): 58–68

[106] Prithviraj, D., Soni, R., Ramaswamy, S., et al.

Evaluation of the effect of different surface treatments on the retention of posts: a laboratory study. Indian Journal of Dental Research, 2010, 21 (2): 201

[107] Rada, R.E. New Options for Restoring a Deep Carious Lesion. 2013. Available at: http://www.dentistrytoday.com/dental-materials/8820-new-options-for-restoring-a-deep-carious-lesion (accessed on January, 20, 2016)

[108] Reddy, G., Reddy, N., Itttigi, J., et al. A comparative study to determine the wettability and castability of different elastomeric impression materials. The Journal of Contemporary Dental Practice, 2012, 3 (13): 356–363

[109] Roberson, T., Heymann, H., Swift, E. et al. Sturdevant's Art and Science of Operative Dentistry: St. Louis, MO: Mosby, 2006

[110] Rosted, P., Bundgaard, M., Fiske, J., et al. The use of acupuncture in controlling the gag reflex in patients requiring an upper alginate impression: an audit. British Dental Journal, 2006, 201(11): 721–725

[111] Rueggeberg, F. Cure times for contemporary composites. Journal of Esthetic and Restorative Dentistry, 2013, 25 (1): 3

[112] Saber, M., El-Badrawy, W., Loomans, B., et al. Creating tight proximal contacts for MOD resin composite restorations. Operative Dentistry, 2011, 36 (3): 304–310

[113] Santos, M. A restorative approach for class II resin composite restorations: a two-year follow-up. Operative Dentistry, 2015, 40 (1): 19–24

[114] Sapkota, B. and Gupta, A. Pattern of occlusal contacts in lateral excursions (canine protection or group function). Kathmandu University Medical Journal, 2014, 12 (45): 43–47

[115] Schwartz, I. A review of methods and techniques to improve the fit of cast restorations. The Journal of Prosthetic Dentistry, 1986, 56 (3): 279–283

[116] Schwartz, J., Anderson, M. and Pelleu, G. Reducing microleakage with the glass-ionomer/resin sandwich technique. Operative Dentistry, 1990, 15 (5): 186–192

[117] Segerström, S., Astbäck, J. and Ekstrand, K.D. A retrospective long term study of teeth restored with prefabricated carbon fiber reinforced epoxy resin posts. Swedish Journal, 2006, 30 (1): 1–8

[118] Shortall, A.C. and Baylis, R.L. Microleakage around direct composite inlays. Journal of Dentistry, 1991, 19 (5): 307–311

[119] Shortall, A., El-Mahy, W., Stewardson, D., et al. Initial fracture resistance and curing temperature rise of ten contemporary resin-based composites with increasing radiant exposure. Journal of Dentistry, 2013, 41 (5): 455–463

[120] Silva, A., Tarquinio, S., Demarco, F., et al. The influence of haemostatic agents on healing of healthy human dental pulp tissue capped with calcium hydroxide. International Endodontic Journal, 2006a, 39 (4): 309–316

[121] Silva, G., Lanza, L., Lopes-JÃnior, N., et al. Direct pulp capping with a dentin bonding system in human teeth: a clinical and histological evaluation. Operative Dentistry, 2006b, 31(3): 297–307

[122] Small, B. Cast Gold: The standard of care for operative dentistry. Inside Dentistry, 2008, 4 (2): [E–pub]

[123] Standlee, J. and Caputo, A. Effect of surface design on retention of dowels cemented with a resin. The Journal of Prosthetic Dentistry, 1993, 70 (5): 403–405

[124] Standlee, J., Caputo, A. and Hanson, E. Retention of endodontic dowels: effects of cement, dowel length, diameter, and design. The Journal of Prosthetic Dentistry, 1978, 39 (4): 401–405

[125] Stevenson, R. and Patrice, F. Cast gold restorations// T.J. Hilton, J.L.Farrance and J. Boome. Summitt's Fundamentals of Operative Dentistry: AContemporary Approach. 4th ed. Hanover Park, IL: Quintessence Publishers, 2013

[126] Stockton, L. Vital pulp capping: a worthwhile procedure.Journal of Canadian Dental Association, 1999, 65 (6): 328–331

[127] Strober, B., Veitz-Keenan, A., Barna, J., et al. Effectiveness of a resin-modified glass ionomer liner in reducing hypersensi tivity in posterior restorations. The Journal of the American Dental Association, 2013, 144 (8): 886–897

[128] Strydom, C. Handling protocol of posterior composites—part 3: matrix systems. South African Dental Association Journal, 2006, 61: 18–21

[129] Sunnegårdh-Grönberg, K., van Dijken, J.W., Funegård, U., et al. Selection of dentalmaterials and longevity of replaced restorations in publicdental health clinics in northern Sweden. Journal of Dentistry, 37 (9): 673–678

[130] Taylor, M. and Lynch, E. Marginal adaptation. Journal of Dentistry, 1993, 21 (5): 265–273

[131] Toksavul, S., Turkun, M. and Toman, M. Esthetic enhancement of ceramic crowns with zirconia dowels and cores: a clinical report. The Journal of Prosthetic Dentistry, 2004, 92 (2): 116–119

[132] Türkün, L.S. and Türkün, M. The effect of one-step polishing system on the surface roughness of three esthetic resin composite materials. Operative Dentistry, 2004, 29 (2): 203–211

[133] Van Nieuwenhuysen, J., D'Hoore, W., Carvalho, J., et al. Long-term evaluation of extensive restorations in permanent teeth. Journal of Dentistry, 2003, 31 (6): 395–405

[134] Wakabayashi, H., Ochi, K., Tachibana, H., et al. A clinical technique for the retention of a rubber dam clamp. Journal of Endodontics, 1986, 12 (9): 422–424

[135] Wassell, R., Barker, D. and Steele, J. Crowns and other extra-coronal restorations: try-in and cementation of crowns. British Dental Journal, 2002, 193 (1): 17–28

[136] Weir, D. and Williams, B. Clinical effectiveness of mechanical-chemical tissue displacement methods. The Journal of Prosthetic Dentistry, 1984, 51 (3): 326–329

[137] Wendt, S. The effect of heat used as a secondary cure upon the physical properties of three composite resins. I. Diametral tensile strength, compressive strength, and marginal dimensional stability. Quintessence International, 1987a, 4 (18): 265–271

[138] Wendt, S. The effect of heat used as secondary cure upon the physical properties of three composite resins. II. Wear, hardness, and color stability. Quintessence International, 1987b, 5 (18): 351–356

[139] Xu, X., Sandras, D. and Burgess, J. Shear bond strength with increasing light-guide distance from dentin. Journal of Esthetic and Restorative Dentistry, 2006, 18 (1): 19–28

[140] Yang, H., Lang, L., Molina, A., et al. The effects of dowel design and load direction on dowel-and-core restorations. The Journal of Prosthetic Dentistry, 2001, 6 (85): 558–567

[141] Yeo, I., Yang, J. and Lee, J. In vitro marginal fit of three all-ceramic crown systems. The Journal of Prosthetic Dentistry, 2003, 90 (5): 459–464

[142] Zekonis, R., Matis, B., Cochran, M., et al. Clinical evaluation of in-office and at-home bleaching treatments. Operative Dentistry, 2003, 28 (2): 114–121

第 2 章

牙周并发症

Deborah A. Termeie, Paulo M. Camargo
Section of Periodontics, Clinical Dental Sciences, UCLA School of Dentistry, Los Angeles, CA, USA

牙周炎并发症

牙周脓肿

牙周脓肿是机体对牙菌斑和牙石的急性炎症反应。牙周脓肿、牙龈脓肿和牙髓脓肿的鉴别诊断非常重要。牙龈脓肿局限在牙龈软组织且不涉及附着丧失，通常由牙龈软组织的异物刺激导致。牙髓脓肿常通过牙周膜排脓，形成一个局限的深牙周袋，同时伴有牙髓坏死。因此，牙髓活力测试在鉴别牙髓脓肿和牙周脓肿方面有决定性作用。

预 防

牙周脓肿（图 2.1）本质上是由细菌堆积产生的，因此，维持良好的口腔卫生是预防牙周炎的重要措施。与控制良好或没有糖尿病的患者相比，未得到控制或控制不良的糖尿病患者的牙周脓肿的患病概率和数量更高，因此更应该注意口腔卫生的维护。

治 疗

牙周脓肿的治疗方法见图 2.2。

冠周炎

冠周炎发生于萌出不全的牙冠周围，由菌斑堆积和（或）软组织异物侵入产生（ Hupp、Ellis 和 Tucker，2008 ）。常见于萌出不全的第三磨牙周围。

临床症状和体征（ Juniper 和 Parkins，1990 ）如下：

· 从牙冠周围放散的剧烈疼痛（可放散至耳部或咽部）；
· 发热和乏力；
· 牙龈可能充血和溃疡；
· 溢脓；
· 下颌角肿胀；
· 张口受限；
· 淋巴结炎；
· 可能会发展为 Ludwig 咽峡炎。

牙周脓肿
· 有牙周袋
· 活髓
· 钝痛
· 侧面的 X 线透射区（可能）

牙髓脓肿
· 大面积充填体或龋坏
· 局限性深牙周袋（可能）
· 急性疼痛
· 无活力的牙髓
· 无松动
· 根尖或其他区域的瘘管（侧面或经牙周袋）

牙龈脓肿
· 较牙周脓肿更靠表面
· 疼痛较明显
· 进展快速

图 2.1 牙龈脓肿、牙髓脓肿、牙周脓肿的临床特征。Termeie（ 2013 ）。经 Quintessence 出版公司允许引用

| 脓肿引流 | → | 根面平整 | → | 盐水冲洗 | → | 止痛药 | → | 必要时使用抗生素（患者觉乏力、虚弱及淋巴结肿大） | → | 拔除无价值患牙 | → | 1周复查，必要时手术 |

图 2.2 牙周脓肿治疗

预　防

拔除阻生牙（Hupp、Ellis 和 Tucker，2008），维持良好的口腔卫生。

治　疗

治疗包括在局部麻醉下行局部冲洗，急性炎症引流，以及拔除感染牙齿（Topazian、Goldberg 和 Hupp，2001）。如果牙齿具有保留价值，且萌出空间足够，则可切除覆盖在牙冠部牙龈组织（牙冠龈瓣切除术）。可能需要适当调整对颌牙避免牙龈创伤。有全身症状时可服用抗生素（Serio 和 Hawley，2002）。有研究表明，拔除冠周炎的第三磨牙后，第二磨牙和更靠前的磨牙的牙周状况均得到改善（Dicus-Brookes 等，2013）。

牙龈增生

导致牙龈增生的原因有菌斑诱导的炎症、遗传因素（遗传性纤维瘤病）、系统性疾病（白血病、肉芽肿性疾病、糖尿病、维生素 C 缺乏、浆细胞性龈炎和妊娠）、青春期、发育异常（肿瘤）、口呼吸或用药（图 2.3）。

预　防

通过恰当的口腔卫生维护进行菌斑控制对预防牙龈增生至关重要，甚至在一些主要诱因是系统性疾病的病例中也是如此。患者在肾移植术后服用环孢霉素 A 引起牙龈增生（图 2.4），经过控制口腔卫生，牙龈增生得到缓解（Reali 等，2009）。通过严格口腔卫生维护、定期牙周复查和减少牙周刺激物，药物引起的牙龈增生可以缓解，但并不能完全预防（Hall，1997）。只有停止或更换药物才能防止牙龈增生，当然要与相关科室医生沟通后才能更换药物。

治　疗

如果牙龈增生影响功能、美观、语言或者口腔卫生维护，可以通过翻瓣术或牙龈切除术，去除增生组织（Hall，1997）。

复发性牙周炎

复发性牙周炎是牙周治疗无效的牙周炎症。可能原因是自我维护较差，没有定期复查及对治疗反应差（顽固性疾病）（Novak，2006）。复发性牙周炎的菌斑里，福赛斯坦

抗惊厥药	·通常是苯妥英钠，用于癫痫治疗，美国牙周病学会意见书里描述，50% 的患者服用苯妥英钠有牙龈增生
钙通道阻滞剂	·通常是硝苯地平，是用于控制高血压的钙离子阻断剂，美国牙周病学会意见书里描述，6%~15% 的患者服用硝苯地平有牙龈增生
免疫抑制剂（环孢菌素）	·美国牙周病学会意见书里描述，服用该药物的患者中，70% 的儿童、25%~30% 的成人会出现牙龈增生

图 2.3 引起牙龈增生的药物。Termeic（2013）。经 Dongari-Bagtzoglu（2004）允许引用

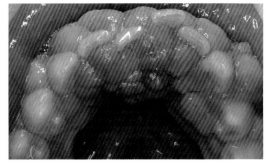

图 2.4 药物引起的牙龈增生

纳菌、牙龈卟啉单胞菌及中间普雷沃菌含量更高，有研究表明，90% 的复发性牙周炎患者有吸烟习惯（Johnson 和 Slach, 2001）。吸烟会降低中性粒细胞的吞噬作用并影响细胞因子的分泌，从而降低患者对牙周治疗的反应。

预　防

牙周治疗后，无论是非手术治疗还是手术治疗，每年至少复查 4 次（Schallhorn 和 Snider, 1981；Cohen, 2003），复查的周期越短，维持良好治疗效果的可能性越大（Westfelt 等, 1983），维持良好的口腔卫生，有助于防止疾病复发。

治　疗

当复发性牙周病与病原体耐药、机体免疫功能下降相关（顽固性疾病）时，系统性使用抗生素有助于控制疾病（Slots, 2004）。有研究表明（Serino 等, 2001），复发性牙周炎患者，通过多次根面平整和刮治、系统的龈上菌斑控制，全身使用抗生素，在短期内（3 年内）可改善牙周状况。虽然部分患者或多数位点的牙周病无进展，但治疗后 5 年复查时发现 17 例患者中仅有 5 例患者的牙周附着水平稳定。

牙周病造成的牙齿脱落

牙周病导致的牙周支持组织丧失，最终将导致牙齿脱落。有研究检测了牙周治疗在防止牙齿丧失方面的长期作用。Hirschfeld 和 Wasserman（1978）对 600 例患者进行 22 年的观察，发现 7.1% 牙齿丧失 [0.08 颗牙 /（人·年）]，其中 31% 的脱落牙齿在纳入观察时存在根分叉病变。另一项研究（McFall, 1982）对 100 例患者进行了 19 年的观察，发现手术治疗后 9.8% 的牙齿丧失，而非手术治疗的患牙脱落率为 7.1%。从上述研究中，

我们得出以下结论（Termeie, 2013）：

·根分叉病变的患牙比其他牙脱落的概率高 3~5 倍；

·上颌磨牙最易脱落，下颌尖牙脱落概率最低；

·牙周疾病具有对称性；

·牙周治疗能使 87%~92% 的牙齿延长存留时间；

牙周炎失牙占牙齿缺失的 20%（Brown、Oliver 和 Löe, 1989），因此，牙周炎仍是牙齿拔除最重要的原因。

预　防

口腔卫生维护和定期复查，结合专业的检查是防止牙齿脱落的最佳方案，Becker 的研究（Becker 和 Berg, 1984）对没有进行标准牙周治疗的患者进行了约 3.7 年的观察，得出了如下结论：

·没有进行治疗的患者每年平均丧失 0.36 颗牙齿；

·治疗但是没有复查的患者每年平均丧失 0.22 颗牙齿；

·治疗后定期复查的患者每年平均丧失 0.11 颗牙齿。

根分叉病变

根分叉区的附着丧失和骨丧失比磨牙及其他牙齿的平滑面区附着丧失和骨丧失更难终止和维持。因此，根分叉病变的早期诊断和治疗，将有助于改善磨牙的长期预后。上颌磨牙（上颌第一磨牙远中面）的根分叉病变的发病率比下颌磨牙高（Svärdström 和 Wennström, 1966）。研究显示，与完整的磨牙相比，存在冠修复体或邻面修复体的磨牙出现根分叉病变的概率更高，但是松动度无显著差异（Wang、Burgett 和 Shyr, 1993），根分叉病变的解剖因素见图 2.5。

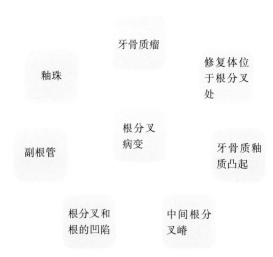

图 2.5　根分叉病变的解剖因素。Termeie（2013）。经 Quintessence 出版公司允许引用

分　类

Glickman 1953 年分类如下：

· Ⅰ度，病变早期病损，影像学没有改变；

· Ⅱ度，根分叉有水平骨吸收，影像学无法显示根分叉骨缺损；

· Ⅲ度，穿通性骨吸收（骨不能接触根分叉的穹隆处），因为根分叉充满软组织，临床上无法发现穿通性缺损；

· Ⅳ度，病损穿通且临床上可见，软组织退缩，影像学可见明显的根分叉区透射影。

预　防

常规专业洁治，去除可能的牙齿局部相关因素。

治　疗

· 非手术清创；

· 手术清创；

· 手术暴露根分叉；

· 再生治疗（骨移植物、GTR、生长因子）；

· 根切除术；

· 隧道手术；

· 拔除。

一篇系统性综述分析了 50 篇文章，评价了 1016 颗Ⅱ度根分叉病变的再生治疗，结果表明，只有 20% 的病变得到了完全关闭，33% 的病变从Ⅱ度改善为Ⅰ度。总之，通过再生治疗，50% 的Ⅱ度根分叉病变的牙周袋深度降低且临床附着改善。最有效的治疗是 GTR 联合植骨（Evans 等，1996）。

以下因素影响Ⅱ度根分叉病变的治疗效果（Bowers 等，2003）：

· 根分叉顶部与牙槽嵴顶之间的距离增加；

· 根分叉顶部与缺损底部之间的距离增加；

· 水平骨缺损的深度；

· 根分叉角度增大；

· 吸烟。

溢　脓

溢脓是炎症和感染的一种临床表现，溢脓位置的组织学切片显示牙龈炎症水平明显升高，结缔组织的中性粒细胞也有轻度升高（Passo 等，1988）。因为牙周病中溢脓仅发生于 3%~5% 的部位，因此溢脓本身不能作为牙周病进展的可靠指征。溢脓和其他的临床指标，例如探诊出血和牙周袋深度增加，提高了牙周病疾病进展预测的可信度（Lang 等，2008）。牙周组织健康的指标应包括无牙周溢脓。

预　防

降低且维持较低水平的菌斑量可以消除牙龈溢脓。积极的牙周治疗后，保持良好的口腔卫生和定期复查可预防牙周溢脓。

治　疗

刮治和根面平整，再评估，必要时进行手术是消除牙周溢脓的手段。Kaldahl 等研究了牙周治疗中的改良 Widman 瓣手术、骨重建手术、刮治和根面平整、冠部刮治、牙龈脓肿切除术对牙周炎以及牙龈化脓的治疗效果，发现对于大于等于 5mm 的深牙周袋，改良 Widman 瓣手术、骨重建手术、刮治和根面平整的效果优于冠部刮治。

牙周治疗术后并发症

术后出血

牙周治疗术后持续出血的原因可能是忽略了患者全身状况（如未控制的高血压）或患者服用的药物（如阿司匹林或华法林）。

牙周术后出血可能的因素还有其他局部或全身因素，如局部的机械创伤，摄入了热的液体（咖啡、汤等）或剧烈的运动等。

瓣的制备和缝合对预防术后出血有重要意义。如组织瓣与骨面不协调将形成空腔，也称无效腔。无效腔中聚集的血凝块易发生脱落，引起术后出血。恰当的龈瓣处理、缝合以及术后给予适当的压力将极大限度地减少无效腔的发生。

预 防

·全面检查患者全身状况。

·了解患者服用的处方或非处方药。

·术后确定无活动性出血后，才允许患者离开。

·适当的术后医嘱。

治 疗

必须去除患者的血凝块，如存在活动性出血，使用一个 2cm×2cm 纱布加压或者使用黑茶包持续按压 10min；如无效，口腔科专家必须对患者到急诊科就诊做出评估。

牙科门诊处理术后出血，首先找出出血区域，注射含有血管收缩剂的麻醉药，去掉所有血凝块，必要时缝合术区，上述方法可以联合局部使用促凝血剂，如氧化纤维素聚合物。氧化纤维素聚合物可以塑形并覆盖在出血区域。微纤维胶原是另外一个有效的止血剂，使用镊子放到出血位点，可有效凝集血小板。

如果上述牙科临床处理都无效，则建议及时送急诊中心治疗。

神经损伤

详细内容见第 7 章的种植体神经损伤。

术后炎症、水肿、疼痛、感染

炎症的表现是红、肿、热、痛和功能障碍，牙龈发炎表现为水肿或牙龈肿胀，炎症导致结缔组织的通透性增加，使液体聚集。水肿使牙龈边缘变圆、肿大和增生，无论手术或非手术，牙周治疗都与系统性炎症有关（Graziani 等，2010）。

炎症和感染均可导致水肿。炎症引起的水肿，水肿在第 3 天达到峰值，而后逐渐消退；感染引起的水肿，常在 3d 后开始加重。表 2.1 描述了两者的不同。

牙周手术后常出现疼痛，但严重疼痛提示非正常愈合。Curtis、McLain 和 Hutchinson 评价了翻瓣术、膜龈手术和骨手

表 2.1 感染与炎症来源水肿的鉴别

水肿	与炎症相关	与感染相关
原因	正常愈合反应	原因未知，术中污染
发生时间	术后 3d 内加剧	手术 3d 后恶化
疼痛	前几天不适	几天后加重
放射痛	无	有
是否常见	是	较少，牙周手术后 2%；无骨修整手术发生率为 6%
治疗	冷敷	全身使用抗生素

术的疼痛，发现5.5%（304例）的患者有中－重度疼痛，而膜龈手术的术后疼痛率是骨手术的3.5倍。

预　防

· 缩短手术时间。

· 清晰的切口，轻柔处理龈瓣，防止温度超过47℃（防止坏死），术后龈瓣一期愈合可减少术后疼痛（Greenstein等，2008）。

· 术后使用长效止疼药（丁哌卡因）。

· 术后几个小时放置冰袋。

· 术后使用非甾体抗炎药，即使没有疼痛。

必须遵循无菌原则防止感染，术前行刮治和根面平整，减少菌斑聚集，有数据表明，预防性使用抗生素对预防感染并无作用（Pack 和 Haber, 1983; Callis、Lemmer 和 Touyz, 1996），牙周术后不建议常规使用抗生素（Tseng、Huang 和 Tseng, 1993）。最终，缝合前的术区清创至关重要。

表 2.2　止痛药选择

药物和剂量	频率
布洛芬：800mg	每 8 小时 1 片（高血压药物可能有影响）
对乙酰氨基酚：300mg 可待因：30mg	每 8 小时 1 片
氢可酮：7.5mg 布洛芬：200mg	每 6 小时 1 片
氢可酮：5mg 对乙酰氨基酚：325mg	每 6 小时 1 片
氢考酮：5mg 对乙酰氨基酚：325mg	每 6 小时 1 片
氢可酮：4.88mg 阿司匹林：325mg	每 6 小时 1 片

治　疗

治疗疼痛时，决定用药前要找到疼痛的原因（表2.2）。如果出现发热和淋巴结炎，需要使用抗生素。如果非甾体类药物止痛无效，则需要使用处方麻醉剂（Durand 等，2013）。

· 询问患者的系统病史和口腔病史（如刷牙或咀嚼食物造成的创伤，治疗牙或邻牙根裂，温度刺激、张口度、牙髓或根尖周炎及龋坏等可能诊断为可复性或不可复性牙髓炎和牙本质过敏的临床表现）。

· 询问患者是否遵医嘱及镇痛药的使用情况。

· 评价非正常愈合是否是因为感染、龈瓣裂开或存在死骨片。如果有感染，需要全身用药；如果龈瓣裂开，则要缓解疼痛，等待组织愈合；死骨则需要去除。

· 拍摄术区 X 线片观察牙周膜腔，检查牙齿对叩诊的反应，诊断是否存在咬合创伤。

病例：感染病例

· 40岁牙周病患者，牙周袋切除术后1周自觉乏力、发热；手术医生发现她左侧面部肿胀，术区充血、肿胀（图2.6、图2.7）。

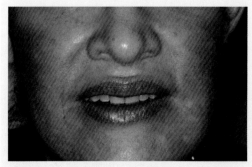

图2.6　患者来诊所时（左侧肿胀）

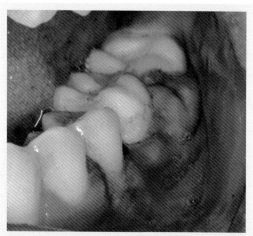

图 2.7 口内感染（水肿和炎性组织）

• 患者有感染，口服克林霉素 300mg，每天 3 次，服用 8d（青霉素过敏），每隔 1d 盐水局部冲洗，使用米诺环素，2 周后痊愈，无其他并发症。

牙齿 / 牙根敏感

牙本质敏感在磨损、磨耗、腐蚀和牙龈退缩的牙齿中较常见，常发生于 20~50 岁的患者，最常见的牙位是尖牙和前磨牙。患者感觉到短暂、尖锐的疼痛，暴露的牙本质小管对探诊、化学药品、热、渗透性或吹拂刺激有反应（Samuel、Khatri 及 Acharya 等，2014）。

治疗 / 处理

治疗术后牙本质敏感 2 个最重要的措施是菌斑控制和患者的宣教，术后牙本质敏感是短暂的，8 周后可能缓解（Trowbridge 和 Silver, 1990）。

如果患者牙本质敏感持续存在，可在家或诊所使用脱敏剂，使用后 1h 内不可进食或饮水。

术后牙齿松动

术后牙齿松动会加重，但是在 4 周后会恢复到术前水平（Klokkevold、Takei 和 Carranza, 2006）。研究表明，牙齿松动度在刮治术、切除术和改良 Widman 瓣后没有增加，然而，根向复位瓣结合骨修整术后，牙齿松动度会暂时性增加，6 个月后松动度恢复至术前水平。

预 防

骨修整会导致暂时性牙齿松动，因此临床医生应准确判断去骨量。

治 疗

一般不建议治疗，如果松动度无法恢复到术前水平或持续松动，必要时可行夹板固定。

瘀 斑

瘀斑：大于 10mm 非突出性出血斑块（Greenstein 等，2008），来源于颈部组织平面出血，小血管损伤，翻瓣过大，止血不完全。常见于高龄患者，如伴有感染需引起重视。瘀斑很快消失。瘀伤则需要数天才会好转，最初表现为深蓝色至淡紫色，而后呈绿色（Killey 和 Kay, 1977）。

预 防

轻柔的软组织处理会减少瘀斑的发生，翻瓣时，器械始终要置于骨上，牙龈瓣复位时适当加压几分钟以便止血。吸唾器要置于骨上而非软组织上（Greenstein 等，2008）。

治 疗

一份内容全面的知情同意书可以告知患者，瘀斑可不予治疗，随着时间推移，自行恢复。

龈瓣坏死 / 创口开裂 / 瓣撕裂穿孔

龈瓣坏死是指龈瓣血供不足，导致腐肉形成，肉芽组织形成，形成二期愈合。

缝合后前 10d，会出现伤口裂开，形成二期愈合。可能的原因有缝合不佳、龈瓣张力过大、龈瓣设计不佳（见后文的预防章节）、创伤、有无效腔、放射治疗和龈瓣基部穿孔（Greenstein 等，2008）。

瓣撕裂是重要的并发症，原因可能是组织过薄，有骨突导致组织翻瓣难度增加，或切口未完全（不要使用钝刀片）翻瓣造成撕裂。

预　防

合理的龈瓣设计和处理是预防龈瓣坏死的重要手段，影响因素有：

- ·瓣基部较宽；
- ·瓣基部较厚；
- ·全厚瓣；
- ·避免龈瓣穿孔；
- ·瓣的适合性。

延长切口减张和充分的翻瓣是预防伤口裂开的重要手段（无张力缝合），恰当的缝合技术包括使用最少的缝线（预防缺血，Fugazzotto，1999）和无张力缝合。义齿需要修改或重衬防止术区创伤。术后患者应戒烟防止伤口裂开，为防止肌肉牵拉，可使用间断缝合联合褥式缝合（Greenstein 等，2008）。

预防瓣穿孔，需要仔细充分翻开足够大的瓣，动作轻柔，减轻张力。可以做垂直切口并在近远中向延伸避免瓣的张力。外科吸引器要远离组织较薄的区域防止瓣撕裂伤。Cortellini 和 Tonetti（2001）发现显微外科手术能降低软组织损伤，促进组织愈合，减少牙龈退缩。

处　理

处理瓣坏死的时间很重要。软组织坏死后骨组织暴露，骨表层活力丧失，破骨细胞从内层迁移至表面，吸收坏死的骨组织，直到吸收过程完成，新的软组织才会形成。这个过程时间长且不适，需要使用镇痛药，通常使用氯己定和抗生素防止二次感染。为了加速吸收过程，可在局部麻醉下应用手术器械去除感染骨组织。某些情况下，尤其是牙槽骨较薄时，龈瓣和骨坏死会导致牙槽窝永久变形，最终导致牙齿丧失。

如果发生穿孔，瓣需要谨慎复位、缝合，裂口需要使用 6-0 可吸收缝线缝合。

> **病例**
>
> ·女性，63 岁，中度高血压和高血脂，就诊时左下颌牙周袋深 4~6mm，进行 #34~38 的骨修整术，术后舌侧瓣坏死（图 2.8）。开具布洛芬 800mg，每天 3 次，连用 1 周，氯己定含漱，2.5 个月后软组织愈合。

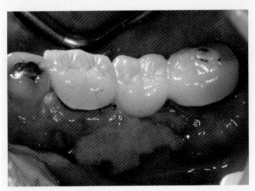

图 2.8　舌侧瓣坏死

缝合处脓肿

通常在缝线未及时拆除时发生该并发症。

预　防

手术时应记录缝针的数量，使用锋利的剪刀拆线并核对缝针数（Killey 和 Kay,1977）。采用可吸收缝线以免拆线，预防缝线脓肿的发生。

治　疗

必要时在局部麻醉下拆除缝线，在黏膜上进行切口，排出脓液，刮治该区域。该区域不缝合，以便引流，给予患者抗生素（Vastardis 和 Yukna，2003）。

牙间乳头丧失

龈瓣设计不佳和龈乳头血供降低将导致龈乳头缺失。牙间乳头丧失导致发音、美学问题以及食物嵌塞。处理原则取决于牙龈乳头缺失是否位于美学区。

预　防

因为牙龈乳头无法重建，所以必须保留牙龈乳头。在做切口设计时，如果牙齿与邻牙邻接不太紧，可以保留牙龈乳头瓣。将牙龈乳头整体翻到舌侧或颊侧。

治　疗

美学：牙乳头能否重建成功，取决于牙槽嵴顶到邻面接触点之间的距离（Tarnow、Magner 和 Fletcher，1992），多项研究表明，尚无法有效的重建牙龈乳头。颌向牵引术是最佳的延长牙冠并保留牙间乳头的方法。整个附着在牙根上的组织会随着牙根一起向冠方移动。同时要求患者保持良好口腔卫生。

特殊并发症

游离龈瓣移植

供区出血（腭侧）

需要注意的是上腭后部供区出血，了解腭大孔与釉牙骨质界之间的平均距离非常重要。平均距离如下（Reiser 等，1996）：

- 上腭高拱 17mm；
- 平均深度上腭 12mm；
- 上腭平坦 7mm。

游离龈瓣术后出血主要原因是切断了动脉，在上腭没有完全愈合前要尽量止血。更重要的是预防出血（Killey 和 Kay，1977）。

预　防

- 熟悉解剖标志，不要在腭大孔附近做切口。
- 使用触觉压力在第一磨牙、第二磨牙、第三磨牙定位腭大孔。
- 瓣厚度在 0.75~1.25mm，这样既有足够的结缔组织，又不会太深，损伤腭大孔的分支。
- 术后医嘱很重要。
- 供区制作外科支架，保护伤口，防止出血。

处　理

- 去除血凝块，明确出血区。
- 用 2cm×2cm 纱布按压至少 10min。
- 如果仍未止血，使用含有 1∶50 000 肾上腺素的麻醉药局部浸润，使血管收缩和暂时性止血。
- 必要时使用止血钳钳夹防止进一步出血。
- 使用局部止血剂，如氧化纤维素制剂（商品名：Davol），促进血凝块形成，稳定血凝块。
- 如果上述方法均无效，尝试出血区域的缝合结扎。

游离龈瓣术后分离

游离龈瓣移植可以使用多种缝合方法缝合（如悬吊、间断缝合），导致游离龈瓣分离的原因多样，可能是瓣大小不合适（如游离瓣过大），缝合方式不当或者缝线材料错误。

预　防

游离瓣移植应该使用小针和细线（如5-0或6-0）缝合，合成材料如单股尼龙丝是疏水性的，菌斑附着少，在切口线上的组织压痕更少，尤其适合显微手术的缝合过程。有研究表明，与缝合相比，α-氰基丙烯酸乙酯技术并没有改变瓣的愈合过程（Barbosa等，2009）。

缝合技术对于防止龈瓣分离最重要，瓣需要在垂直及水平切口方向进行缝合，必要时，使用褥式缝合缝合骨膜，消除瓣和组织间的空腔，而这些无效腔会导致血管形成不良。也应在瓣外面施加手指压力防止无效腔形成。

处　理

供区及术区愈合 4~6 周后，重新进行游离瓣移植。

移植物收缩

与原来的尺寸相比，当游离龈瓣非常薄时收缩可达 45%；较薄时为 44%，中等厚度时为 38%（Mormann、Schaer 和 Firestone，

病例

·50 岁男性患者，行下前牙游离牙龈移植术，使用羊肠线缝合（图 2.9），缝合后患者离开，当晚因移植瓣脱落打电话给术者。次日，患者就诊时医生发现，瓣明显裂开。1 个月后，仅形成少量角化附着组织（图 2.10）。瓣缝合不良（没有进行骨膜缝合以及侧面的缝合），应使用更好的缝线（聚丙烯缝线 6-0）。瓣下方存在无效腔，患者需要重新进行游离瓣移植。

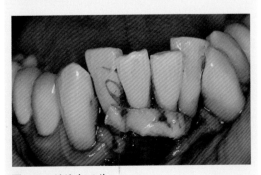

图 2.9　瓣缝合不佳

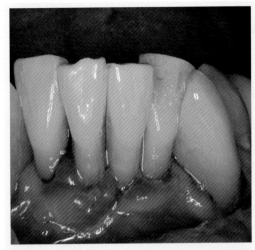

图 2.10　瓣裂开后 1 个月

1981）。受区缝合的游离瓣组织量应超过预期 50%，才能达到理想的结果。

处　理

移植瓣的厚度在 0.75~1.25mm（瓣厚度越薄收缩越多），如果龈瓣收缩过多，医生需要评估是否需进一步进行膜龈手术。

结缔组织瓣移植

根面覆盖失败

结缔组织瓣移植覆盖根面的成功率为 84%（Greenwell 等，2005），结缔组织瓣移植失败或仅部分成功的原因有很多：

·吸烟，吸烟者的根面覆盖效果较非吸烟者更不可控制（58.02% vs 83.35%）（Souza 等，2008）；

·龈瓣完全覆盖结缔组织瓣，增加了血供并降低了边缘坏死的概率；

·缺损区过深或过宽；

·术后瓣移动度；

·由于底部骨膜分离不充分导致瓣张力增加。

预　防

戒烟对术后愈合有益，愈合过程中瓣无

张力的可靠固定也同样很重要，垂直切口需谨慎使用，因为会增加疼痛、水肿并减少血液循环，瓣基底部应该更宽，长宽比不能超过 2 : 1。

治　疗

取决于已经获得的根面覆盖和患者的美学要求，有可能需要行二期手术。

术后前庭沟变浅

结缔组织瓣移植结合瓣冠向复位可能导致前庭沟变浅，可能对后期卫生维护及修复带来困难（尤其是需要部分冠或全冠修复的患者）（Ho、Elangovan 和 Shih, 2012）。

预　防

如果在基线时前庭沟过浅，该区域应该

病　例

· 40 岁患者，#11 与 #21 牙龈退缩，要求对 #11 与 #21 行结缔组织瓣移植，希望能够覆盖根面。对患者行结缔组织瓣移植（图 2.11a, b），但是根面没有覆盖，想达到患者要求，可能需要二期手术。

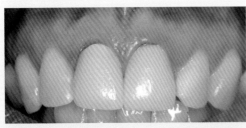

（a）

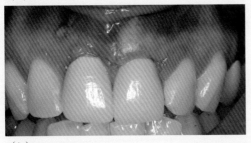

（b）

图 2.11　结缔组织移植术前（a）及失败后（b）

在结缔组织瓣移植前使用游离龈瓣移植，增加前庭沟的深度。

治　疗

这些患者应行前庭沟加深术或游离龈瓣移植术（如果缺少角化的附着龈），加深前庭的研究发现如果不使用游离龈移植物（或变体）是无效的（Takei、Azzi 和 Han, 2006）。

牙周袋切除术或冠延长术

牙周袋切除术或冠延长术的龈瓣处理和骨切除的原则类似，因此，二者的并发症也类似。

邻牙 / 根损伤

预　防

使用尺寸与放大倍数合适的旋转或手动器械是避免意外的牙齿损伤的最有效的技术，如果根直接邻接非常近，可以考虑手术治疗前的正畸治疗。

应当注意的是，当实施冠延长术时，建议使用仅末端具有磨削功能的车针进行切除手术，防止损伤邻牙。

治　疗

根损伤只能通过正畸、修补来治疗，或极端情况下拔除患根。

根分叉损伤

在进行骨切除手术时，了解根分叉和周围区域的解剖关系非常重要。

不同牙位的根分叉入口位置如下（Bower, 1979）：

下颌磨牙，颊侧根分叉开口比舌侧根分叉开口更靠冠方；

上颌磨牙，近中根分叉开口比远中大，比颊侧更宽。

根柱越长，临床医师在行骨手术时越容

易维持正常的生理要求而不损伤根分叉，在进行骨切除手术时，临床医生需非常小心地保护根分叉区的牙槽骨，如果为维持正常的解剖结构，需切除闭合的根分叉区牙槽骨，这种方法弊大于利，不能进行。

预　防

推荐上颌腭侧作为骨切除手术的入路，可以防止颊侧的根分叉暴露（Ochsenbein 和 Bohannan，1963）。下颌磨牙推荐舌侧进入，因为下颌舌侧的根分叉比颊侧的更靠近根尖，由于下颌前磨牙和磨牙的天然舌侧倾斜，颊侧根柱较短，应避免颊侧根分叉暴露（Tibbettes、Ochsenbein 和 Loughlin，1976）。

如果维持正常生理结构可能导致术区医源性牙根分叉损伤或冠根比例失调，则需要谨慎地行再生治疗，保留不良的生理结构，或考虑拔除患牙重新修复。

治　疗

根分叉病损的治疗方法见图 2.12。

术后牙龈退缩

因为软组织下骨支持不足的原因，牙周术后有牙龈退缩的倾向。有研究表明，牙周治疗后牙龈边缘常常向顶端方向移动

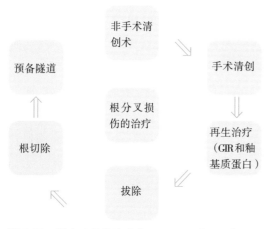

图 2.12　根分叉损伤的治疗。Termeie（2013）

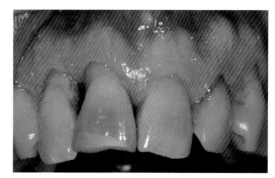

图 2.13　牙周术后牙龈退缩

（Lindhe 和 Nyman，1980；Gupta 和 Vandana，2009）。这将导致牙齿敏感和美学问题。最大的变化发生在治疗后的前 6 个月，29% 的位点向顶端移动（Isidor、Karring 和 Attstrom，1984）。前牙区的手术将导致美学并发症（图 2.13），高笑线的患者风险更高。患者必须知道美学可能受到损害，并被告知全部风险和替代方案。如果既有牙周手术和口腔修复治疗，等待 6~12 个月牙龈边缘稳定后再进行修复非常重要（Pontoriero 和 Carnevale，2001）。

预　防

牙周手术后的牙龈退缩无法阻止。如果手术是必需的，应首选保守术式。因此，进行前牙区手术时，应考虑牙周显微外科和龈乳头保存术。

·牙周显微外科，可达到刮治和根面平整过程的实时间接观察。根据 Stambaugh 的研究（2002），它可以为患者仔细选择牙周手术的位点。

·牙龈乳头保存术，根据 Takei 等（1985）的描述，在腭侧做切口使龈乳头可以同颊侧组织一起翻起；龈乳头需要具备足够的宽度（>2mm），且需要足够的楔状间隙。

治　疗

术后患者会发生牙本质敏感（见本章中

牙齿／牙根敏感）。改善术后牙龈退缩的美学问题的唯一方法就是修复治疗（如粘接修复）。

根据许多研究，重建缺失的牙间乳头效果是不可预测的，成功与否取决于牙槽嵴顶与邻面接触点之间的距离（Tarnow、Magner 和 Fletcher, 1992）。Hirsch 等（2004）发现有上皮下结缔组织的瓣清创术能有效预防下前牙区牙龈退缩。最后，修复技术（粉红色丙烯酸）可以掩盖某些牙龈退缩。

术后死骨形成

极少数情况下，非常尖锐的骨突会从牙龈区域穿出，有时会从骨组织中分离。这叫作死骨，当牙龈组织太薄，在手术骨重塑过程中骨边缘变得锐利时容易发生，也会发生在骨成形手术中去骨时未将锐利的边缘磨光时。

处　理

死骨通常会自己愈合，但是，这需要数周，该区域愈合过程不适感较强。通常死骨会自己脱落，而后软组织愈合。

再生治疗

再生治疗过程中膜暴露

2 种类型膜的特性见表 2.3。

膜维持组织闭合的成功率为 96.1%，也就是说，在 695 例病例中有 3.9% 存在过早

的膜暴露（Fugazzotto, 1999）。Machtei（2001）发现，愈合过程中，可吸收性和不可吸收性膜暴露对自然牙周围的引导性组织再生术影响极小。

另一项针对慢性牙周炎的研究（De Sanctis、Zucchelli 和 Clauser, 1996）发现，显微镜下，所有的膜暴露区域都有细菌定植。虽然在膜的根向部分没有细菌，但有 41% 的膜（39 例中有 16 例）的中间位置有微生物定植。

预　防

患者行引导性骨组织再生术后应该行至少 1 周的抗生素治疗，并且用 0.12% 氯己定含漱 12 周以减少术后感染并确保达到最佳的临床效果（Villar 和 Cochran, 2010）。瓣的设计应注意充分的血供和瓣的关闭（瓣的充分减张非常有必要）。瓣应该先采用水平褥式缝合，然后再用间断缝合 （Fontana、Rocchietta 和 Simion, 2010）。

1995 年 Nowzari、Matian 和 Slots 的研究，试验组进行引导性组织再生术并服用阿莫西林克拉维酸钾，对照组只行引导性组织再生术。6 个月中，试验组的探诊附着增加显著高于对照组（试验组 36.5%、对照组 22.4% 潜在再生至釉质牙骨质界）。当移除膜时，试验组比对照组发现更少的微生物（试验组 52.2×10^6，对照组 488.6×10^6）。

最后，吸烟会导致膜暴露。Lindfors 等 2010 年的一篇报道指出，吸烟患者中不可吸收性膜覆盖骨移植物的成功率是 63%，不

表 2.3　可吸收与不可吸收膜的特性

可吸收膜	不可吸收膜
不用移除	最先研发的
胶原酶分解胶原膜	需行二次手术将其取出

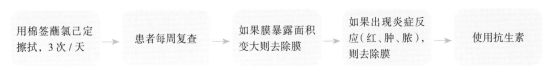

用棉签蘸氯己定擦拭，3 次／天 → 患者每周复查 → 如果膜暴露面积变大则去除膜 → 如果出现炎症反应（红、肿、脓），则去除膜 → 使用抗生素

图 2.14　术后膜暴露的处理。Termeie（2013）。经 Quintessence 出版公司允许引用

吸烟患者中成功率高达 95%。

治　疗

图 2.14 显示膜暴露的处置步骤。再生膜暴露后随诊，感染严重则应去除。

如果使用的抗生素未能消除感染，可使用广谱抗生素（阿莫西林可替换为阿莫西林克拉维酸钾）。当抗生素治疗结束后感染仍存在，术区应重新打开并清创。

牙周组织再生的失败

使某些细胞在创口聚集很重要。

Melcher（1976）建议，源于牙周膜和牙槽骨的细胞在缺损区的增殖将提高术后效果。

他认为，屏蔽上皮细胞，允许目的细胞在伤口增殖非常重要。

除此之外，对牙周组织再生不利的因素有以下方面。

· 缺陷的解剖形态。牙周再生与牙周袋深度呈线性关系，牙周袋角度（骨壁与牙长轴的角度）≤ 25° 较角度 ≥ 37° 时，再生高度增加 1.6mm；（Tonetti、Pini-Prato 和 Cortellini，1993）。骨壁数量越多再生效果越好（Kim 等，2004）。另一项研究表明，行 GTR 手术时要求骨缺损深度不小于 4mm（Laurell 等, 1998）。

· 口腔卫生差。

· 炎症。在术前和术后应尽可能控制炎症，已达到更有效的龈瓣管理和最小的龈瓣肿胀。

· 术者技术不好。皮瓣设计不当，软组织覆盖不足。

· 牙齿过度松动。重度松动可影响再生效果（Cortellini、Labriola 和 Tonetti，2007）。必要时，应该结扎固定牙齿。

· 吸烟。研究表明在骨再生研究中，不吸烟者的效果更好（Tonetti、Pini-Prato 和

Cortellini，1995；Stravropoulos 等，2004）。

· 全身系统性疾病（如糖尿病控制不佳和免疫功能缺陷）。

预　防

选择合适的病损、口腔卫生维护、合理的皮瓣设计、牙弓夹板固定、减少吸烟可提高术后效果。合理的术前治疗可减少组织的创伤。

治　疗

外科医生分析患者术区的解剖因素或社会习惯（如抽烟），如不是再生治疗的适应证，可尝试选择骨手术或多次的刮治和根面平整。然而，如果第一次再生失败的原因是明确且可以避免的，还可以再次尝试再生治疗。

角化组织不足难以覆盖缺损和再生区域

外科医生合理设计龈瓣和预测需要覆盖骨移植和屏障膜的龈瓣量是非常重要的。如果膜或移植物暴露，术后效果差（Rose 和 Minsk，2004）。

处　理

外科医生设计无张力闭合龈瓣是非常重要的。可能需要垂直切口，冠向复位，配合骨膜松弛切口（在皮瓣的基部）使龈瓣覆盖手术部位。水平褥式缝合和间断缝合稳定组织瓣（Rose 和 Minsk，2004）。如果术前角化龈不足，可以行游离龈移植术。

𬌗创伤对牙周组织的影响

𬌗创伤的临床症状包括牙齿磨耗、牙折、牙齿松动、骨硬板消失牙周膜间隙增大（影像学）、牙齿移位、咬合痛、咬合早接触、震颤、咀嚼肌肥大及颞下颌紊乱。

咬合影响牙周的 2 个重要途径：

· 仅有𬌗创伤，无牙周炎症；

·殆创伤伴细菌生物膜的牙周炎症。

殆创伤不伴炎症

没有生物膜引起炎症的殆创伤会改变牙槽骨水平但不会导致结合上皮向根尖偏移。在这种情况下，殆创伤一旦解除，牙槽骨的改变是可逆的。然而，殆创伤伴有牙周炎症，将加剧附着丧失。

治　疗

可通过咬合调整、制作咬合矫治器来治疗殆创伤。牙弓夹板被认为是无害而有效的（Gümüş 等，2013）。种植牙患者若有磨牙症，应采用刚性咬合矫治器来减轻种植区咬合负担（Sarmento 等，2012）。

殆创伤伴支持组织炎症

Glickman 在 1963 年提出一个理论：殆创伤伴支持组织炎症，改变了越隔纤维的方向，导致炎症蔓延至牙周膜腔隙而形成骨内袋。Ramfjord 和 Ash（1981）的理论表明，殆创伤不能引起或加重牙龈炎或牙周袋的形成，但它可以增加牙齿松动度和牙槽骨吸收从而形成牙周袋。其他学者则认为，菌斑的形成结合局部解剖因素是骨内袋形成的主要原因（Waerhaug，1979）。殆创伤只是加重其严重程度和疾病进展的危险因素，但它不能引起牙龈炎或牙周袋（Carranza，2006）。牙齿松动可能是由炎症和其他因素引起的（图 2.15）。

预　防

指导患者进行适当的口腔卫生维护和定期复诊对预防菌斑形成非常重要。

治　疗

殆创伤患者控制炎症非常重要，有研究表明，去除炎症后，始终保持健康和清洁，则殆创伤无法造成牙周组织的进一步破坏（Ericsson 和 Lindhe，1977）。

即使没有咬合调整，有咬合创伤的牙周炎也能治疗和控制。当咬合调整被当做牙周治疗的一部分时，临床牙周附着水平可以得到有统计学意义的改善。但具体程度尚不清楚。一旦牙周健康稳定，咬合治疗可以修复由于创伤殆造成的骨丧失，减轻牙齿松动度，缓解各种由于咬合不稳定产生的临床症状（Gher，1998）。这表明，在牙周炎的发展中，殆创伤所起的作用是次要的。

当牙周膜增宽引起牙齿松动时，咬合调整可以有效地改善牙齿松动度（Lindhe、Nyman 和 Ericsson，2008）。Burgett 等在 1992 年发现接受咬合调整的患者，其牙周附着显著增加了 0.4mm。咬合调整对牙周袋深度没有影响；对因牙周病导致的牙齿松动和牙周严重程度没有影响。

牙弓夹板固定牙齿的适应证：

·防止牙齿的漂移；

·增加舒适度；

·防止牙齿松动；

·创伤后。

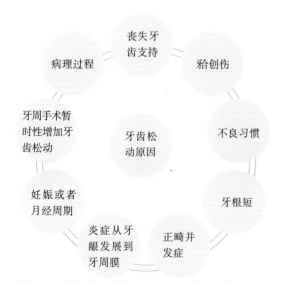

图 2.15　牙齿松动的原因。Termeie（2013）。经 Donghari（2004）允许引用

相较于只覆盖咬合面的矫治器，上颌骨覆盖上腭的矫治器加大了表面积，更有利于固定牙齿（McDevitt 和 Bibb，2006）。

参考文献

[1] Barbosa, F.I., Corrêa, D.S., Zenóbio, E.G., et al. Dimensional changes between free gingival grafts fixed with ethyl cyanoacrylate and silk sutures. J Int Acad Periodontol., 2009, 11: 170–176

[2] Becker, W., Becker, B.E. and Berg, L.E. Periodontal treatment without maintenance. A retrospective study in 44 patients. J Periodontol, 1984, 55: 505–509

[3] Bower, R.C. Furcation morphology relative to periodontal treatment. Furcation root surface anatomy. J Periodontol, 1979, 50: 366–374

[4] Bowers, G.M., Schallhorn, R.G., McClain, P.K., et al. Factors influencing the outcome of regenerative therapy in mandibular class II furcations: Part 1. J Periodontol, 2003, 74: 1255–1268

[5] Brown, L.J., Oliver, R.C. and Löe, H. Periodontal dieases in the U.S. in 1981: Prevalence, severity, extent, and role in tooth mortality. J Periodontol, 1989, 60: 363–370

[6] Burgett, F.G., Ramfjord, S.P., Nissle, R.R., et al. A randomized trial of occlusal adjustment in the treatment of periodontitis patients. J Clin Periodontol, 1992, 19: 381–387

[7] Callis, S., Lemmer, J. and Touyz, L.Z. Antibiotic prophy-laxis in periodontal surgery. A retrospective study. J Dent Assoc S Afr, 1996, 5: 1806–1809

[8] Carranza, F.A. Periodontal response to external forces// M.G.Newman, H. Takei, P.R. Klokkevold et al.Carranza Carranza's Clinical Periodontology. 10th ed. St. Louis, MO: Elsevier Saunders, 2006: 474

[9] Cohen, R.E. Research, Science and Therapy Committee of the American Academy of Periodontology. Position paper: Periodontal maintenance. J Periodontol, 2003, 74: 1395–1401

[10] Cortellini, P. and Tonetti, M.S. Microsurgical approach to periodontal regeneration. Initial evaluation in a case cohort. J Periodontol, 2001, 72: 559–569

[11] Cortellini, P., Labriola, A. and Tonetti, M.S. Regenerative periodontal therapy in intrabony defects: state of the art. Minerva Stomatol, 2007, 56: 519–539

[12] Curtis, J.W., Jr, McLain, J.B. and Hutchinson, R.A. The incidence and severity of complications and pain following periodontal surgery. J Periodontol, 1985, 56:597–601

[13] De Sanctis, M., Zucchelli, G. and Clauser, C. Bacterial colonization of bioabsorbable barrier material and periodontal regeneration. J Periodontol, 1996, 67: 1193–1200

[14] Dicus-Brookes, C., Partrick, M., Blakey, G.H., et al. Removal of symptomatic third molars may improve periodontal status of remaining dentition. J Oral Maxillofac Surg., 2013, 71: 1639–1646

[15] Dongari-Bagtzoglu, A. Research, Science and Therapy Committee of the American Academy of Periodontology. Drug-assisted gingival enlargement. J Periodontol, 2004, 75: 1424–1431

[16] Durand, R., Tran, S.D., Mui, B., et al. Managing Postoperative Pain Following Periodontal Surgery, http://www. jcda.ca/article/d66 (assessed November 14, 2013)

[17] Ericsson, I. and Lindhe, J. Lack of effect of trauma from occlusion on the recurrence of experimental periodontitis. J Clin Periodontol, 1977, 4: 115

[18] Evans, G.H., Yukna, R.A., Gardiner, D.L., et al. Frequency of furcation closure with regenerative periodontal therapy. J West Soc Periodontol Abstr, 1996, 44: 101–109

[19] Fontana, F., Rocchietta, I. and Simion, M. Complications in guided bone regeneration// S.Froun. Dental Implant Complications Etiology, Prevention, and Treatment. Chichester: John Wiley & Sons, 2010: 271

[20] Fugazzotto, P.A. Maintenance of soft tissue closure following guided bone regeneration: technical considerations and report of 723 cases. J Periodontol., 1999, 70: 1085–1097

[21] Gher, M.E. Changing concepts. The effects of occlusion on periodontitis. Dent Clin North Am, 1998, 42: 285–299

[22] Glickman, I. Clinical Periodontology: The Periodontium in Health and Disease; Recognition, Diagnosis and Treatment of Periodontal Disease in the Practice of General Dentistry. Philadelphia, PA: Saunders, 1953

[23] Glickman, I. Inflammation and trauma from occlusion. Co-destructive factors in chronic periodontic disease. J Periodontol, 1963, 34: 5–10

[24] Graziani, F., Cei, S., Tonetti, M., et al. Systemic inflammation following non-surgical and surgical periodontal therapy. J Clin Periodontol, 2010, 37: 848–854

[25] Greenstein, G., Cavallaro, J., Romanos, G., et al.

Clinical recommendations for avoiding and managing surgical complications associated with implant dentistry: a review. J Periodontol, 2008, 79: 1317–1329

[26] Greenwell, H., Fiorellini, J., Giannobile, W., et al. Oral reconstructive and corrective considerations in periodontal therapy. J Periodontol, 2005, 76: 1588–1600

[27] Gümüş, H.Ö., Kılınç, H.İ., Tuna, S.H., et al. Computerized analysis of occlusal contacts in bruxism patients treated with occlusal splint therapy. J Adv Prosthodont., 2013, 5: 256–261

[28] Gupta, I. and Vandana, K.L. Alterations of the marginal soft tissue (gingival margin) following periodontal therapy: a clinical study. J Indian Soc Periodontol., 2009, 13: 85–89

[29] Hall, E.E. Prevention and treatment considerations in patients with drug-induced gingival enlargement. Curr Opin Periodontol, 1997, 4: 59–63

[30] Hirsch, A., Brayer, L., Shapira, L., et al. Prevention of gingival recession following flap debridement surgery by subepithelial connective tissue graft: consecutive case series. J Periodontol., 2004, 75 (5): 757–761

[31] Hirschfeld, L. and Wasserman, B. A long-term survey of tooth loss in 600 treated periodontal patients. J Periodontol, 1978, 49: 225–237

[32] Ho, D.K.T., Elangovan, S. and Shih, S.D. Frenectomy and vestibuloplasty//N. Karimbux. Clinical Cases in Periodontics. Chichester: John Wiley & Sons, 2012: 201

[33] Hupp, J.R., Ellis, E. and Tucker, M.R. Contemporary Oral and Maxillofacial Surgery. 5th ed. St. Louis, MO: Mosby, 2008:153

[34] Isidor, F., Karring, T. and Attstrom, R. The effect of root planing as compared to that of surgical treatment. J Clin Periodontol., 1984, 11: 669–681

[35] Johnson, G.K. and Slach, N.A. Impact of tobacco use on periodontal status. J Dent Educ, 2001, 65: 313–321

[36] Juniper, R.P. and Parkins, B.J. Emergencies in Dental Practice. Oxford: Heinemann Professional Publishing, 1990: 19

[37] Kaldahl, W.B., Kalkwarf, K.L., Patil, K.D., et al. Evaluation of gingival suppuration and supragingival plaque following 4 modalities of periodontal therapy. J Clin Periodontol, 1990, 17: 642–649

[38] Kerry, G.J., Morrison, E.C., Ramfjord, S.P., et al. Effect of periodontal treatment on tooth mobility. J Periodontol, 1982, 53: 635–638

[39] Killey, H.C. and Kay, L.W. The Prevention of Complications in Dental Surgery. Edinburgh: Churchill Livingstone, 1977: 48

[40] Kim, C.S., Choi, S.H., Chai, J.K., Periodontal repair in surgically created intrabony defects in dogs: influence of the number of bone walls on healing response. J Periodontol, 2004, 75: 229–235

[41] Klokkevold, P.R., Takei, H.H. and Carranza, F.A. General principles of periodontal surgery//M.G. Newman, H.H. Takei, P.R. Klokkevold, et al. Carranza's Clinical Periodontology. 10th ed. St. Louis, MO: Elsevier Saunders, 2006: 894

[42] Lang, N.P., Brägger, U., Salvi, G.E., et al. Supportive periodontal therapy//J. Lindhe. Clinical Periodontology and Implant Dentistry. 5th ed. Oxford: Blackwell Publishing, 2008:1310

[43] Laurell, L., Gottlow, J., Zybutz, M., et al. Treatment of intrabony defects by different surgical proce-dures. A literature review. J Periodontol, 1998, 69: 303–313

[44] Lemmerman, K. Rationale for stabilization. J Periodontol, 1976, 47: 405–411

[45] Lindfors, L.T., Tervonen, E.A., Sándor, G.K, et al. Guided bone regeneration using a titanium-reinforced ePTFE membrane and particulate autogenous bone: the effect of smoking and membrane exposure. Oral Surg Oral Med Oral Pathol Oral Radiol Endod., 2010, 109: 825–830

[46] Lindhe, J., Nyman, S. Alterations of the position of the marginal soft tissue following periodontal surgery. J Clin Periodontol, 1980, 7: 525–530

[47] Lindhe, J., Nyman, S. and Ericsson, I. Trauma from occlusion: periodontal tissues//J. Lindhe, T. Karring and N.P. Lang. Clinical Periodontology and Implant Dentistry. 5th ed. Oxford. Blackwell Munksgaard, 2008: 359

[48] Machtei, E.E. The effect of membrane exposure on the outcome of regenerative procedures in humans: a meta-analysis. J Periodontol, 2001, 72: 512–516

[49] McDevitt, M.J., Bibb, C.A. Occlusal evaluation and therapy//M.G. Newman, H. Takei, P.R. Klokkevold, et al. Carranza's Clinical Periodontology, 10th ed. St. Louis, MO: Elsevier Saunders, 2006: 851

[50] McFall, W.T., Jr Tooth loss in 100 treated patients with periodontal disease. A long-term study. J Periodontol, 1982, 53: 539–549

[51] Melcher, A.H. On the repair potential of periodontal tis-sues. J Periodontol, 1976, 47: 256–260

[52] Mormann, W., Schaer, F., Firestone, A.R. The rela-tionship between success of free gingival grafts and transplant thickness. Revascularization and shrinkage. A one year clinical study. J Periodontol, 1981: 52, 74–80

[53] Novak, M.J. Classification of diseases affecting the peri-odontium//M.G. Newman, H. Takei, P.R. Klokkevold, et al. Carranza's Clinical Periodontology. 10th ed. St. Louis, MO: Elsevier Saunders, 2006: 104

[54] Nowzari, H., Matian, F., Slots, J. Periodontal patho-gens on polytetrafluoroethylene membrane for guided tissue regeneration inhibit healing. J Clin Periodontol, 1995, 22: 469–474

[55] Ochsenbein, C. and Bohannan, H.M. The palatal approach to osseous surgery. I. Rationale. J Periodontol, 1963, 34: 60

[56] Pack, P.D. and Haber, J. The incidence of clinical infec-tion after periodontal surgery. A retrospective study. J Periodontol, 1983, 54: 441–443

[57] Passo, S.A., Reinhardt, R.A., DuBois, L.M., et al. Histological characteristics associated with suppu-rating periodontal pockets. J Periodontol, 1988, 59: 731–740

[58] Pontoriero, R. and Carnevale, G. Surgical crown length-ening: a 12-month clinical wound healing study. J Periodontol., 2001, 72: 841–848

[59] Powell, C.A., Mealey, B.L., Deas, D.E., et al. Post-surgical infections: prevalence asso-ciated with various periodontal surgical procedures. J Periodontol, 2005, 76: 329–333

[60] Ramfjord, S.P. and Ash, M.M., Jr. Significance of occlu-sion in the etiology and treatment of early, moderate, and advanced periodontitis. J Periodontol, 1981, 52: 511–517

[61] Reali, L., Zuliani, E., Gabutti, L., et al. Poor oral hygiene enhances gingival overgrowth caused by calcineurin inhibitors. J Clin Pharm Ther., 2009, 34: 255–260

[62] Reiser, G.M., Bruno, J.F., Mahan, P.E., et al. The subepithelium connective tissue graft palatal donor site: anatomic considerations for surgeons. Int J Periodontics Restorative Dent, 1996, 16: 130–137

[63] Rose, L.F. and Minsk, L. Dental implants in the peri-odontally compromised dentition//L.F. Rose and B.L. Mealey. Periodontics Medicine, Surgery, and Implants. St. Louis, MO: Elsevier Mosby, 2004: 644

[64] Samuel, S.R., Khatri, S.G. and Acharya, S. Clinical eval-uation of self and professionally applied desensitizing agents in relieving dentin hypersensitivity after a single topical application: a randomized controlled trial. J Clin Exp Dent., 2014, 6: 339–343

[65] Sarmento, H.R., Dantas, R.V., Pereira-Cenci, T., et al. Elements of implant-supported rehabilitation　planing in patients with bruxism. J Craniofac Surg, 2012, 23: 1905–1909

[66] Schallhorn, R.G. and Snider, L.E. Periodontal mainte-nance therapy. J Am Dent Assoc, 1981, 103: 227–231

[67] Serino, G., Rosling, B., Ramberg, P., et al.The effect of systemic antibiotics in the treatment of patients with recurrent periodontitis. J Clin Periodontol, 2001, 28: 411–418

[68] Serio, F.G. and Hawley, C. Manual of Clinical Periodontics. Hudson, OH: Lexi-Comp, 2002

[69] Slots, J. Research, Science and Therapy Committee. Systemic antibiotics in periodontics. J Periodontol, 2004, 75: 1553–1565

[70] Souza, S.L., Macedo, G.O., Tunes, R.S., et al. Subepithelial connective tissue graft for root coverage in smokers and non-smokers: a clinical and histologic controlled study in humans. J Periodontol., 2008, 79: 1014–1021

[71] Stambaugh, R.V. A clinician's 3-year experience with perioscopy. Compend Contin Educ Dent, 2002, 23: 1061–1070

[72] Stravropoulos, A., Mardsas, N., Herrero, F., et al. Smoking affects the outcome of guided tissue regen-eration with bioresorbable membranes: a retrospective analysis of intrabony defects. J Clin Periodontol, 2004, 31: 945–950

[73] Svärdström, G. and Wennström, J.L. Prevalence of fur-cation involvement in patients referred for periodontal treatment. J Clin Periodontol, 1966, 23: 1093–1099

[74] Takei, H.H., Han, T.J., Carranza, F.A., et al. Flap technique for periodontal bone implants. Papilla preservation technique. J Periodontol, 1985, 56: 204–210

[75] Takei, H.H., Azzi, R.R. and Han, T.J. Periodontal plastic and esthetic surgery//M.G. Newman, H. Takei, P.R. Klokkevold. Carranza's Clinical Periodontology. 10th ed. St. Louis, MO: Elsevier Saunders, 2006

[76] Tarnow, D.P., Magner, A.W. and Fletcher, P. The effect of the distance from the contact point to the crest of bone on the presence or absence of the interproximal dental papilla. J Periodontol, 1992, 63: 995–996

[77] Termeie, D. Periodontal Review. Chicago, IL: Quintessence Publishing Co., 2013

[78] Tibbettes, L.S., Jr, Ochsenbein, C. and Loughlin, D.M. Rationale for the lingual approach to mandibular osseous surgery. Dent Clin North Am, 1976, 20: 61–78

[79] Tonetti, M.S., Pini-Prato, G. and Cortellini, P. Periodontal regeneration of human intrabony defects. IV. Determinants of healing response. J Periodontol, 1993, 64: 934–940

[80] Tonetti, M.S., Pini-Prato, G. and Cortellini, P. Effect of cigarette smoking on periodontal healing following GTR in infrabony defects. A preliminary retrospective study. J Clin Periodontol, 1995, 22: 229–234

[81] Topazian, R.G., Goldberg, M. and Hupp, J.R. Oral and Maxillofacial Infections. 4th ed. Philadelphia, PA: Saunders, 2001: 144

[82] Trowbridge, H.O. and Silver, D.R. A review of current approaches to in-office management of tooth hypersensitivity. Dent Clin North Am, 1990, 34: 561–581

[83] Tseng, C.C., Huang, C.C. and Tseng, W.H. Incidence of clinical infection after periodontal surgery: a prospective study. J Formos Med Assoc., 1993, 92: 152–156

[84] Vastardis, S. and Yukna, R.A. Gingival/soft tissue abscess following subepithelial connective tissue graft for root coverage: report of three cases. J Periodontol, 2003, 74: 1676–1681

[85] Villar, C.C. and Cochran, D.L. Regeneration of periodontal tissues: guided tissue regeneration. Dent Clin North Am, 2010, 54: 73–92

[86] Waerhaug, J. The infrabony pocket and its relationship to trauma from occlusion and subgingival plaque. J Periodontol, 1979, 50: 355–365

[87] Wang, H.L., Burgett, F.G. and Shyr, Y. The relationship between restoration and furcation involvement on molar teeth. J Periodontol, 1993, 64: 302–305

[88] Westfelt, E., Nyman, S., Socransky, S., Significance of frequency of professional tooth cleaning for healing following periodontal surgery. J Clin Periodontol, 1983, 10: 148

第 3 章

牙髓并发症

Shane N. White, Daniel J. Boehne
Section of Endodontics, Clinical Dental Sciences, UCLA School of Dentistry, Los Angeles, CA, USA

引　言

牙髓病理学

　　患者常因牙髓疼痛而就诊，有时需要接受急诊牙髓治疗。治疗成功的关键在于理解疾病的发展过程，掌握诊断方法，应用恰当的操作技术。在本章中，我们将牙髓治疗分解为多个步骤，讲解各步骤的常见并发症，如何避免并发症，以及并发症的处理。

　　牙髓病学是一门极为复杂的学科，但其复杂性常常被临床医生和患者低估。牙髓治疗需要全面的知识和准确操作，这是获得高质量牙髓治疗的首要环节。将牙髓治疗理解为一系列的机械操作是错误的。根管治疗的最佳定义是将细菌及其毒素和代谢产物，炎性或坏死的组织以及分解产物等从根管系统内清除的操作过程。评价临床医生的牙髓治疗技能，并非评估他能多快完成病例，而是在于患牙的长期成功率。实际上，牙髓医生花费大量时间，通过多次诊疗来确保获得治疗的生物学目标。

　　牙髓和根尖周疾病常继发于龋病及充填治疗，为细菌感染性疾病（Kakehashi、Stanley 和 Fitzgerald，1965；Sundqvist 等，1979）。牙髓病理状态与致病菌群的种类、牙髓组织的状态以及宿主抵御或免疫学因素相关。细菌侵入造成牙髓炎症，进而发展为牙髓坏死、牙周支持组织炎症和感染。由于我们无法直接检查牙髓、根尖周组织，因此不能通过组织学诊断来界定牙髓和根尖周组织的状态，仅能采用间接检查得出临床诊断，帮助我们做出治疗计划并评估其预后。

预防牙髓源疾病

　　龋病是牙髓疾病的主要原因；龋病后的牙体修复治疗及其并发症是牙髓疾病治疗的第二个原因。预防龋病并及时进行微创牙科治疗可以预防大部分牙髓疾病。微创的牙体预备，大量水冲洗，抗菌剂（如 Consepsis，Ultradent，South Jordan，Utah）的使用，橡皮障隔离操作，减少牙齿脱水，应用牙本质封闭剂（如 Gluma Desensitizer），以及减少暂时修复体的渗漏，都可以保护牙髓。我们以前认为需要去尽龋坏组织，但现在部分去龋后应用抑龋的间接盖髓剂，其牙髓的长期预后却优于多次去龋或直接盖髓（Mertz-Fairhurst 等，1988；Maltz 等，2012）。现在多次去龋法已经不再使用，直接盖髓或牙髓切断术仅应用于年轻恒牙。

　　外伤可以暴露牙髓或损伤牙齿的支持组

织。预防措施包括在运动中使用牙齿保护套。年轻患者根尖孔未闭合，最好选择牙髓切断术以保存牙髓的活性，使牙根发育完成。对于外伤后牙齿，如果牙髓检查显示反应正常，去除损伤的冠方牙髓组织将增加剩余根方牙髓组织的存活概率。其他情况，如牙髓暴露面积大，存在疼痛、松动，或外伤后未及时就诊，应选择去髓术。

诊 断

正确的诊断是选择临床处理方式的先决条件。根管治疗并不是一个诊断，而是经过完善诊断和预后评估后做出的治疗计划。仅发现深龋或放射学影像显示根尖周阴影均不能得出诊断。只有对牙髓和根尖周分别进行诊断后才能开始治疗。

一个仔细的诊断包括：完整的内科学、牙科和疼痛病史；牙周支持组织检查（触诊、叩诊、松动度、牙周探诊）；牙髓检查（主要是冷诊，辅以电活力检测和热诊）；影像学检查（图3.1）。所有的牙髓学检查都是相对的，因此，至少选择2颗牙齿作为对照。全面获得患者的症状是成功诊断的基础。牙髓学诊断可能随时改变，因此必须掌握目前的症状。

影像学照片可以帮助确定细菌入侵牙髓的病因（深龋、深充填体、冠折）和继发于牙髓感染的牙周组织的改变（增宽的牙周膜间隙，根尖周阴影，致密性骨炎等）（图3.2）。对于所有可能存在多根管的牙齿，例如，下颌前牙一个正面根尖周影像需辅以角度投射片，以获得根管解剖的三维结构。对于普通病例，通常几张根尖片和一张咬合片就足够了。但在复杂病例中，可能需要锥形束CT获得根管系统的三维影像。

误诊或没有进行诊断，就意味着无须行根管治疗的牙齿进行了根管治疗，或者很多需要根管治疗的牙齿没有进行治疗。两种情况均有潜在的风险和并发症。许多系统性疾病或非牙髓疾病也可以造成根尖周放射学透光影。例如转移性肿瘤造成的根尖周损伤误诊为牙髓疾病，认为需要进行根管治疗，这种情况非常危险，要注意预防。在确诊前，应进行全面的评估。

牙髓治疗中抗生素的应用

抗生素并不能治愈牙髓来源的疾病。根管内坏死的牙髓组织与机体的循环系统或免疫系统关联程度不高，因此抗生素并不能到达牙髓并解决问题。抗生素不能替代去髓术和根管治疗，不能治疗牙髓或根尖周炎症（Fedorowicz等，2013）。仅在伴有系统症状或存在具有扩散趋势的急性根尖周脓肿时才使用抗生素（Cope等，2014）。青霉素V钾因抗菌谱适宜，毒性小，成本低，因此应用于牙髓感染的治疗（Baumgartner和Xia，2003）。青霉素V钾的使用剂量为成人首次口服1000mg，此后每4~6h服用500mg，共5~7d。对于青霉素过敏的患者，应选择克林霉素。克林霉素成人首次口服600mg，而后每6h口服300mg，共5~7d。以下情况无须抗生素治疗：牙髓炎，牙髓坏死，根尖周阴影，慢性脓肿伴有瘘管，局部波动性肿胀。过度应用和不合理应用抗生素可造成抗生素耐药性，将患者暴露于不必要的风险中。

常见牙髓相关并发症

疼 痛

疼痛通常是患者在牙髓急诊的主要症状。与我们根深蒂固的观念相反，牙髓来

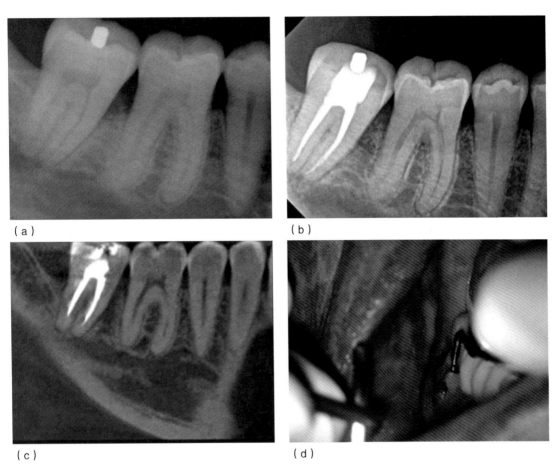

（a）　　　　　　　　　　　　　　　　　（b）

（c）　　　　　　　　　　　　　　　　　（d）

图 3.1　经过全面的检查评估才能获得准确的诊断。完整的检查评估包括全部内外科、牙科和疼痛的病史及检查。如果缺乏全面的检查评估，可能将非牙源性问题误诊为牙髓疾病。本病例说明了全面检查评估的重要性：患者被转诊进行第二磨牙的再治疗，近中根疑似垂直根折。（a）3 个月前的牙髓治疗前的 X 线片，虽然没有龋齿、深修复体或非典型牙髓症状，仍然进行了牙髓治疗。（b）转诊时 X 线片显示近中根的近中面存在透射影像，致密骨板消失。（c）锥形束计算机断层扫描（CBCT）显示近中骨丧失。（d）局部肿胀和探诊发现近中根位置存在狭窄的 10mm 深牙周袋。虽然病史、临床和放射检查提示可能为垂直根折导致的根管治疗失败，但内科病史显示患者近 5 年内每周接受 Aredia 静脉输注治疗多发性骨髓瘤。作为全面牙科病史的一部分，应从经治医生处获得治疗前 X 线片和牙髓测试结果；X 线片未显示牙髓疾病的明显病因，且牙髓活力测试在正常范围。因此对该患者没有进行牙髓再治疗，而是进行活检，结果证实为二膦酸盐相关的骨坏死（BRONJ/ARONJ）

源的疼痛通常为中等程度（Pak 和 White，2011）。使用非甾体抗炎药（NSAID），如布洛芬，疼痛便可以得到良好控制。疼痛是由细菌来源的炎症或感染引起的；应去除这些细菌。正如前文提到的，需进行综合诊断评估；此外还需明确病因，根据病因进行治疗，这点将在后文阐述。对于所有牙髓状况

（正常牙髓和可逆性牙髓炎除外）和所有根尖周疾病，主要治疗方式是简单的非外科根管治疗。急诊处理时，无论牙髓是否具有活力，应开展去髓术，去除任何残留的牙髓组织，使用适当的根管预备锉和大量的次氯酸钠溶液冲洗根管进行化学机械清理，以除去细菌及其产物。根管内放置不结固的氢氧化

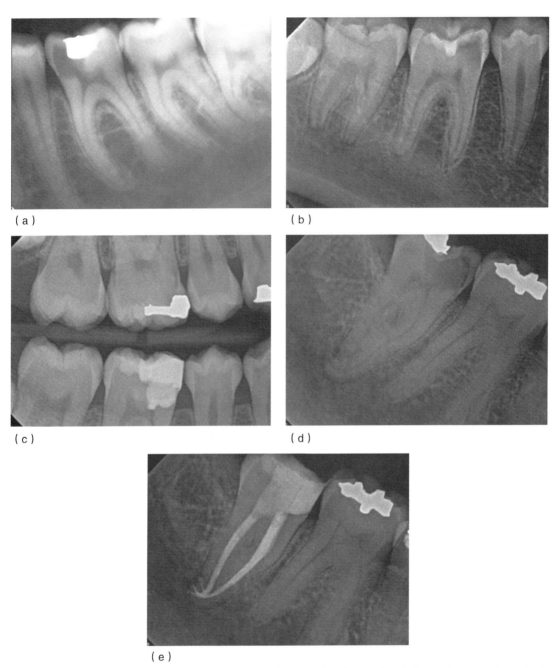

图 3.2 放射学检查配合病史和临床检查。 这 3 个具有深龋的病例在放射学检查中均有类似影像结果，但其诊断和治疗方法可能不同。（a）病例 1 呈现无龋性牙尖折断；影像检查中髓角同断裂部分重叠。牙髓活性测试正常；没有进行根管治疗，直接修复。（b~c）病例 2 呈现深龋露髓（b），但疼痛病史和牙髓测试表明为可逆性牙髓炎，所以进行活髓保存治疗，根尖诱导成形（c）。（d~e）病例 3 呈现龋齿露髓（d）和主诉冷刺激敏感、自发痛和咬合痛；疼痛史和牙髓及根尖周检查提示不可逆性牙髓炎和根尖周炎，进行根管治疗（e）

钙根管药物以杀死残留的细菌。进行无渗漏的临时修复，阻止口腔细菌进入或重新进入根管系统。处理后 1 周内，牙髓疼痛次数和疼痛等级降低。

牙　折

许多牙齿的冠方牙釉质中存在浅表裂纹和缺陷；有些裂隙可以延伸至浅表牙本质，这些裂隙通常没有什么影响，除非裂隙通过髓室垂直延伸至根部。纵折牙齿对于患者和牙医来说都是比较棘手的（Lubisich、Hilton 和 Ferracane，2010）。纵裂的指征包括探诊发现孤立的垂直骨缺损；X 线片中沿根部和根尖周延伸的 J 形透光影；咬合敏感，松开咬合时疼痛；摇动裂沟时疼痛；存在过粗的根管桩等，但这些发现并不是确诊的特异性指征（图 3.3）。可以使用透照法，亚甲蓝染色，在揭开髓室顶后使用根管显微镜进行内部观察，或使用外科手术探查。根部纵折的诊断标志是在显微镜下直接观察到裂纹。牙折的预后多样：活髓牙冠部折裂预后尚可；死髓牙延伸至髓底的感染性裂缝预后

不佳；贯通性完全纵折的患牙治疗无望，只能拔除。

治　疗

对患牙采取治疗还是拔除取决于裂纹的程度。活髓牙的浅表裂纹可能不需要根管治疗。如裂纹延伸通过髓室底并沿着根管延伸，则无法治疗。死髓牙齿，裂纹通过边缘嵴并没有通过髓室底向下延伸，放射学影像显示 J 形透射影，部分病例可以获得良好的预后。在揭开髓室后，可以通过使用亚甲蓝染色，透照以及显微镜来判断裂纹的程度。折裂的后牙应制作全覆盖修复体，如高嵌体或全冠。

牙外伤

急诊中，牙根发育完全的恒牙外伤性牙折，如累及牙髓，其处理方式为：直接盖髓术，常需要后续根管治疗；去髓术及后续的根管治疗；首诊直接进行根管治疗（American Association of Endodontists，AAE，2004；Krastl 等，2011；DiAngelis 等，2012）。直接盖髓术中，牙髓暴露少，无污染，无疼痛，且在外伤后立即治疗的预后最佳；但从长期

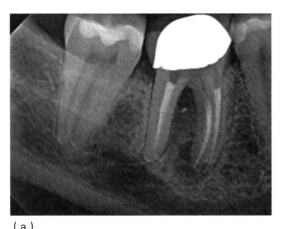
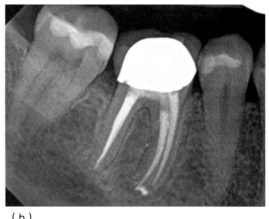

（a）　　　　　　　　　　　　　　（b）

图 3.3　显微镜辅助诊断根折。该患者主诉要求拔除垂直根折的第一磨牙。（a）表明垂直根折的间接证据为：已行根管治疗，J 形透射阴影和探诊在近中根存在深的孤立牙周袋。（b）去除修复体和牙胶，并使用亚甲蓝染色，采用透照法检查牙根，并用牙科显微镜进行直视观察没有发现裂纹。根管再治疗疏通全部根管系统，适当敞开；密合根充后修复。3 个月复诊时，临床症状和牙周探诊缺陷消失，根尖周影像正常

来看，成熟恒牙的牙髓存活的预后较差。涉及牙髓的所有治疗必须使用橡皮障隔离，并强烈建议在处理外伤暴露牙本质或进行牙齿粘接操作时应用橡皮障。

治　疗

对于牙根尚未发育完成的年轻恒牙，目标是通过活髓保存治疗或根尖诱导成形术，保持牙髓的活力，至少至牙根的发育完成（American Academy of Pediatric Dentistry，AAPD，Council on Clinical Affairs，2010）。在这种情况下，常使用高位或低位的牙髓切断术。将牙齿隔离，水冷却下，使用小球钻轻柔切割牙髓组织至暴露点以下约2mm。用无菌盐水冲洗牙髓止血，轻轻冲掉血凝块，并放置固化氢氧化钙衬垫，随后放置玻璃离子或树脂改性玻璃离子垫底，然后复合材料修复。或者，可以将三氧化合物（MTA，Dentsply）或其他无机材料置于牙髓表面代替氢氧化钙盖髓。MTA的优点在于其可以用于潮湿的环境，封闭牙本质，且具有抑菌作用。然而，因为它结固缓慢，其制造商建议在修复前复诊检查。有时在使用MTA材料后观察到牙齿染色。快速固化型MTA很可能即将上市。虽然外伤露髓的牙齿应当在24h内进行治疗，但是即使在外伤1周后，高位牙髓切断术仍有可能成功。

如果未成熟的年轻恒牙的牙髓坏死，则进行根尖诱导成形术（AAE，2004；AAPD Council on Clinical Affairs，2010）。隔离牙齿，彻底清理，放置非结固的杀菌氢氧化钙糊剂，并进行持久的临时修复。通常，在3~6个月之后，在根尖上形成钙化屏障，但牙根发育仍未完全。然后，小心地除去氢氧化钙，进行常规的牙胶根充，封闭根管并进行冠部永久修复。或者，可以在短暂放置氢氧化钙1周至1个月后放置MTA的顶端栓塞，并且在检查确定其结固后，进行常规的牙胶根充。血运重建和牙髓再生学是未来的希望。

牙髓治疗中的并发症

牙齿隔离不全

橡皮障隔离是根管治疗所必需的（Ahmed等，2014）。成功根管治疗的关键是去除根管系统内的细菌并防止再感染。根管治疗术中和术后，唾液进入将污染根管系统，是治疗失败的常见原因。没有使用橡皮障将患者置于吸入或吞入根管器械或污染物的风险中，是治疗失败的医源性因素。

治　疗

单颗牙齿的隔离简单、快速，适用于牙髓治疗。一个合适的橡皮障夹子可以用四个夹子尖端稳定的固定于牙根上。橡皮障可以先固定在有翼橡皮障夹子上，而后将夹子固定于牙齿。如果牙体组织缺损，可先用玻璃离子（如Fuji IX，GC，Tokyo，Japan）或树脂改性玻璃离子（如Fuji II LC，GC）修复，然后再进行牙髓治疗。某些病例，牙冠缺乏倒凹，无法为夹子提供固位，一个A形夹子具有朝下的夹子尖端，可以固定于根面。橡皮障的微小渗漏可以使用填塞剂或硅橡胶重体封闭（如OraSeal，Ultradent）。

开髓洞型制备

开髓洞型由牙齿根管解剖决定，应方便定位全部根管口，使根管锉无冠方阻力进入根管，清除或清理髓角。如果龋损、牙髓或细菌存留，根管治疗将失败，根管遗漏是牙髓治疗失败的重要原因。此外开髓洞型应该在达到上述目标的同时，越保守越好（Gluskin、Peters和Peters，2014）。

治　疗

根管应通过 X 线片定位，并投照于殆面，明确洞型的殆面位置。同时拍摄牙齿的正面影像和角度影像以明确牙齿是否存在多根管，并建立牙髓解剖及开髓洞型的三维形态。术前应在影像学照片中测量殆面至髓室顶和髓室底的距离，这样术者可以对车针开髓到达髓室顶和进入髓腔的位置有所预判，避免髓底穿通。如果车针在预期深度仍未到达髓腔，术者应停止操作，再次拍摄放射学影像进行评估，而后再进行操作。应用牙周探针探查牙龈下牙根的角度和形态，可以提供牙根的倾斜角度、位置、形态，帮助调整开髓车针的方向，避免发生旁穿。例如，上颌磨牙的近颊根的宽度和形态与下切牙、前磨牙和磨牙牙根的近远中凹陷将提示单双根管存在。去尽龋损后，应建立理想的开髓洞型。首先应用 2 号小球钻在洞型中央进入髓腔。在三维方向上控制车针开髓角度。而后，采用非切割尖端的切割车针（如 Endo-Z 车针，Dentsply，York，Philadelphia）修整开髓洞型的四壁，使根管器械可以无阻力进入根管。

洞型开放不足可能妨碍根管定位；无法充分清理根管；增加根管器械应力；妨碍髓角的定位、去除和清理。根管锉在进行根管清理和塑形时必须可以直立放置于根管内，不碰触开髓洞型的洞缘。

过大的开髓洞型将削弱牙齿的强度；牙齿的预后同剩余牙体组织的量直接相关（图3.4）。因此，应该仅去除妨碍根管器械进行根管清理和塑形的牙体组织。如果某个根管无法定位，应该停止操作，拍摄放射学影像。通常咬合片将提供牙齿颈部的最佳视野；拍片时应去除橡皮障夹子，但橡皮障必须用

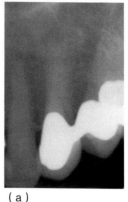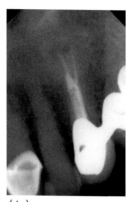

（a）　　　　　　　　　　（b）

图3.4　开髓洞型过度去除牙本质削弱牙齿。（a）术前偏角度的根尖 X 线片显示多个牙周韧带轮廓、2 个根尖、钙化根管和闭塞髓腔：这是一个极具难度的病例。（b）需要用车针磨削至根尖 1/3 处进行双根管的定位。尽管 2 个根管均被定位和治疗，但该过程去除了过多的牙体结构，该患牙根折风险高

牙线固定，保留在牙齿上。

沟槽和穿孔将削弱牙齿强度，为细菌的侵入提供通道，造成牙髓治疗失败。如前文所述，仔细的术前规划将防止这种并发症的发生。如果发生穿孔，应告知患者，对穿孔区域进行消毒，根管系统内充填非固化氢氧化钙糊剂（如 UltraCal XS，Ultradent），将患者转诊到牙髓医生处进行非外科穿孔内修补术（图 3.5）。上颌中切牙，大多数穿孔位于颊侧，位于釉质牙骨质界（CEJ）下方，因为车针常错误的向颊侧倾斜。上颌第一前磨牙和下颌切牙的牙龈下方出现明显的近远中凹陷，容易出现穿孔。对于所有的后牙，必须小心操作以免髓底穿通。有时过度寻找上颌磨牙近中颊根第二根管（MB2）会导致上颌磨牙近中根面凹陷处穿孔。

根管遗漏

遗漏根管，且因此未清理的根管是牙髓治疗失败的主要原因（Witherspoon、Small和 Regan，2013）。根管解剖及其变异的知

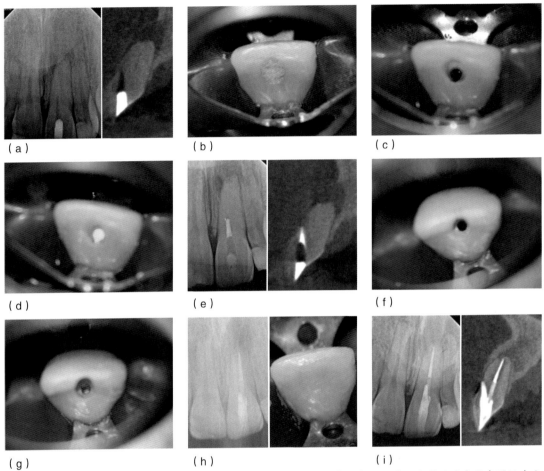

（a）　（b）　（c）
（d）　（e）　（f）
（g）　（h）　（i）

图 3.5　开髓孔旁穿的处理。切牙的颊侧颈部区域是开髓中穿孔的常见部位。应用小号开髓车针在近远中和颊舌向均平行牙根长轴进行开髓，并且使用口镜反光观察。（a~b）发现旁穿孔，暂封后转诊患者。这颗牙的根管钙化严重；术前仔细评估牙齿角度、髓室的深度，应用显微镜进行操作，将有益于准确开髓。（c~d）偏向颊侧的照片：治疗包括去除临时修复，定位穿孔位置并消毒（c），用三氧化物聚集体（MTA）密封（d）。（e）修补穿孔后根管治疗前的放射学影像和 CBCT 照片。（f~g）轴向照片：在 MTA 结固后，进行复诊，定位根管进行根管治疗。不需扩大开髓洞；仅需要沿根的长轴方向重新寻找根管。（h）完成病例，包括穿孔修复，根管充填，粘接纤维柱和树脂复合材料修复。（i）复诊时放射学影像和 CBCT 图像显示牙周组织愈合

识是必不可少的。许多下前牙会有双根管；舌侧根管常被遗漏。大部分上颌和下颌第一磨牙有 4 个根管。上颌磨牙的 MB2 是难以定位的。下颌磨牙远颊根管也常被遗漏。前磨牙通常具有 1 或 2 个根管，但有时有 3 个（图 3.6）。有时 1 个宽大的根管分成几个狭窄的分支。只有所有的根管均能定位并清理，化学机械清创才算成功。

治　疗

使用多角度、多视野放射学影像有助于建立根管系统的三维结构。在牙根影像边缘寻找双牙周韧带轮廓将提示根面凹陷的存在，提示"8"字形根横截面和多根管存在。在角度影像中，根管位置偏离中心位置，提示在根部的另一侧可能存在另一根管（图 3.7）。牙髓腔底部上的牙本质走行、凹槽

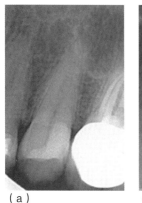 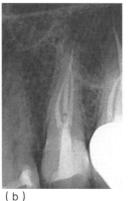

（a） （b）

图 3.6 识别根管分支。（a）宽大冠部单根管消失，分支成 3 个影像学无法显示的狭窄细小根管。（b）完成的病例显示，这种前磨牙的根管系统类似 1 个小型的磨牙，有 2 个颊侧根管和 1 个腭侧根管

或颜色变化常常连接根管。

根管长度控制

良好的长度控制是精准牙髓治疗的标志。根管清理长度过短将使得根尖部分未清洁和未填充，遗留细菌导致失败。根尖区域的解剖复杂，常存在大角度曲度和分支，因此难以达到适当的工作长度。根管清理应达到根尖缩窄处，常比影像学根尖短半毫米（Kuttler，1955）。如果根管清理长度少 1mm 就造成细菌存留，治疗很可能失败（Sjogren 等，1990）（图 3.8）。仔细分析术前放射学影像以及使用电子根尖定位器，

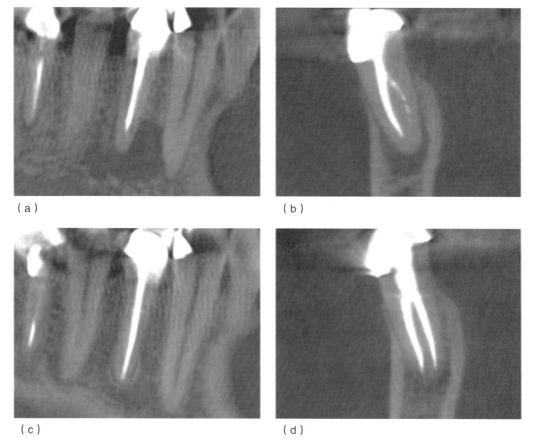

（a） （b）

（c） （d）

图 3.7 遗漏根管的处理。（a~b）CBCT 显示下颌第一前磨根根管治疗失败，且存在牙尖周炎；一个根管遗漏，另一个根管欠填造成根管治疗失败。如果单个根管并不位于根的中心，通常在根部的另一侧存在第二根管。（c~d）3 年后复查 CBCT，双根管均得到完善充填，根尖周组织愈合

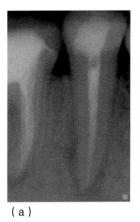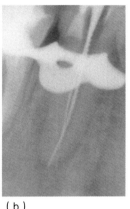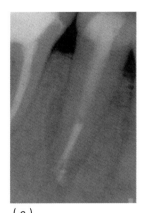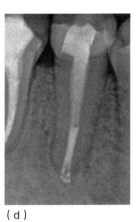

（a）　　　　　　（b）　　　　　　（c）　　　　　　（d）

图 3.8　未经治疗的细小根管分支会阻碍愈合。（a~c）近根尖位置的根管分支的定位、成形、清洁和封闭。（d）8 个月后复诊表明，根管再治疗后根尖周病变愈合良好

或拍摄根管内插根管锉的放射学影像以确保达到适当的工作长度（图 3.9）。根管清理过长将损伤根尖周组织并使根尖封闭更为困难。通常，少量的封闭糊剂超出根尖孔并无碍。如较大量的封闭糊剂，非吸收树脂封闭剂或少量的牙胶超出根尖孔会造成愈合延缓（Sjogren 等，1990；Molven 等，2002）。如果封闭剂或牙胶进入神经管或上颌窦，必须转诊至口腔外科医生或牙髓病医生处理。

治　疗

使用术前 X 线图像进行工作长度估计，然后使用根尖定位器，并使用初始根尖锉确定工作长度。根管充填前使用根尖定位器对工作长度进行再检查和修整。这一点非常重要，因为它将修正预估的工作长度的准确性，随着根管的扩大，根管长度会有微小的差别。X 线图像仅是二维（2D）图像，而根尖定位器告知扩孔锉末端何时到达具有导电性的根尖组织，即根尖顶端缩窄处。这些技术是互补的。在发生冲突时，我们更重视根尖定位器的结果。如果同预估的工作长度差异较大，则需要辅以根管内插入根管锉的影像学检查。在狭窄或钙化的根管中，使用高弹性

的小号不锈钢 K 锉，应用 1/4 旋转提拉或搓动技术（将根管锉左右活动 30°～60° 的同时将其推进根管内的方法）到达工作长度。达到工作长度后，锉将以上下运动方式使用。必须注意工作长度的控制，需要稳定的手指支点和频繁检查橡胶止标的位置。

插入主牙胶的根管影像将在根管封闭前进一步准确确定根管的长度。在参考点位置稍微压折主牙胶，如果插入牙齿后压折标记深于参考点，则牙胶过长。应将牙胶放置在不锈钢尺上，佩戴放大镜，使用一次性刀片，精确修整长度。如果压折标记位于参考点的冠方，应该重新应用根管锉恢复丧失的长度，并在根充前再次检查主牙胶长度。工作长度丧失或无法将主牙胶放置到达根尖缩窄处，可能是由于：根尖部的碎屑堆积；不准确的工作长度预测；或在根管清理和成形期间因长度控制不良而导致的预备不足；根尖预备错位或台阶。最初加压充填后拍摄 X 线片将在根充完成前及时发现问题并进行调整，甚至重新预备根管。

清理与成形

化学机械清创是去除细菌、残存牙髓和

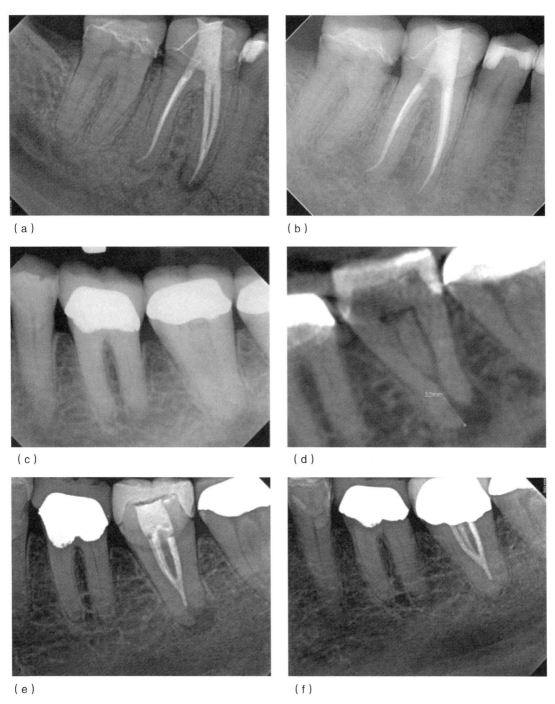

（a）

（b）

（c）

（d）

（e）

（f）

图 3.9 定位根尖缩窄的位置，确定根管工作长度。（a~b）病例 1 根管工作长度短于根尖位置约 0.5mm。在根充和修复之前，应用 X 线片和根尖定位器再次确定工作长度（a）；复诊表明根尖周治愈（b）。（c~f）病例 2 的 X 线片中，根尖缩窄位置距离根尖 3.2mm。根充前，利用术前根尖片（c）、CBCT（d）和根尖定位器确定根尖缩窄位置（e）。1 年后复诊显示根尖周组织完全愈合（f）

受污染的牙本质,实现愈合的关键(Siqueira, 2001)。主锉必须足够粗以清洁根尖区域; 最小尺寸是30号,或大于初根尖锉3号以上。 过粗的根管锉可能会破坏根尖缩窄、使根尖 封闭更为困难,或形成台阶或根尖孔移位。 细根的狭窄根管所需的敞开度较小,宽根的 宽大根管需要更大的敞开。所以,根管敞开 的程度必须根据具体情况选择。

　　根管在横截面上很少是圆形的,因此注 意用根管锉环形扩锉清洁所有的根管壁。必 须进行足够的根管塑形以充分清洁根管,但 去除过多的牙本质可削弱牙根结构,引起根 部的穿孔以及最终的根折。

　　根壁的厚度不均匀,接近分叉的根壁最 薄,最易穿孔。这个区域被称为"危险区域"。 下颌磨牙的近中根的分叉区存在凹陷,牙根 弯曲明显,因此该位置很容易发生穿孔(图 3.10)。充分了解解剖结构并避免在这个区 域中过度扩大根管,避免穿通。当使用抗弯 曲锉技术时,根管锉优先从与危险区域相对 的壁去除牙齿结构。

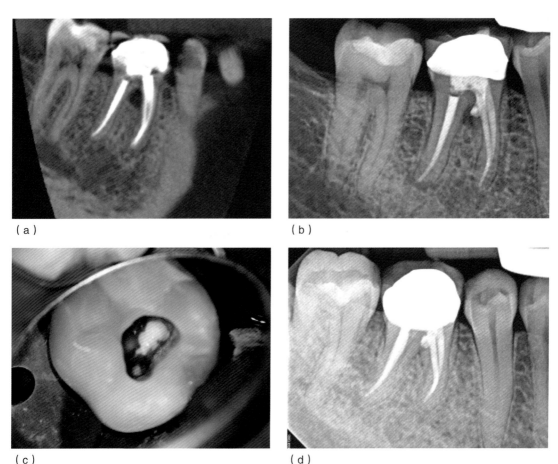

（a）　　　　　　　　　　（b）

（c）　　　　　　　　　　（d）

图3.10　根分叉区条带状穿孔的处理。(a)根管治疗后第一磨牙的CBCT;临床探诊发现了局部深牙周袋。 下颌磨牙近中根的邻近根分叉面可能存在条带状穿孔;这种穿孔可以通过使用根管锉预弯技术和抗弯曲根管预 备技术预防发生。(b)术后即刻根尖片。使用次氯酸钠和真空冲洗系统清洁穿孔,用MTA修复穿孔,而后 重新清理、成形和充填根管。(c)显微镜下MTA修复穿孔。(d)1年复诊X线片显示根尖周组织愈合, 牙周探测深度恢复到2mm

根尖孔移位、台阶和根尖穿孔

操作者应该预弯不锈钢锉，并确保每个根管锉都可以轻松无阻力地在根管内移动，而后再使用下一个根管锉。根管锉应该比根管的自然曲度稍微弯曲一些，通常在根管锉的顶端有一个更陡的弯曲（图 3.11）。可以利用口镜手柄，镊子的喙或使用根管锉弯曲器进行根管锉的预弯。如果没有预弯根管锉，根管锉更换太快，用力过大，可能发生根尖孔的移位、阻塞或台阶。如果形成台阶后，加力以尝试重新获得长度，则可能发生根尖穿孔。此时应使用小号手动不锈钢锉耐心轻柔的疏通根尖部位，预防根尖孔移位和台阶形成（图 3.12）。

处　理

如果工作长度丧失，或者形成台阶，则应该返回使用预弯的小号（10 号或 15 号）不锈钢 K 锉，轻柔疏通根管至原根尖缩窄处，可使用 1/4 旋转提拉技术，然后继续按照根管锉号码序列逐步清理、塑形根管（AAE，2008）（图 3.13）。

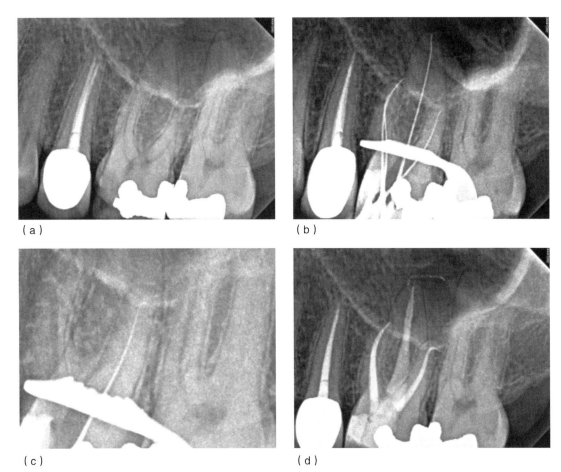

（a）

（b）

（c）

（d）

图 3.11　防止根尖部位出现台阶或穿孔。（a）上颌第一磨牙的根尖位置根管钙化弯曲。（b）工作长度的 X 线检查，远中颊根中的根管锉较短。根管锉遇到"硬止点"，无法达到根尖。（c）不要施加过大的压力，而是轻柔塑形根管至硬性止点上方，注意不要形成伪根管和台阶。使用 #6 的 K 锉预弯后疏通重度弯曲的根尖，保留根管原始走行方向。（d）术后 X 线检查

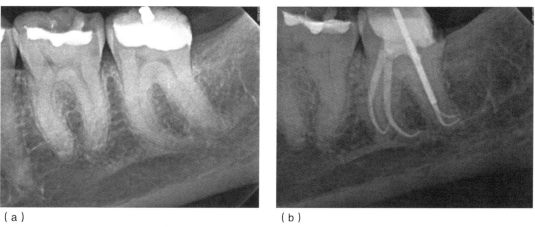

（a）   （b）

图 3.12 防止根尖移位、台阶和穿孔。（a）下颌磨牙的根管弯曲狭窄。（b）使用小号的预弯 K 锉，轻柔被动疏通根管，大量冲洗，耐心操作防止并发症发生

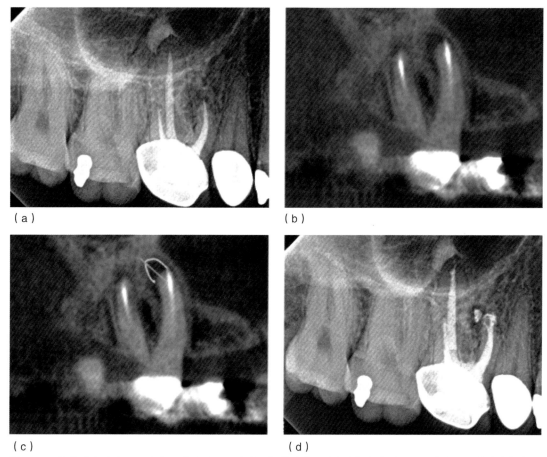

（a）   （b）

（c）   （d）

图 3.13 根尖穿孔的处理。（a）X 线片显示，该病例根管治疗后近中颊根根尖周组织不愈合，临床存在根尖周炎症状。（b~c）CBCT 显示根充物走行同原始根管方向不一致，并且存在根尖穿孔；细菌残留在原根管的尖端部分。该病例使用未经预弯的刚性根管锉，且用力扩锉造成根尖穿孔。病变通常以根管口为中心；X 线片中透射区域的位置提示原始根尖孔的位置。（d）使用小号预弯根管锉被动寻找原始根管，清理成形后，热牙胶充填

器械折断

器械折断可能影响根管清理、成形、堵塞根管。然而，如果能够满足清洁、成形和封闭顶端收缩的目的，特别是在未受污染的活髓牙齿中，折断的锉对预后几乎没有影响（Crump 和 Natkin，1970；Hansen、Beeson 和 Ibarrola，2013）。当根管锉折断并遗留在根管内时，实际残留器械本身不具有任何危害。如果折断的残端干扰根管清洁和成形，由此无法彻底清理整个根管系统，妨碍细菌的清除，则器械折断影响牙髓治疗效果。

虽然不锈钢锉耐磨损，但在使用过程中应多次清洁并检查其是否出现螺旋的松开或扭结（Madarati、Watts 和 Qualtrough，2008）。在使用下一个序号根管锉之前，不锈钢根管锉应可以在根管内无阻力上下运动。使用不锈钢锉时，应采用上下运动进行根管清洁和成形；如果旋转超过 1/4 圈，则有破损的风险。

注意旋转镍钛或镍钛锉的使用（Madarati、Watts 和 Qualtrough，2008）。镍钛比不锈钢强度弱，易疲劳，并且可以在没有预警的情况下断裂。虽然镍钛具有超弹性，意味着它容易弯曲，但它也具有形状记忆，这意味着它总是想要伸直。根管进入通道不能限制根管锉的操作。使用镍钛成形锉之前必须完成冠方开髓洞型敞开，并已使用不锈钢根管锉建立了到根尖的通道。镍钛锉必须按照制造商推荐的顺序、扭矩和速度使用。不同锥度的根管锉交替使用（例如，0.04mm/mm 和 0.06mm/mm）将减少接触面积并减小根管锉的应力。频繁的冲洗和根管锉清洗至关重要。施加的压力应该不超过用细铅笔书写的压力，并且每个根管锉应当仅使用 6s 或 7s，而后更换另一根管锉。建议镍钛根管锉仅用

于 1 例病例。如果使用过大的力，较小的镍钛锉可能在根管预备的早期就出现断裂。较大的镍钛锉可能在根管预备后期，当根管形状接近锉形时，锉与根管接触面积过大时，发生断裂。

处　理

如果发生器械折断，必须立即通知患者，以便患者选择继续治疗，去除器械残片或转诊至其他机构继续治疗（AAE，2008）。通常，可以使用小的预弯不锈钢 K 锉，以 1/4 圈提拉技术和拉或搓动技术建立器械的残端旁路，而后按顺序完成根管治疗（无论有没有取出器械残片）。有时，器械残端可以在根管疏通中取出。在根管显微镜的可视化和照明下，可以使用多种技术移除折断的残端。镍钛残端的形状记忆作用可能将它们锁定在根管中，因此更难去除。然而，尽管发生器械折断，牙髓疾病在治疗后通常会愈合。应当随访病例，以确定是否愈合。如果没有愈合，建议转诊至专科医生，进行评估、再治疗或根尖手术。

次氯酸事故

预　防

从根管系统清除细菌、组织残余物和碎片需要化学机械清创。仅通过根管锉物理性去除碎屑无法充分清洁根管系统。事实上，根管锉只能清除根管壁的部分碎屑（Paqué 等，2010）。次氯酸钠在杀死细菌（Zehnder，2006）和溶解生物膜及组织残余物中效果理想（Stojicic 等，2010）。为了获得最佳效果，次氯酸钠必须达到全部牙髓系统，包括根管尖端部分。

如果次氯酸钠超过根尖，会对根尖周组织及其以外的组织造成损害。如果滴入

患者的眼睛，可能导致严重的损伤（AAE，2008）。市场上销售的次氯酸钠溶液的浓度为 2%~8%。在冲洗期间，即刻剧痛是次氯酸盐事故的标志，随后出现弥漫性肿胀，最后出现瘀伤和组织坏死。

防止次氯酸盐事故应使用具有安全尖、侧面有孔的灌注针。使用轻压力，缓慢输送。尖端应保持移动，以确保其不会楔入根管内。或者，可以使用负压冲洗系统（如 EndoVac，Sybron Endo，Orange，CA）。次氯酸盐也可以通过医源性穿孔部位损伤组织。对待开放性的根尖孔的病例应特别注意。如果次氯酸盐进入神经或上颌窦区域，则可能发生神经损伤和上颌窦损伤。

处　理

使用冰袋和非甾体抗炎药物（例如布洛芬）进行缓和治疗（Hülsmann 和 Hahn，2000）。造成的组织损伤应立即评估，然后由口腔外科医生进行复诊。治疗可能需要数周至数月，具体时间取决于严重程度。

临时修复体

必须使用耐用和防渗漏的临时修复体，以防止唾液渗漏和微生物进入。冠方微渗漏是牙髓治疗失败的最常见原因之一（Swanson 和 Madison，1987；Gillen 等，2011）。不固化型氢氧化钙糊剂，具有优良的抗菌性能，可以在 2 次诊疗之间的 1 周或 2 周内杀死剩余的细菌。建议在治疗预约之间常规放置不固化氢氧化钙糊剂；不仅会杀死根管内存在的细菌，而且在临时修复物发生渗漏时，也可以提供保护。

就诊间冠方的渗漏

密封不良的窝洞造成冠方渗漏，新的病原性口腔细菌进入并且定植在根管系统。

2 次就诊之间，以及根充后永久修复前，应采用持久的临时填充物封闭窝洞。如果牙体缺损大，或临时修复预计使用时间超过 1~2 周，建议使用玻璃离子（例如 Ketac Bond，3M ESPE，St. Paul，Minnesota）或树脂改性的玻璃离子材料（例如 Vitremer，3M ESPE）进行暂时修复。修复材料的厚度应当最大化，充填体下方的棉球或泡沫颗粒的厚度应当最小化。增强的氧化锌丁香酚临时修复材料（例如 IRM）可以用于短时间的暂封。软的临时材料易在咀嚼中受损、脱落，因此仅能用于小洞型的短时间暂封。重要的是，最终修复前应去除棉球，完全去除暂时修复体后永久修复。

处　理

如果牙胶暴露于口腔环境超过几天，就应该重新治疗，再次进行根管清理成形和化学机械清创。

2 次就诊间的用药

氢氧化钙糊剂用于杀死根管系统中的残留细菌并防止经冠部渗漏而进入的细菌的生长。氢氧化钙具有优异的治疗效果，但因为它可能对根尖周组织有毒性，应小心使用，如果使用不当，可能损伤神经和上颌窦（Sjögren 等，1991；Mohammadi 和 Dummer，2011）。氢氧化钙应放置到达根尖部位，发挥有效作用。如果超过根尖孔不会有助于愈合，但通常没也有什么影响，除非大量挤出并且到达神经或进入上颌窦。

氢氧化钙在水中的溶解性低而具有良好成形性；与酚类药物不同，它可以保持在其放置的原位，且毒性大大降低。可以使用细管放置氢氧化钙，但应避免细管尖端折叠弯曲，并应使用轻柔的回填技术以防超填。然后使用能到达根尖孔的最大号锉, 反向旋转, 将氢氧化钙放置于根尖。

去除氢氧化钙时, 使用可到根尖孔的最大号根管锉, 到达工作长度并充分轻柔冲洗。氢氧化钙是相对不溶的, 因此难以去除, 可使用次氯酸钠, 然后用乙二胺四乙酸 (EDTA) 去除氢氧化钙糊剂。

根　充

根充的问题通常是由根管清洁和成形的问题产生的。

超充通常发生于根尖孔缩窄处受损或扩大。如不正确, 会发生过长的工作长度预测; 扩锉时长度控制不良; 或未成熟牙齿根尖孔开放等情况。

欠填发生在工作长度估计过短, 出现根尖台阶, 根尖孔移位或顶端穿孔, 或当碎屑阻塞根管顶点时。

空隙通常位于根管锥度有问题的根尖方向。当根管具有锥度不均匀, 收缩, 无锥度或甚至逆锥度时, 通常会发生空隙。

预　防

如前所述, 仔细控制工作长度, 小心预弯制的根管锉, 以及在清理和成形期间获得平滑均匀的锥度和敞开, 可以最好地防止根充的相关问题。经常检查根管锉长度会防止并快速识别工作长度的错误。同样, 使用根尖定位器确认根管长度; 插牙胶拍摄根尖片和 (或) 初始加压充填时放射学影像也将在根充完成前确定是否存在问题。

处　理

一般来说, 应该去除牙胶, 纠正任何根管清理和成形中的错误后, 重新充填根管。如果在初始加压充填 X 线片或最终根充 X 线片上观察到空隙, 可以通过添加附加牙胶或采用热熔牙胶充填技术及时校正空隙。

根充后疼痛

少数患者, 1% ~2%, 可能会有根充后的炎症和疼痛。主要原因是微生物、器械或根充材料对根尖周组织的机械或化学刺激也可能引起术后不适 (Siqueira, 2003)。注意操作细节, 如前所述进行根管清洁和成形, 可防止大多数术后反应。使用非甾体抗炎药物治疗控制炎症性疼痛。除了罕见的急性根尖周脓肿伴有全身症状或扩散时, 不应使用抗生素。大多数术后反应在数周内消失。如果症状不能消失, 可能需要进行非手术再治疗。

牙体缺损修复

根管治疗后剩余牙体结构的量与牙齿的长期存留直接相关。髓室开放洞型必须保守。必须尽可能保留牙本质和釉质 (Gluskin、Peters 和 Peters, 2014)。在寻找根管时, 不应该去除过多的牙体。熟悉根管系统的正常解剖及变异, 仔细的术前评估可以提供精确的治疗计划和保守的开髓洞型设计。此外, 应使用辅助照明、放大仪器和小型器械进行洞型制备。还应避免冠方甚至根中部出现根管的过度开敞。桩的放置需要去除额外的牙齿结构, 削弱牙齿。还将咬合力传导至根部, 增加根折的风险。桩道预备还增加根部穿孔的风险。因此仅当无法为冠部修复提供抗力和固位形时才使用桩。

冠部渗漏是牙髓治疗失败的主要原因。必须采用密封良好的耐用修复体永久地将细菌从根管系统中清除。修复体质量和根管治疗的质量同样重要。

前牙牙折

根管治疗后的前牙应少用冠修复, 因为

牙冠预备会去除过多的牙齿结构（Sorensen 和 Martinoff，1984）。前牙通常应使用复合树脂恢复，单个牙齿可能存在多个修复体。如果牙齿颜色过深，不透明的白色树脂复合材料可以放置在窝洞深处；其上用牙本质色复合树脂覆盖。

内部漂白应单独使用过硼酸钠，不加热或超氧化，避免出现牙体组织吸收的并发症。对于被坏死组织或血液分解产物染色的牙齿，内部漂白非常有效。在牙周附着水平的上方放置玻璃离子或树脂改性的玻璃离子屏障层，通常在釉牙骨质界的水平以下 1mm 左右，以避免发生外部吸收。

处 理

瓷贴面可以获得出色的美观效果。保守的牙齿制备至关重要；大多数情况下贴面制备应在釉质内。

根折，特别是垂直或斜向根折，常常无法治疗。保存牙齿结构是预防牙折的关键。

后牙牙折

与前牙相反，冠部的覆盖修复将保护后牙，降低牙折风险（Zadik 等，2008）。由于保留了更多的牙齿结构，高嵌体优于全冠。几乎所有牙髓治疗后磨牙都可以使用汞合金制作桩核，通过髓室壁获得固位和抗力，而不应用桩进行修复。后牙根管治疗时，应当降低咬合以消除正中𬌗和侧𬌗接触；治疗后使用高嵌体或冠修复并恢复咬合。

桩的并发症

没有其他方式获得抗力和固位形时，才使用桩（Sorensen 和 Martinoff，1984）。如果使用桩，应该最大限度地保存牙齿结构。桩应是被动就位，轴面平行，锯齿状的和有排溢通道（例如 ParaPost、Coltene

Whaledent、Altstatten、Switzerland）。这些功能可以减少牙齿结构的损失，最小化楔效应，并增加固位。

处 理

桩道预备最好是在橡胶障隔离进行根充时进行，这时术者最清楚根管的解剖。为了避免穿孔，桩应比牙根窄得多，是根部宽度的 1/4 或更小。切记许多后牙牙根具有明显的凹部，这些凹部在 X 线片上不明显，例如，上颌第一前磨牙。切记，根管可以在 X 线片的平面内或平面外弯曲，例如，上颌磨牙的腭根。首先，应使用加热的仪器来除去牙胶以提供通道。其次，使用小于最终桩道预备钻一号的 Gates Glidden（GG）钻进行初预备，它的圆形的尖端可以使 GG 钻顺着根管方向预备。最后，使用桩道成形钻完成根管桩道的成形和深度预备。

桩道制备完成后一定避免被细菌或唾液污染。预成桩修复最好放在根充时完成。

如果发生桩道穿孔，必须及时发现并处理（图 3.14）（AAE，2008）。如果之前没有上橡皮障，此时应放置橡皮障。用纸捻的钝端检查较小穿孔处的组织渗出物或血液。轻轻地冲洗桩道，并且放置非结固型氢氧化钙糊剂。必须告知患者并将其转诊牙髓内科医师进行内部穿孔修复，可使用牙髓显微镜下放置三氧化合物 MTA。

冠部微渗漏

细菌重新进入根管系统是牙髓治疗失败的重要原因。必须在根管治疗的各阶段和治疗之后排除细菌。有效的橡皮障隔离和耐久密封的临时修复至关重要，永久修复必须行使功能数十年以保障牙髓治疗的成功。理想情况下，应在根充时即完成永久修复体

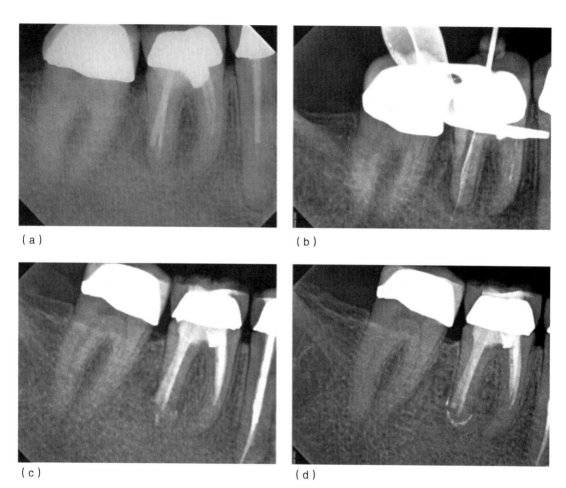

（a）　　　　　　　　　　　　　　（b）

（c）　　　　　　　　　　　　　　（d）

图 3.14　桩道穿孔的处理。（a）由于多年前牙髓治疗中穿孔引起根尖周炎，需要进行根管再治疗；病变以根管桩末端为中心。（b）使用超声振动除去根管桩，并疏通根管。根管内放置氢氧化钙糊剂 4 个月。（c）初始愈合后，使用 MTA 密封穿孔并充填远中根管。（d）在 1.5 年回访时根尖周组织完全愈合；尽管近中根欠填，但根尖周组织健康，且患者无症状

以避免临时材料固有的渗漏风险。进行了永久修复的牙齿比接受临时修复体的牙齿预后更好（LandysBorén、Jonasson 和 Kvist，2015）。

预防与处理

最好在根充时，橡皮障移除前完成最终修复体。玻璃离子密封良好，但强度欠佳，不能制作整个核或充填物。玻璃离子可用作衬垫或基底，封闭髓腔底。一种技术是去除髓底下方 1~2mm 的牙胶，并用玻璃离子替代作为根管口屏障。银汞合金或复合树脂材料用于大部分体积的修复。如果在根充和永久修复之间有一个短暂的延迟，则必须进行耐久的临时修复。常见的材料，氧化锌丁香酚材料，不保持长期密封，而且这种软的可塑性材料暂封较大窝洞极易磨损。

推荐使用玻璃离子或树脂改性的玻璃离子进行暂时修复。可以使用不透明的白色临时材料，在后期操作用中便于识别和去除（例如 white Fuji TRIAGE，GC；或者 blue Vitremer Core Buildup）。通常，将小的棉球放置在临时修复体下方，以便后期

修复体的移除。但是，潮湿的棉球易于滋生细菌。如使用棉球，棉球的体积应该较小，以便增大临时修复体的厚度。可以在棉球中添加少量不结固的氢氧化钙糊剂以防止细菌生长。或者，可以使用小块的合成海绵代替棉花。

如果牙胶暴露在口腔环境中超过几天，建议重新治疗。目前根充仅能填充而不是密封。也许在将来，开发可以真正密封牙本质的根管密封剂。但目前，我们仍必须依靠耐用的防漏修复体来阻止细菌的侵入。

系统性疾病造成的并发症

某些系统性问题也会影响牙髓治疗的预后。糖尿病，特别是胰岛素依赖型糖尿病患者，其根管治疗后组织愈合率下降，术后反应发生率升高（Fouad，2003）。但是其他一些系统性疾病，即便是艾滋病，也并不影响根管治疗的预后（Quesnell 等，2005）。

有凝血功能异常如接受高剂量二膦酸盐治疗的患者，或接受头颈部放疗的患者，甚至可以对其无修复价值的牙齿进行根管治疗以避免拔除。上述情况，必须小心，如在放置橡皮障时避免损伤牙龈。年龄增加并不影响牙髓治疗的预后；但是根管钙化的增加会增加牙髓治疗的难度（Hamedy 等，2014）。

根管治疗后根尖周组织不愈合

大部分根管治疗后根尖周组织都会愈合。根据系统性回顾，根管治疗后牙齿的留存率极高（Iqbal 和 Kim，2007；Torabinejad 等，2007）。需要随访来观察根尖周的愈合

过程。一般在 6 个月至 1 年出现愈合指征：明显的根尖周阴影缩小和骨性愈合。

术前存在根尖周阴影的牙齿，阴影会在术后逐渐消失。根尖周的病灶是机体对细菌及其代谢产物的免疫反应。根管系统良好的清洁、消毒和充填后，根尖周组织开始愈合，恢复正常的组织结构。如果根管治疗不完善，残留的细菌将影响组织愈合。组织愈合和改建的过程需要较长时间，有时需要数年（Molven 等，2002）。

如果一个牙齿已进行非手术根管治疗，仍然存在根尖周阴影，并不意味着根管治疗是失败的。仅根据放射学影像决定对该患牙进行拔除、再治疗或根尖外科是不明智的。如果牙齿处于愈合的过程中，软组织很快恢复正常；窦道、水肿和较深的牙周探诊缺损通常在几周内消失。根管治疗后牙齿，如已愈合或部分愈合，将不会出现咀嚼痛、叩痛和触痛。

未愈合病例

在决定根管治疗是否失败以及是否需要进一步治疗时，应该根据临床评估和影像学检查评估已进行治疗的质量，但是一个在影像学上看上去很完美的治疗并不能确保预后良好。我们都见过在影像学上完美的治疗却失败了，而一些影像学上并不完美的病例却成功了。问题在于能否达到清除细菌封闭根管的生物学目标。但是根尖周细菌的状态并不能通过放射学检查来评估。无论如何，存在明确缺陷的治疗，如根管遗漏、治疗不完善，应该重新治疗。患者和牙医可以提供原始治疗日期、治疗程序、是否使用橡皮障等有用的信息。

处 理

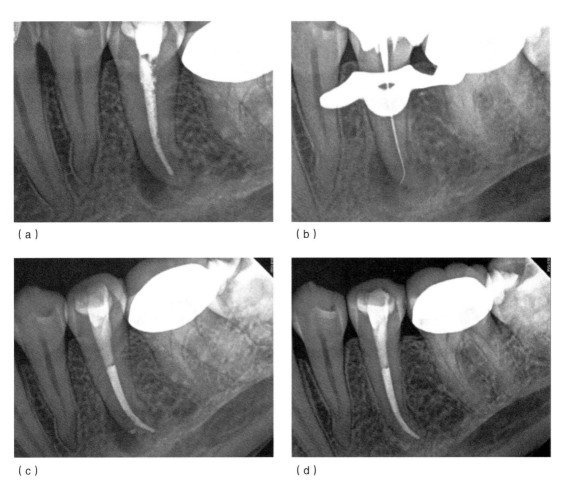

（a）

（b）

（c）

（d）

图 3.15 非外科牙髓再治疗。如果可以达到牙髓治疗的生物学目标，能够清洁和塑形整个根管系统，非外科牙髓再治疗预后良好。（a）原始根充指向根尖并欠填 1mm，根尖存在小阴影；有趣的是，根尖的近中区有一个较大的病变。（b）使用小的预弯曲锉来探查整个顶点以及主根管；发现另一个根管口位于根尖的近中，即较大病变的中心。（c）充填主根管和近中侧支后，进行了最终修复。（d）1 年复诊显示根尖周病变完全愈合

如果根尖周阴影的范围没有减小，或牙齿仍然有症状，通常需要非手术再治疗（图 3.15）（Torabinejad 等，2009）。只有当再治疗仍不成功或无法进行再治疗时，才进行根尖显微外科（Torabinejad 等，2015）。牙体缺损大的牙齿，可以不再进行根尖外科，而采用拔除后种植牙修复。

如果牙齿需要根管再治疗，没有无法修复的医源性损伤，同时该牙齿具有修复价值，通过再治疗或根尖外科治疗挽救患牙的概率较高。

结　论

根管治疗是治疗牙髓来源的疼痛、炎症和感染的可靠手段，可以保留自然牙，但根管治疗却不容易。详细的治疗计划和仔细的治疗以避免各种可能的并发症。如果可能发生或已发生并发症，应求助于牙髓治疗专家。

参考文献

[1] Ahmed, H.M., Cohen, S., Lévy, G., et al. Rubber dam application in endodontic practice: an update on critical

educational and ethical dilemmas. Australian Dental Journal,2014,59:457–463

[2] American Academy of Pediatric Dentistry (AAPD) Council on Clinical Affairs. Clinical guideline on management of acute dental trauma. AAPD Reference Manual,2010,32:202–212

[3] American Association of Endodontists (AAE). Recommended Guidelines of the American Association of Endodontists for the Treatment of Traumatic Dental Injuries. Chicago,2004.http://www.aae.org/uploadedFiles/Publications_and_Research/Guidelines_and_Position_Statements/2004 TraumaGuidelines.pdf (accessed December 21,2015)

[4] AAE. Procedural accidents: an online study guide.Journal of Endodontics,2008,34(5 Suppl):e65–e70

[5] Baumgartner, J.C.,Xia, T. Antibiotic susceptibility of bacteria associated with endodontic abscesses. Journal of Endodontics,2003,29:44–47

[6] Cope, A., Francis, N., Wood, F., et al. Systemic antibiotics for symptomatic apical periodontitis and acute apical abscess in adults.Cochrane Database of Systematic Reviews,2014,6:CD010136

[7] Crump, M.C.,Natkin, E. Relationship of broken root canal instruments to endodontic case prognosis: a clinical investigation. The Journal of the American Dental Association,1970,80:1341–1347

[8] DiAngelis, A.J., Andreasen, J.O., Ebeleseder, K.A.,et al. International Association of Dental Traumatology guidelines for the management of traumatic dental injuries: 1. Fractures and luxations of permanent teeth. Dental Traumatology,2012,28:2–12

[9] Fedorowicz, Z., van Zuuren, E.J., Farman, A.G., et al. Antibiotic use for irreversible pulpitis. Cochrane Database of Systematic Reviews,2013,12: CD004969

[10] Fouad, A.F. Diabetes mellitus as a modulating factor of endodontic infections. Journal of Dental Education,2003,67:459–467

[11] Gillen, B.M.,Looney, S.W.,Gu, L., et al. Impact of the quality of coronal restoration versus the quality of root canal fillings on success of root canal treatment: a systematic review and meta–analysis. Journal of Endodontics,2011,37:895–902

[12] Gluskin, A.H., Peters, C.I. and Peters, O.A. Minimally invasive endodontics: challenging prevailing paradigms.British Dental Journal,2014,216:347–353

[13] Hamedy, R.,Shakiba, B.,Pak, J.G.,et al.Prevalence of root canal treatment and periapical radiolucency in elders: a systematic review.Gerodontology,2014,33:116–127

[14] Hansen, J.R.,Beeson, T.J.,Ibarrola, J.L. Case series: tooth retention 5 years after irretrievable separation

of LightSpeed LSX instruments. Journal of Endodontics,2013,39:1467–1470

[15] Hülsmann, M.,Hahn, W. Complications during root canal irrigation: literature review and case reports. International Endodontic Journal,2000,33:186–193

[16] Iqbal, M.K. and Kim, S. For teeth requiring endodontic treatment, what are the differences in outcomes of restored endodontically treated teeth compared to implant–supported restorations? The International Journal of Oral & Maxillofacial Implants,2007,22 (Suppl):96–116

[17] Kakehashi, S.,Stanley, H.R.,Fitzgerald, R.J. The effects of surgical exposures of dental pulps in germ–free and conventional laboratory rats. Oral Surgery, Oral Medicine, and Oral Pathology,1965,20:340–349

[18] Krastl, G.,Filippi, A.,Zitzmann, N.U.,et al. Current aspects of restoring traumatically fractured teeth. The European Journal of Esthetic Dentistry,2011,6:124–141

[19] Kuttler, Y. Microscopic investigation of root apexes. The Journal of the American Dental Association,1955,50:544–552

[20] Landys Borén, D.,Jonasson, P.,Kvist, T. Long–term survival of endodontically treated teeth at a public dental specialist clinic. Journal of Endodontics,2015,41:176–181

[21] Lubisich, E.B.,Hilton, T.J.,Ferracane, J. Cracked teeth: a review of the literature. Journal of Esthetic and Restorative Dentistry,2010,22:158–167

[22] Madarati, A.A., Watts, D.C., Qualtrough, A.J. Factors contributing to the separation of endodontic files. British Dental Journal,2008,204:241–245

[23] Maltz, M., Garcia, R., Jardim, J.J.,et al. Randomized trial of partial vs.stepwise caries removal: 3–year follow–up. Journal of Dental Research,2012,91:1026–1031

[24] Mertz-Fairhurst, E.J., Curtis, J.W., Ergle, J.W., et al. Ultraconservative and cariostatic sealed restorations: results at year 10. The Journal of the American Dental Association,1988,129:55–66

[25] Mohammadi, Z.,Dummer, P.M. Properties and applications of calcium hydroxide in endodontics and dental traumatology. International Endodontic Journal,2011,44:697–730

[26] Molven, O., Halse, A., Fristad, I.et al. Periapical changes following root–canal treatment observed 20–27 years postoperatively. International Endodontic Journal,2002,35:784–790

[27] Pak, J.G., White, S.N. Pain prevalence and severity before, during, and after root canal treatment: a systematic review. Journal of Endodontics,2011,37:429–438

[28] Paqué, F., Balmer, M., Attin, T. et al.Preparation

of oval-shaped root canals in mandibular molars using nickel-titanium rotary instruments: a micro-computed tomography study. Journal of Endodontics,2010,36:703–707

[29] Quesnell, B.T., Alves, M., Hawkinson, R.W., et al. The effect of human immunodeficiency virus on endodontic treatment outcome. Journal of Endodontics,2005,31:633–636

[30] Siqueira, J.F. Strategies to treat infected root canals.Journal of the California Dental Association,2001,29:825–837

[31] Siqueira, J.F. Microbial causes of endodontic flare-ups. International Endodontic Journal,2003,36:453–463

[32] Sjögren, U., Hagglund, B., Sundqvist, G.,et al.Factors affecting the long-term results of endodontic treatment. Journal of Endodontics,1990,16:498–504

[33] Sjören, U., Figdor, D., Spågberg, L., et al.The antimicrobial effect of calcium hydroxide as a shortterm intracanal dressing. International Endodontic Journal,1991,24:119–125

[34] Stojicic, S., Zivkovic, S., Qian, W.,et al. Tissue dissolution by sodium hypochlorite: effect of concentration, temperature, agitation, and surfactant. Journal of Endodontics,2010,36:1558–1562

[35] Sorensen, J.A., Martinoff, J.T. Intracoronal reinforcement and coronal coverage: a study of endodontically treated teeth. The Journal of Prosthetic Dentistry, 1984:51: 780–784

[36] Sundqvist, G.K., Eckerbom, M.I., Larsson, A.P., et al. Capacity of anaerobic bacteria from necrotic dental pulps to induce purulent infections.Infection and Immunity, 1979,25:685–693

[37] Swanson, K.,Madison, S. An evaluation of coronal microleakage in endodontically treated teeth. Part I. Time periods. Journal of Endodontics,1987,13:56–59

[38] Torabinejad, M., Anderson, P., Bader, J.,et al.Outcomes of root canal treatment and restoration, implant supported single crowns, fixed partial dentures, and extraction without replacement: a systematic review. The Journal of Prosthetic Dentistry,2007,98:285–311

[39] Torabinejad, M., Corr, R., Handysides, R., et al. Outcomes of nonsurgical retreatment and endodontic surgery: a systematic review. Journal of Endodontics, 2009, 35:930–937

[40] Torabinejad, M., Landaez, M., Milan, M.,et al. Tooth retention through endodontic microsurgery or tooth replacement using single implants: a systematic review of treatment outcomes. Journal of Endodontics,2015,41:1–10

[41] Witherspoon, D.E., Small, J.C., Regan, J.D. Missed canal systems are the most likely basis for endodontic retreatment of molars. Texas Dental Journal, 2013,130:127–139

[42] Zadik, Y., Sandler, V., Bechor, R. et al. Analysis of factors related to extraction of endodontically treated teeth. Oral Surgery, Oral Medicine, Oral Pathology, Oral Radiology, and Endodontics,2008,106:e31–e35

[43] Zehnder, M. Root canal irrigants. Journal of Endodontics, 2006,32:389–398

第4章

修复并发症

Thomas S. Giugliano
Department of Prosthodontics, New York University College of Dentistry, New York, USA

固定义齿

常见并发症

崩 瓷

烤瓷（PFM）修复体目前被广泛应用于单冠和固定桥（FDP）的修复。这种类型修复体最常见的并发症之一就是崩瓷（图4.1a~d）。研究表明10年以上修复体崩瓷（表4.1）的发病率在2%~5%（Coonaert、Adriaens 和 de Boever，1984；Ozcan，2003a）。

崩瓷最常见的原因和瓷材料的裂缝有关。崩瓷的其他原因详见表4.2。

预 防

对于任一个单冠和FDP修复体，足够的牙体预备量都有着绝对的重要性。殆面以及轴面修复间隙的不足都可导致制作失败，比如金属或者瓷层太薄以至破裂风险增加。但是如果牙齿被预备过多，不足的牙齿高度和表面积也会导致单冠的固位力不足。过度预备通常会引起牙髓炎症，需要牙髓治疗以及额外的核修复以恢复牙体缺损。当临床冠太短时，轴壁预备中需要设计颈袖以提高固位，或者在骨和牙根高度足够时实施冠延长术以增加牙冠高度。

处 理

崩瓷通常可以采用以下3种方式进行修补：

· 将崩掉的碎片再次粘接复位到崩瓷的区域；

· 在崩瓷的表面粘接瓷贴面；

· 使用复合树脂修复崩瓷区域（图4.2a~f，Yanikoglu，2004）。市面上很多瓷修补套装都可用于崩瓷。

崩瓷修复的效果取决于瓷和树脂材料粘接的完整性（Yanikoglu，2004）以及使用的处理方法（Kimmich 和 Stappert，2013）。如果崩瓷区域存在尖锐的边缘则可能会对周围的软组织造成损伤。如果崩瓷的部位在切缘，则美观、语言和咬合效果都可能会受影响。

金属支架折裂

任何材料，包括金属，在承受的应力超过了其挠曲强度时都可能发生折裂（Baran、Boberick 和 McCool，2001）。对于FDP而言，避免金属支架折裂的一个重要元素就是连接体高度和宽度的设计。FDP的连接体处是应力集中点，是最薄弱的区域（Wright，1986）。当FDP的金属支架承担应力时，它可能会弯曲，导致形变。金属支架必须有足够的刚性以承担这种形变（Selby，

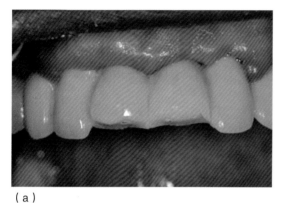

（a）

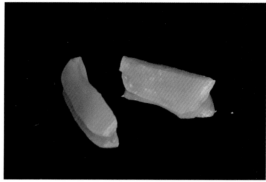

（b）

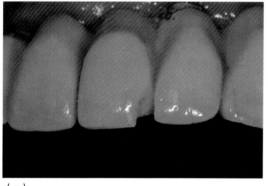

（c）

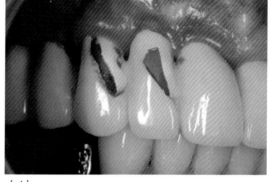

（d）

图 4.1　崩瓷示例。经 T. Suzuki 允许引用

表 4.1　烤瓷修复体的崩瓷率

作者	发表年份	折裂率	修复体使用时间(年)
Strub、Stiffler 和 Scharer	1988	2.7%	7
Karlsson	1986	4.2%	10
Sailer 等	2007	2.9%	5

表 4.2　崩瓷的常见原因

- 瓷材料内部的裂缝
- 金属基底设计不良
- 金属与瓷材料的收缩率不匹配
- 上瓷时的技术失误
- 咬合应力
- 创伤

数据引自 Ozcan（2003b）

1994）。如果应力持续超过金属应力极限的 2/3，材料的疲劳就会导致金属支架的折裂（Lundgren 和 Laurell，1994）

预　防

　　尽管支架贴合性良好（Sones，1989），但铸造缺陷、连接体焊接、连接体过小都会增加支架折裂的概率（Selby，1994）。病例设计对于降低 FDP 支架折裂率有很重要的作用。要避免临床冠过短和悬臂过长。研究发现金属 FDP 修复单个后牙时，连接体的最小尺寸为：高 4.1mm 和宽 4.0mm；对于上颌单个前牙则为：高 2.9mm 和宽 3.0 mm（Erhardson、Carlsson 和 Wictorin，1980）。焊接点的位置是折裂的常见部位。FDP 应整体铸造（Glantz 和 Nyman，1982）。如果支架必须分割和焊接，桥体中间（垂直向和对

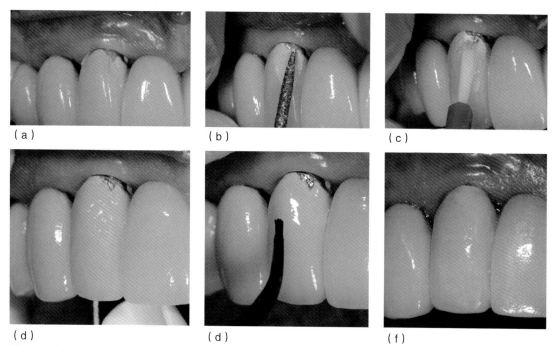

图 4.2 复合树脂修补崩瓷的过程。（a）崩瓷。（b）金刚砂车针打磨崩瓷和露出的金属基底的表面。（c）表面涂布氢氟酸。（d）参照生产商说明书用酸酸蚀足够的时间。（e）表面涂布树脂粘接剂。（f）表面堆积复合树脂完成修补。经 T. Suzuki 允许引用

角的）的焊接点比邻面连接处的焊接点要更牢固（Ferencz，1987）。

处 理

折裂的支架可以重新修复，但是必须找到折裂的原因以避免再次折裂。可能的原因一般是金属的铸造不良、FDP 桥体的悬臂过长或者咬合间隙不足导致的连接体过小。最可靠的处理支架折裂的方法就是确定原因，改良支架的设计，然后重新制作支架。

冠 /FDP 松动

冠或 FDP 有时会松动。患者可能注意到松动并告知牙医，有的时候患者对此并不知情，只是在术后的定期复查时被医生发现。当一个冠或者 FDP 松动时，要确定松动的位置。如仅为冠或者 FDP 松动，只需要去除修复体以及清洁后再次黏固即可。然而，如为牙齿或者 FDP 的一个或者多个基牙发

生松动，而修复体仍然很完整牢固。这可能由天然牙周围骨吸收、根折以及咬合创伤导致。

处 理

完善的临床检查非常重要。如果冠或者 FDP 很完整，修复体松动的主要原因是基牙骨缺损，建议请牙周医生会诊决定是否需要进行牙周外科手术。仔细检查是否存在咬合创伤，导致牙齿松动，就种情况需要进行咬合调整。如果放射学检查发现松动的原因为根折，则需要重新制定修复方案。根折通常导致牙齿无法修复而需拔除。应与患者协商恢复缺失牙的方案，如固定修复、活动修复或者种植修复。

如果牙冠已松脱，常可完整地去除。如果 FDP 松动，常是个别基牙的黏固失败，一般是无法被整体移除的。如果基牙条件尚

可的话，通常要破除 FDP 并重新制作完成修复。

冠 /FDP 脱落

冠或者 FDP 会脱落。在粘接过程中唾液污染会导致冠内部分黏固材料在结固前溶解。咬合调整不良，反复、长期的侧向咬合力会破坏修复体的黏固封闭而导致冠或者 FDP 的松脱。

预　防

定期回访对于任何修复治疗的长期、成功修复是非常重要的。应仔细检查正中、前伸、侧向的咬合，判断是否存在𬌗干扰，并去除𬌗干扰。及时进行牙周检查，预防活动性的牙周疾病，如不及时处理牙周疾病可能导致修复后基牙松动。放射学检查可用于检测继发龋、骨丧失或者其他的病理性改变。

处　理

复诊检查冠或者 FDP 是否有折裂、穿孔、过度磨损或者其他的一些并发症有助于预防修复体的脱落。仔细检查基牙是否有继发龋和牙周问题。确定冠内和邻接的适合性是否良好。研究（Levers 和 Darling，1983）表明牙齿萌出、伸长是一个持续的过程。因此脱落牙冠重新黏固前应检查咬合，特别是修复体已脱落一段时间后才来就诊，咬合检查非常重要。如果一个冠或者 FDP 很完整，适合性良好，调整咬合、邻接后可以重新黏固。

可摘义齿

据统计，超过 3500 万美国人是全牙列缺损，约有 1 亿 7800 万的美国人为部分牙列缺损。美国需行全口义齿修复的成年人，也将从 2000 年的 3540 万人上升到 2020 年的 3790 万人（Douglass、Shin 和 Qstry，2002）。

疼痛、进食困难

义齿修复患者的调查显示：患者抱怨最多的是疼痛、进食困难以及义齿固位不良（Kotkin，1985；Smith 和 Hughes，1988；Brunello 和 Mandikos，1998）。患者的主诉与性别、年龄以及全身健康状况没有显著相关性（Brunello 和 Mandikos，1998；Dervis，2002）。义齿的压痛会造成咀嚼和进食困难，并因此无法佩戴义齿。疼痛最常见的原因是义齿引发的溃疡，通常发生在系带或者黏膜反折的区域（Bergman 和 Carlsson，1972）。义齿引发的损伤是全口义齿患者最常见的症状（Kivovics 等，2007）。薄、尖锐或者延伸过度的义齿边缘都可能引发溃疡，导致疼痛以及义齿佩戴不良。

处　理

义齿适合性不良需要明确原因：印模不精准，模型边缘不合适和蜡型不合适，出盒有问题，或者金属和树脂基板抛光不良（Shetty 和 Shenoy，2011）。印模时如果组织过度受压则在基板上会产生一个压力区，给软组织施加过度的压力。义齿佩戴前仔细检查组织面的适合性。可采用指示剂（诊断蜡、压力指示糊剂、着色指示剂、喷雾等）检测组织面的适合性。戴牙前的调整可以降低损伤的发生率。

固位不良

全口义齿最常见的复诊原因之一就是固位不良（Brunello 和 Mandikos，1998；Bilhan 等，2013）。一项研究发现全口义齿修复的患者中约 88% 都存在固位不良的问题（Brunello 和 Mandikos，1998）。引起固位不良的原因包括义齿基托边缘的过度伸展、组织密合度不良、磨牙后垫区封闭不良破坏义齿边缘封闭性。此外，随着剩余牙槽嵴的吸收，义齿基板的适合性也会降低（Jorge 等，2012）。剩余牙槽嵴的吸收是一个缓慢而持续的骨改建过程（Kovacić 等，2010），牙槽嵴的吸收速度存在显著的个体差异（Nishimura 和 Garrett，2004）。

预　防

预防全口义齿并发症的发生，首先依赖完善的口腔检查和正确的诊断。精准的印模是制作各类义齿的基础。采用研究模型制作个别托盘，至关重要。只有个别托盘的边缘伸展位置良好，才可以进行准确的边缘整塑，提高印模的准确度和修复体的适合性。技工室的制作过程对于义齿的适合性也有很大的影响。全口义齿戴牙时必须仔细检查咬合。在充填基板树脂时义齿人工牙常会移位，导致义齿咬合接触与蜡型试戴时存在差别。咬合早接触会降低义齿稳定性并造成组织损伤。全口义齿应获得平衡𬌗来分散𬌗力（Feng、Liao 和 Chen，2012）。伴有中度或者重度牙槽嵴吸收的患者应考虑种植体支持型覆盖义齿增加义齿的固位和稳定。

处　理

义齿固位不良的最有效处理方法就是在椅旁或者技工室进行义齿重衬。如果义齿基托完整且人工牙的解剖形态可维持功能，就可以重衬提高义齿固位。研究表明，全口义齿使用 5.9~7.4 年后都需要进行重衬（Dorner 等，2010）。

义齿性口炎

口腔黏膜损伤包括义齿性口炎、口角炎、创伤性溃疡、组织增生、牙槽嵴纤维

化或者"松软"牙槽嵴（Budtz-Jorgensen，1981）。在这些损伤中，义齿性口炎，经常被诊断为白色念珠菌病感染，是佩戴义齿患者的常见疾病，发病率为 17%（Kovav-Kavcic 和 Skaleric，2000）~70%（Budtz-Jorgensen、Holmstrup 和 Krogh，1996）。义齿性口炎主要表现为义齿覆盖的区域红肿（Arendorf 和 Walker，1987），而且可能出现"乳酪"样的白色外观（Negm，2013）。大多数患者无明显的临床症状，但是一些患者会有烧灼感、不适以及异味感（Chen 和 Zirwas，2007）。白色念珠菌病的发生有多种原因（表4.3）。

许多研究表明，真菌的定植，尤其是白色念珠菌的定植，与义齿性口腔损伤有很大的关系（Budtz-Jorgensen 和 Bertram，1970；Webb 等，1998；Baena-Monroy 等，2005；Bilhan 等，2009）。

预　防

口腔卫生不良与义齿性口炎（Kulac-Ozkan、Kazazoglu 和 Arikan，2002）的发生有很大关系。因此，应对全口义齿患者进行详细的口腔卫生维护指导，教育患者每天彻底清洁义齿。超声清洁是有效的清洁义齿的方式，尤其是对于手精细运动受限的患者。

表 4.3　义齿性损伤的相关因素

· 口腔卫生不良

· 义齿清洁不良

· 持续性佩戴义齿或者夜间佩带义齿

· 义齿上菌斑堆积

· 义齿表面被细菌或者真菌污染

· 义齿适合性不良导致的组织损伤

· 患者的年龄增长

· 义齿佩戴年限增加

晚上睡觉时取出义齿，浸泡于 0.02% 次氯酸钠溶液中（Webb 等，1998），也可降低义齿性口炎的发生率（Gendreau 和 Loewy，2011）。

处 理

义齿性口炎处理的有效方式见表 4.4。

义齿折裂

全口或者可摘局部义齿有多种折裂形式。义齿折裂的原因，包括义齿基板的适合性差、不良的𬌗平衡、意外跌落以及上颌腭穹隆过高（Beyli 和 von Fraunhofer，1981；Uzun 和 Herseck，2002）。而且，进行性的牙槽嵴吸收会在硬腭中线位置形成杠杆效应，导致义齿折裂（Cilingir 等，2013）。上颌义齿的折裂率是下颌义齿的 2 倍（Beyli 和 von Fraunhofer，1981）。需要修理的义齿中，33% 需要重新粘接人工牙，29% 为

表 4.4 义齿性口炎的处理

制霉菌素粉	Bergendal 和 Isacsson（1980）
外用咪康唑凝胶	Watson 等（1982）
制霉菌素漱口水	DePaola 等（1986）
口腔用氟康唑	Budtz-Jorgensen、Holmstrup 和 Krogh（1988）

中线位置折裂，剩下的 38% 为其余各种类型的折裂，包括树脂基板从铸造支架上分离等（Darbar、Huggett 和 Harrison，1994）。

预 防

定期复诊有助于发现全口或者可摘局部义齿的折裂。患者的口腔卫生情况决定了其复诊的频率。每次复诊时应全面检查义齿的稳定性和固位力。使用金属支架可以有效提高全口义齿的抗折性能（Balch 等，2013）。可以使用钴铬合金等铸造金属支架或者钢丝、金属板和金属网等加强义齿的抗折性（Vallittu，1995）（图 4.3a，b）。钴铬合金用作铸造支架是因为其具有良好的强度和刚性（Morrow 等，1968）。

其他材料如玻璃或者尼龙纤维等包埋在树脂基板中也可以提高其抗弯强度（John、Gangadhar 和 Shah，2001）。随着计算机辅助设计 / 计算机辅助制作（CAD/CAM）技术的发展，现在义齿修理的时间越来越短。美国现有的 2 个义齿生产商将制作所需的程序和义齿信息存储在计算机数据库中，使用 CAD/CAM 技术制作义齿。在不久的未来，更换义齿只需要一个电话即可完成。

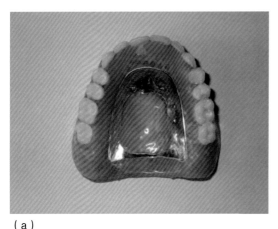
（a）

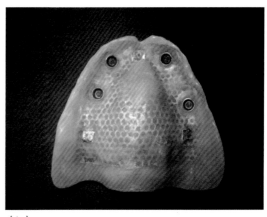
（b）

图 4.3 铸造金属加强的上颌全口义齿示例

处 理

有些折裂类型需要重新制作新义齿，而有些折裂类型是可以修理的（图4.4a，b）。折裂义齿的修理越来越广泛，尤其是当修理可以在椅旁完成的时候（图4.5a~n）。虽然技工室重新制作和修理比椅旁操作的效果更好，但是技工室加工需要花费更多的费用和时间。新的材料，如光固化或者双固化型双甲基丙烯酰基复合树脂，用于义齿修理具有很多优点（聚合收缩小，结固温度较低，没有刺激性气味等），但是较传统的丙烯酰树脂（聚甲基丙烯酸甲酯）更脆，更易折断。

脱落/折断的义齿人工牙

当患者因义齿人工牙折断（图4.6a~h）或者脱落（图4.7a~j）而复诊，将义齿送往技工室修理需要花费一定的费用和时间。诊室内修复折裂或者脱落的人工牙可以避免技工中心修理，也可以在一定程度上恢复美观效果（Stameisen和Ruffino，1987）。

预 防

在技工室制作义齿时混入蜡是人工牙脱位的最主要原因（Cunningham和Benington，1997）。技工室制作过程中应仔细检查，避免蜡污染，防止人工牙脱落。

处 理

一个折断或者脱落的人工牙可以用其他大小、颜色一样的人工牙来替代。这种方法最大的缺点就是要求有很大量的人工牙存货，或花费时间去预定新的人工牙。修理时注意人工牙和基托之间的固位力，修理的预后良好。

与修理全口义齿类似，多种材料（图4.5j）可以用于加强脱落的人工牙。

可摘局部义齿（RPD）的常见并发症

RPD和全口义齿有很多相似的并发症（表4.5）。RPD与全口义齿不同之处在于存在卡环。RPD最常见的并发症就是固位不良（Bilhan等，2012；Rehmann等，2013）。

固位不良

剩余牙槽嵴吸收、基牙脱落、卡环脱落以及卡环折断都可以导致RPD的固位不良。与全口义齿相似，重衬对于重新建立基托和软组织间良好的接触至关重要。

卡环松脱

RPD随着时间延长会有一个或者多个

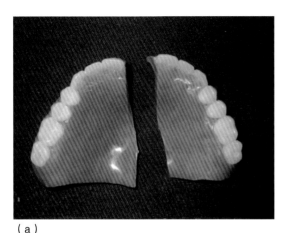

（a）

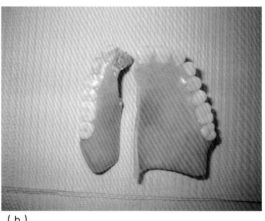

（b）

图4.4 折断的上颌全口义齿示例

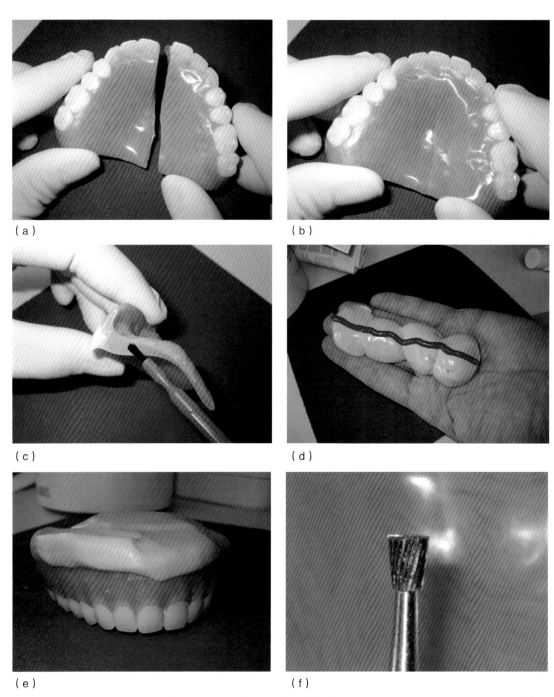

（a）　　　　　　　　　　　　　　　（b）

（c）　　　　　　　　　　　　　　　（d）

（e）　　　　　　　　　　　　　　　（f）

图 4.5　折断义齿的修理过程。（a）折断的义齿。（b）查看义齿是否可以完全对位接合。（c）断端涂布少量氰基丙烯酸盐粘接剂。（d）技工用加聚硅橡胶（PVS）。（e）硅橡胶放组织面制备阴模。（f）倒锥形钻用于制造倒凹固位槽。（g）用于机械固位的倒凹固位槽（侧面观）。（h）用于机械固位的倒凹固位槽（组织面观）。（i）义齿在 PVS 阴模上复位。（j）各种用于修理时加强义齿的材料。从左到右：尼龙网，正畸钢丝，预成孔的金属网、金属条。（k）加强材料放在固位槽中。（l）加强材料位于义齿的底部。（m）放置调合好的丙烯酰树脂填补空隙。（n）等待树脂结固，戴牙前抛光

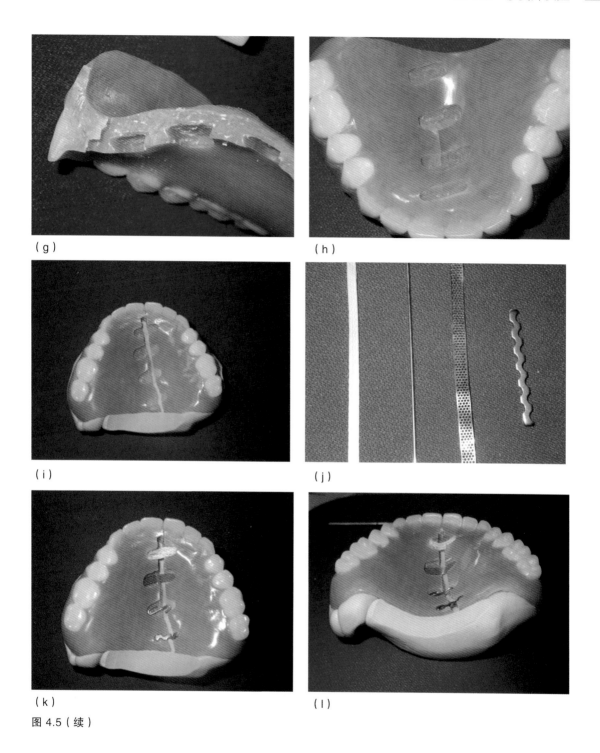

（g）　　　　　　　　　　　　（h）

（i）　　　　　　　　　　　　（j）

（k）　　　　　　　　　　　　（l）

图 4.5（续）

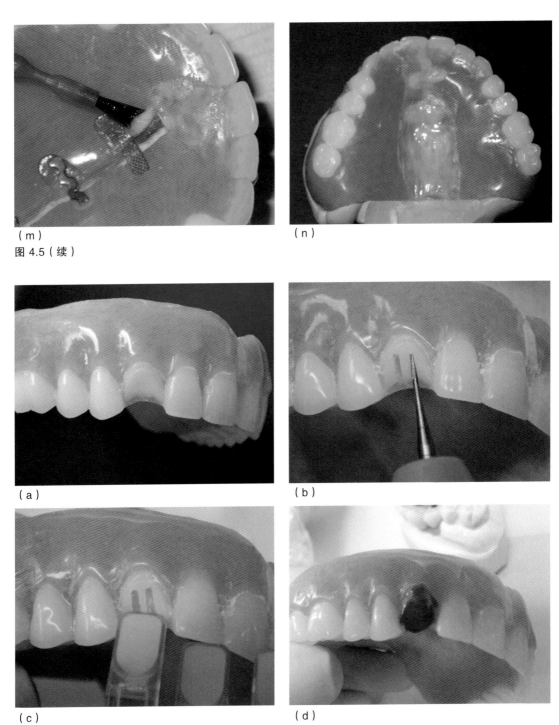

（m）

（n）

图 4.5（续）

（a）

（b）

（c）

（d）

图 4.6　用复合树脂修补折断的人工牙。（a）折断的义齿人工牙。（b）制备机械固位的固位槽。（c）比色。（d）涂布酸蚀剂。（e）涂布粘接剂。（f）堆积复合树脂。（g）光固化。（h）修理完成

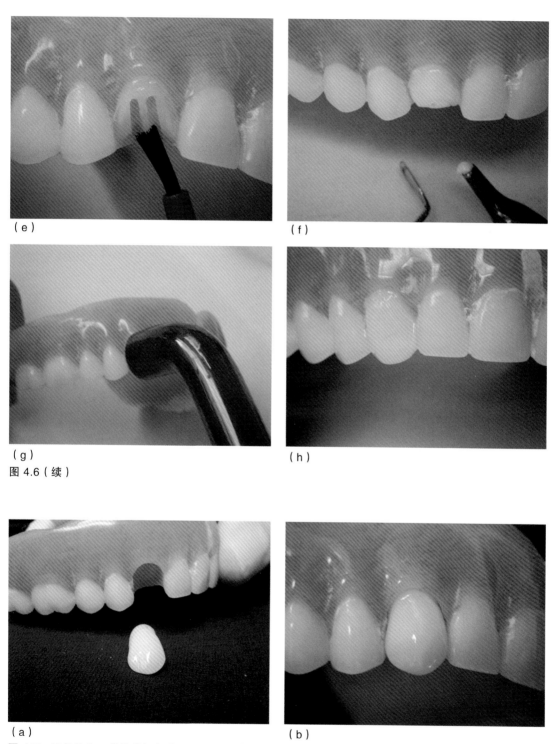

（e）

（f）

（g）

（h）

图 4.6（续）

（a）

（b）

图 4.7　用新的人工牙修补折断的人工牙。（a）选牙。（b）选择合适的位置、尺寸和颜色。（c）制备机械固位的固位槽。（d）尼龙纤维条。（e）金属条。（f）预成孔的金属网。（g）正畸钢丝。（h）粉液调合后的丙烯酸树脂。（i）修理完成，舌面观。（j）修理完成，唇面观

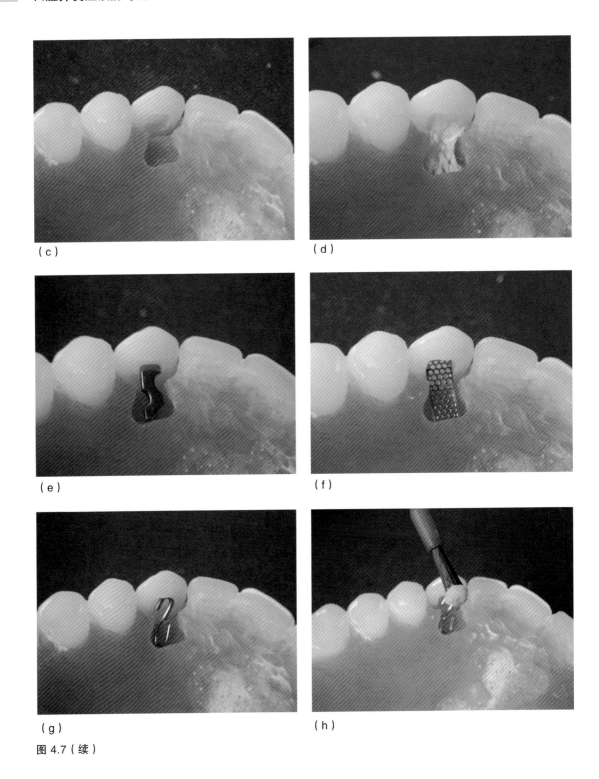

（c）

（d）

（e）

（f）

（g）

（h）

图 4.7（续）

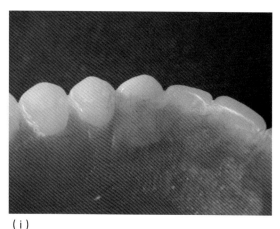

（i）

（j）

图 4.7（续）

表 4.5　可摘局部义齿并发症的类型和发病率

并发症	数量	发病率
固位不良	64	64.6%
刺激或溃疡	47	47.5%
人工牙脱落	35	35.4%
义齿基板折断	26	26.3%
义齿性口炎	9	9.1%
牙龈瘤	5	5.1%
卡环折断	4	4.0%
软组织炎症或增生	2	2.0%

数据引自 Bilhan 等（2012）。经 Korean Academy of Prosthodontics 允许引用

固位卡环无法在倒凹区发挥原有的卡抱力，因而义齿的固位力下降。

预　防

为了减少卡环松脱，应该指导患者正确的摘戴 RPD 义齿。RPD 每次取戴时，卡环发生变形从倒凹区脱位。过度的取戴会加剧金属的疲劳。此外，应指导患者取戴义齿时要沿着正确的就位道方向，以免对卡环产生不当的形变或者扭力。

处　理

可以用弯丝钳适当调整卡环，重新获得固位。调整卡环时，仅卡环臂尖端 1/3 因弹性良好可以进入倒凹区（Renner 和 Boucher，1987）。调整卡环的过程中，可能发生卡环折断或者变形（Sato，1999）。

卡环 / 支架 / 支托折断

进入倒凹区的卡环弹性区会因金属疲劳而折断。铸造缺陷会在金属内部产生空隙而导致卡环折断，甚至是大连接体的折断（Lewis，1978）。此外，𬌗支托或隙卡的跨𬌗区都有折断的可能（图 4.8 a~c）。

预　防

RPD 义齿在制作过程中严格遵照原则进行合理的设计，可以有效避免修复后并发症的发生。基牙的倒凹深度，软组织倒凹以及基牙的牙周健康情况均可影响对卡环的类型和材料选择。可以使用导线测绘仪进行倒凹测量（McCord 等，2002）。卡环的类型、位置及数量，大连接体以及义齿其他部件都必须严格按照设计原则来设计（表 4.6），以获得满意的效果（Bohnenkamp，2014）。

预备支托位置时要保证足够的牙体预备量，给𬌗支托提供足够的咬合间隙。与全冠的牙体预备一样，牙体预备量不足或者咬合

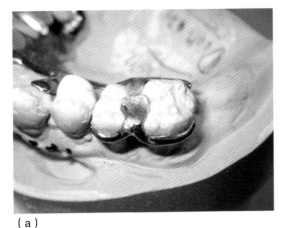
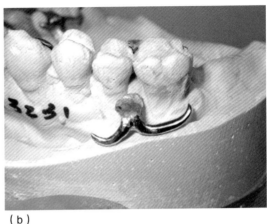

（a）   （b）

（c）

图 4.8 折断的可摘局部义齿卡环。（a）跨过𬌗面的卡环需要进行咬合调整。（b,c）因为牙齿预备不足和咬合间隙预留不足而折断的卡环

空间预备不足均可能引发一系列的并发症。𬌗支托要有足够的厚度和尺寸以免从支架上折断（Rice 等，2010）。文献中对𬌗支托的尺寸，存在不同的标准（表 4.7）。

给技工室提供一副准确且标记清楚的模型，对于义齿的制作也非常重要。模型送往

技工室之前一定要确保支托和隙卡位置有足够的咬合间隙。

处 理

折断的卡环通常用扁锻丝卡环替代（Parr 和 Gardner，1993）。如果义齿基托足以支撑卡环，即可在椅旁完成修理，或者

表 4.6　不同类型卡环所需的倒凹量

卡环类型	固位所需的倒凹量（英寸）
铸造金属半圆形卡环	0.01
锻造钢丝或铸造金属 圆形卡环	0.02
杆卡	0.01

数据引自 Bohnenkamp（2014）。1 英寸 =0.025 米

表 4.7　𬌗支托的设计参考

作者	发表年份	颊舌向宽度	近远中向长度	厚度（mm）
Rudd 等	1999	牙冠宽度的 1/3	牙冠长度 1/3~1/2	1~2
Sato 等	2003	2~2.5mm	牙冠长度 1/3~1/2	1~1.5
Luk 等	2007	1mm	2mm	1.46

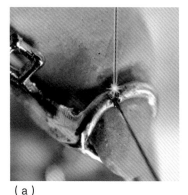
（a）

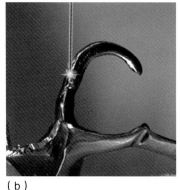
（b）

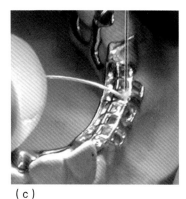
（c）

图 4.9　激光电焊卡环和支架示例。经 LaserStar Technologies 允许引用

送往技工室进行卡环焊接修理。传统的通用方法是在空气中燃烧乙炔进行焊接（传统的气焊）（Kumar 等，2012）。近十年来，激光焊接（图 4.9a~c）因为使用方便、可以逐点加热、对 RPD 的其他部件损伤较小的优点而应用得日益广泛（Suzuki 等，2004）。

修复 RPD 中缺失的人工牙

RPD 中因折断而缺失的人工牙，可以采用与全口义齿修理相同的方法进行修补。人工牙脱落发生频率较低，此外也存在个别天然牙因牙周疾病或者根折而拔除，需要增加人工牙的情况。这种并发症在 RPD 中约占 8.6%（Behr 等，2012）。

处　理

在 RPD 上加牙可以有很多方法。在基牙拔除前，可以用藻酸盐或者加聚硅橡胶印膜材料制备一个阴模。在阴模内将即将拔除的基牙上卡环向内弯折，用于支撑丙烯酸树脂材料（图 4.10）。用这种方法在 RPD 上加的人工牙可以较准确的恢复即将拔除的天然牙的外形。

与之类似，已拔除的天然牙的牙冠在消毒后也可以黏固在 RPD 上，恢复缺失牙（Satapathy 等，2013）。这种方法对于有较高美学要求的患者，在很难找到颜色匹配

的人工牙时尤其适用。然而，无论使用哪种方法，都必须将修理后的 RPD 戴入口内仔细检查是否有需要调整的地方。

组合综合征

组合综合征（CS）在上颌为全口义齿，下颌为前牙天然牙，后牙为双侧游离端局部义齿修复时比较多见（Langer、Laufer 和 Cardash，1995）。CS 在上颌为全口义齿，对侧下颌为前牙天然牙，后牙为双侧游离端局部义齿修复的患者中的发生率为 24%，是全口义齿修复的患者的 5 倍（Shen 和 Gongloff，1989）。组合综合征最早是由 Kelly 总结概括（1972），包括表 4.8 中列出的症状。

以下这些损伤性变化也会发生（表 4.9）。

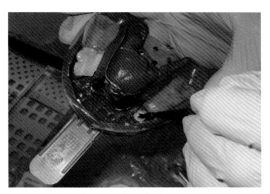

图 4.10　将丙烯酸树脂填充在带假牙的印模中以恢复缺失的牙齿

表 4.8　组合综合征

- 上颌前牙区骨丧失
- 上颌结节肥大
- 硬腭区的乳头状增生
- 下颌前牙的过度伸长
- 局部义齿基板下的骨丧失

数据引自 Kelly（1972）

表 4.9　组合综合征

- 咬合垂直距离的丧失
- 合平面偏斜
- 下颌前移
- 修复体的适合性不良
- 牙龈瘤
- 牙周改变

数据引自 Saunders、Gllis 和 Desjardins (1979)

目前，对发生这些改变的原因仍存在争议。Kelly（1972）认为是先发生上颌前牙区的骨丧失，然后是上颌结节的增生。只有当上下颌的义齿都扩大到后牙区的时候（后牙游离端缺失），才会发生下前牙的过度伸长（Langer、Laufer 和 Cardash，1995）。Saunders、Gllis 和 Desjardins（1979）认为，先失去下颌后牙区的支持才导致前牙区的咬合负担增加。

预　防

对于双侧游离端缺失的 RPD 患者，必须仔细检查并合理设计义齿。软组织对于 RPD 的支持也有很重要的作用，所以义齿的基托边缘要有足够的延伸，覆盖磨牙后垫区和颊棚区。缺牙早期即采用种植义齿修复可以有效避免 CS 的发生（Tolstunov，2007）。

处　理

维持余留天然牙的健康和功能可以有效

防止 CS 的进展。CS 症状的早期诊断有助于牙医开始采取一些正确的措施（Tolstunov，2007）。CS 的修复处理应设计恢复后牙的咬合力支持并尽可能地减少上颌前牙区的咬合压力（Langer、Laufer 和 Cardash，1995）。在正确的颌骨垂直关系下获得准确的咬合关系记录对于判断下颌前牙是否伸长非常有益。

种植修复

种植支持的修复体有多种类型：使用固位杆或者可摘部件，螺丝固位，粘接固位，单个种植基牙或者多个种植基牙等的固定 / 可摘联合修复体。

常见并发症

种植支持的修复体常见并发症见表

表 4.10　种植支持修复体的常见并发症

并发症	平均发病率
覆盖义齿的固位体 / 附着体松动	30%
固定局部义齿的树脂饰面折断	22%
覆盖义齿需要重衬	19%
覆盖义齿的固位体 / 附着体折断	17%
固定局部义齿的瓷饰面折裂	14%
覆盖义齿折断	12%
对颌的修复体折断	12%
修复体的美观效果欠佳	10%
丙烯酸树脂基板折断	7%
修复体的螺丝松动	7%
发音或语言问题	7%
基牙螺丝松动	6%
修复体的螺丝折断	3%
金属支架折断	3%
基牙螺丝折断	2%

经 Elsevier 公司允许引用，数据引自 Goodacre 等 (2003)

4.10，其中最常见的 4 种都和覆盖义齿有关（Goodacre 等，2003）。

对于无牙颌患者，全口义齿的缺点众所周知（表 4.11）。

种植体支持的覆盖义齿已逐渐成为全口义齿的替代体，尤其对于下颌牙列缺失的患者（表 4.12）。

种植支持覆盖义齿可以通过很多类型的部件或附着体获得固位和稳定。包括杆、卡、球、橡皮圈、尼龙栓、磁体。研究表明覆盖义齿上部结构导致并发症的概率是固定修复体的 4~10 倍。尽管有很高的并发症概率，患者仍强烈要求使用种植支持覆盖义齿而不是传统的全口义齿。

卡 / 附着体松动

覆盖义齿任何类型的附着体、卡或者栓都会在正常的使用过程中因为疲劳而发生磨损（Rutkunas、Mizutani 和 Takahashi，2005）。

表 4.11　全口义齿的缺点

· 制作需要关注很多细节
· 固位和稳定不良
· 颌骨的进行性丧失
· 适合性不良时影响功能
· 社交问题（易脱落、外观不自然等）

经 Elsevier 公司允许引用，数据引自 Doundoulakis 等（2003）

表 4.12　种植支持覆盖义齿的优点

· 最少 2 个种植体提供足够支持
· 良好的固位性和稳定性
· 美观和功能均显著改善
· 有效减少牙槽骨吸收
· 可利用现有的修复体完成修复

经 Elsevier 公司允许引用，数据引自 Doundoulakis 等（2003）

预　防

研究报道附着体的类型对修复效果无显著影响（Cehreli 等，2010）。覆盖义齿的良好适合性和咬合关系可以减少义齿的移动，延长义齿附着体的使用寿命。定期复诊检查有助于及时诊断附着体的磨损。

处　理

覆盖义齿的附着体磨损需要及时更换。如果义齿完好无损，只要在椅旁更换附着体就可以了。更换时一定要严格按照生产商提供的说明书进行操作。

覆盖义齿折断

种植支持覆盖义齿加上附着体后局部可能变薄（Domingo 等，2013）。这种覆盖义齿的折断，尤其在没有金属加强的时候，常发生在固定附着体的位置（图 4.11a~d）。

种植支持覆盖义齿即便采用金属基板，如果金属太薄不足以承担咬合力时，金属支架也会折断（图 4.12）。

预　防

在最初进行检查和诊断时，需要获得研究模型并准确上𬌗架固定颌位关系。这样可以观察是否有足够的咬合间隙放置覆盖义齿的附着体。不同类型的覆盖义齿附着体需要的咬合间隙也不同。如患者在种植修复前需要进行外科处理（如牙槽嵴切除术、牙槽骨修整术、上𬌗结节修整术等），必须进行彻底、完善的临床检查并制定精确的手术计划。使用金属加强的方式也可以降低覆盖义齿折断的发生率。

定期复诊可以及时检测覆盖义齿各部件的磨损情况。指导患者监测义齿的稳定性和固位性。所有的患者，尤其是口内有种植体上部结构的患者，都必须明确良好口腔卫生的重要性。

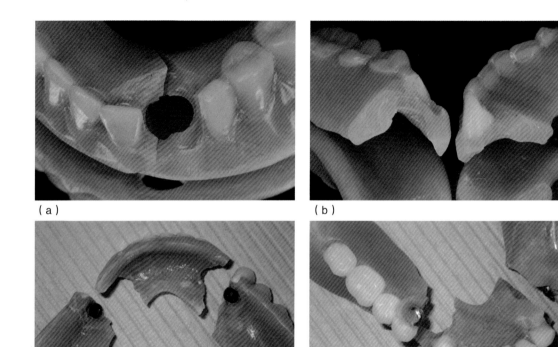

（a）　　　　　　　　　　　　（b）

（c）　　　　　　　　　　　　（d）

图 4.11　折断的覆盖义齿示例。经 T.Suzuki 允许引用

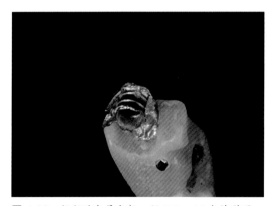

图 4.12　折断的金属支架。经 T.Suzuki 允许引用

处　理

折断的义齿可以修理，但是如果丙烯酸树脂基板的厚度不足以支持正常的功能，义齿会再次折断。检查覆盖义齿基台的高度，如果基台过高（龈上部分），可能需要更换高度合适的基台。研究表明，上颌的传统半

口义齿和种植支持覆盖义齿患者的满意度和使用功能没有差别（Cune、De Putter 和 Hoogstraten，1994；De Albuquerque Junior 等，2000）。也有报道（Goodacre 等，2003）显示，与其他种植修复方式相比，种植支持的上颌覆盖义齿种植体脱落率最高，5 年的保存率只有 71%（Dudley，2013）。因此，骨支持良好时，上颌种植支持覆盖义齿与传统的可摘覆盖义齿相比，不应作为首选（De Albuquerque Junior 等，2000）。

螺丝松动 / 冠松动 / 修复体松动

螺丝松动和折断的原因很多（表 4.13）。螺丝松动率约为 6%（Goodacre 等，2003）。

有角度的种植体需要使用螺丝固位的个性化基台，由于咬合力的方向通常不是沿着螺丝长轴，螺丝上的应变力常超过其承受能

表 4.13　螺丝松动 / 折断的原因

原因	作者
操作失误	Brunski、Puleo 和 Nanci (2000)
扭力松脱	
温度改变	
牙槽嵴吸收	Sones(1989)
种植体的长度或数量不合适	
对颌牙列的作用	
种植体的角度	
异常的咀嚼习惯	
咬合接触偏离轴中心	Binon（2000）
咬合接触过紧	
桥体悬臂受力	
因适合性不佳导致的内应力	Al-Turki 等（2002）
义齿下沉	
修复体的适合性不佳	
卡扣力不足	
生物机械力过载	
螺丝材料不同	

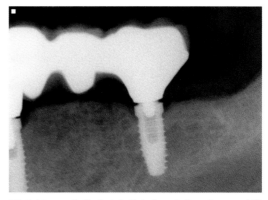

图 4.13　X 线片显示金属部件匹配性不良。可观察到种植基台和金属支架之间的空隙

力，因而造成螺丝折断（Binon， 2000）。上部结构的适合性差会造成螺丝的不稳定（Al-Turki 等，2002）。放射学检查有助于诊断金属支架是否准确就位且适合性良好（图 4.13）。判断导致螺丝松动的原因非常重要。重新拧紧螺丝会改变它的性能，导致进行性的固位扭力丧失或者螺丝折断（Weiss、Kozak 和 Gross，2000； Fauvell、Gialanella 和 Penna， 2006）。

螺丝折断

最常见的螺丝折断的原因（图 4.14a~d）是各种原因导致的不易察觉的螺丝松动，包括磨牙症，上部结构不匹配，𬌗力过大或者螺丝滑丝等（Nergiz、Schmage 和 Shahin，2004）。螺丝折断的平均发生率是 4%

（Goodacre 等，2003）。

预　防

预防种植支持义齿术后并发症的发生需要准确的诊断，全面的外科前修复计划，与外科医生密切交流并在外科导板介导下进行手术。固位螺丝施加合适的扭力是种植体支持义齿修复成功的重要环节。研究报道应用螺丝刀手动施加的扭力只有 10（N·cm）（Dellinges 和 Tebrock，1993）。不同厂家的不同种植系统有相应的扭力建议（Burguete 等，1994）。扭力太小会导致螺丝疲劳、失效或者松动；扭力太大会导致螺丝折断或螺纹磨损（Siamos、Winkler 和 Boberick，2002）。

处　理

如果一个基牙螺丝在基台以上水平折断，可以用止血钳或者弯钳去除折断的螺丝。如果螺丝断在基台以下的位置，可以用探针探及螺丝上部的断端。如果无法探及，可以用其他的技术去除螺丝：

·折断的螺丝口制备沟槽，用自制的螺丝刀取出螺丝（Williamson 和 Robinson，2001）；

·使用细小的镊子从折断的螺丝

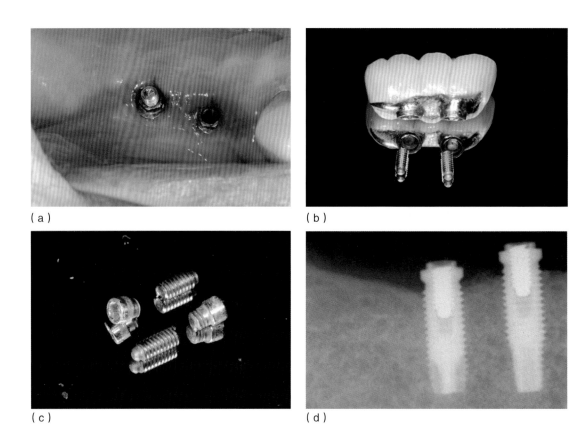

（a）　（b）

（c）　（d）

图 4.14　（a~c）折断的螺丝示例。（d）X 线片显示种植体内折断的螺丝。经 T.Suzuki 允许引用

和种植体内侧面之间的空隙中取出螺丝（Maalhagh-Fard 和 Jacobs，2010）；

　　·使用商品修理套盒（Nergiz、Schmage 和 Shahin，2004）；

　　·使用超声刮治器（Bhandari、Aggarwal 和 Bakshi，2013；Gooty 等，2014）。

　　种植体螺丝取出套盒有多种不同品牌。

　　有时多个种植体支持的 FDP，可能脱落其中的某一种植体。有一个方法可以不需重新制作昂贵的 FDP——被称为"过度种植"（图 4.15）。如果有足够的剩余骨量且没有禁忌证，缺失了 3 颗牙齿最好种植 3 个种植体。这样如果有一个种植体失败时可以采用 2 个种植体支持的 3 单位 FDP 替代进行修复。

种植修复中咬合方面的并发症

　　一个成功的种植支持的修复体需要特别注意咬合问题。种植体不像天然牙那样有牙周膜（PDL）。因此，种植体没有牙周膜所具有的机械感受器和应力缓冲的功能（Schulte，1995）。天然牙有牙周膜，所以

病例：JUDY G.

　　·这个病例因为"过度种植"而被保留。一个由 4 个种植体支持的 5 单位的固定桥（FDP）（图 4.15a）。中间的一个种植体失败（图 4.15 b），连接 FDP 的螺丝被去除，失败的种植体也被去除（图 4.15c），然后 FDP 重新被放回患者口内（图 4.15d）。因此患者不用重新制作新的 FDP。对于种植体支持的覆盖义齿，也建议至少使用 2 个种植体，这样如果有一个种植体失败了，也可以采用这种方式保留修复体（Doundoulakis 等，2003）。如果在修复体设计时所有多余的种植体都没有被使用，他们也应该被保留作为后期各种情况的备用。

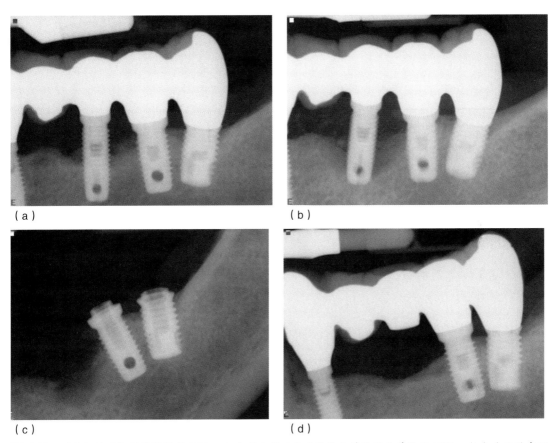

图 4.15　"承担过度"的种植修复示例。(a)最初的 4 个种植体支持的 5 个单位的 FDP。(b)失败的中间种植体。(c)失败的种植体被取出。(d)同一个 5 单位 FDP 再次就位

在承担应力时可以适应性地产生微小的可复性移动（Gross，2008）。但是，形成骨结合的种植体没有这种能力。因此，如果在种植支持的修复体上加载了过度的咬合力就会形成机械并发症，如螺丝松动或者修复体的某个部件（修复体、螺丝或者种植体）折断等。尽管目前有很多关于种植体咬合设计的观点，但是尚无证据证实某一种咬合设计是最合适的（Kim 等，2005；Carlsson，2009；Koyano 和 Esaki，2015）。与各种科学研究相比，实际使用时的咬合设计更多是基于医生的临床经验和专业观点（Ben-Gal 等，2013）。

预　防

尽管种植体支持修复体的咬合设计

没有可靠的临床指南（Koyano 和 Esaki，2015），一些建议可用于预防上述机械并发症的发生。使用部分或者全牙弓夹板、尽量减少牙尖斜度都可以减少修复体侧向合力（Misch 和 Bidez，2005；Klineberg、Trulsson 和 Murray，2013；Bergmann，2014）。对咬合面或者咬合接触进行调改引导咬合力沿着根尖方向传导可以减少上述并发症（Kim 等，2005）。

处　理

为了在种植支持的修复体发生并发症后进行修补，在最初设计的时候就要考虑到上部修复体的取戴。螺丝固位的修复体便于取下修补，但粘接固位的修复体因粘接材

料的不同，有些则很难取下修理（Chee 和 Jivraj，2006）。如果种植体的邻牙或者对颌牙是天然牙，天然牙会随骨的生长而发生移动，因此随着时间延长咬合关系也会发生变化。在定期随访时应检查调整咬合，避免发生修复后并发症（Bergmann，2014）。

与修复相关的并发症

口腔干燥症

口腔干燥症多称为"口干燥症"，主要以患者自觉口内干燥为主要表现（Fox、Busch 和 Baum，1987；Ikebe 等，2002）。老年人因为经常服用药物且疾病易感性增加而发病率升高（Sreenby 和 Schwartz，1997）。研究表明口干燥症的患病率最高为 46%（Narhi，1994），最低为 10%（Matear 等，2006），预计人群患病率约为 20%。

口干燥症患者通常会觉得口干，该病多与脱水、使用药物、头颈部接受放射线，糖尿病以及其他一些特殊的疾病有关（Arslan 等，2009）。Nikolopoulou、Tasopoulos 和 Jagger 在 2013 年报道口干燥症和下列系统性疾病有关（表 4.14）。

并且，某些类型药物已证实与口腔干燥症有关，尤其是抗抑郁药、抗胆碱药物、抗组胺类药物、利尿剂等（表 4.15）。

预防

唾液与义齿基板间形成黏附力以维持基板固位（Massad 和 Cagna，2002）。金属材料比丙烯酸树脂的润湿性更高，唾液覆盖的面积也更大，所以铸造金属基板可用于替代丙烯酸树脂基板（Lloyd，1996）。报道指出，使用铸造金属基板的患者较使用树脂基板的患者对温度变化更敏感，因而会增加进食的

味觉效果和乐趣（Hummel 等，1999）。

处理

一个系统、完善的医疗病历，包括患者的用药史，对于处理口腔干燥症非常重要。如果有一种或几种的药物说明提示有口腔干燥症这一副作用，也许医生可以建议患者选择另一种替代药物。口腔干燥症患者通常更容易罹患龋病，尤其是颈部龋和根面龋，因而通常建议使用氟制剂用于龋病的防治（Hopcraft 和 Tan，2010；Plemons、Al-Hashimi 和 Marek，2014）。很多非处方的人工唾液可用于缓解口腔干燥。对于口腔干燥症的患者需要经常进行回访，及时仔细检查患者的口腔健康。

悬臂

单端固定修复体（CFDP）是指一端有

表 4.14　系统性疾病伴口腔干燥症

系统性疾病	例数（百分比）
糖尿病	25（36.7%）
舍格伦综合征	3（4.4%）
口腔癌	5（7.4%）
颈部癌	7（10.3%）
抑郁症	8（11.8%）
高血压	15（22.0%）
胃肠功能紊乱	5（7.4%）

经美国芝加哥 Quintessence Publishing Group Inc. 许可，数字引自 Nikolopoulou、Tasopoulos 和 Jagger（2013）。$n=68$

表 4.15　与口腔干燥症相关的药物

作者	报道年份	相关的药物
Osterberg、Landahl 和 Hedegard	1984	抗胆碱药、抗组胺类药
Rindal 等	2005	抗忧郁药
Thomson 等	2006	抗忧郁药、利尿药

一个或者多个基牙支持，而另一端悬空无支持的修复体（Wright，1986）。有学者建议单端的桥体应有至少 2 个基牙作支持（Schweitzer、Schweitzer 和 Schweitzer，1968；Wright 和 Yettram，1979）。研究发现，种植体支持的 CFDP 和天然牙支持的 CFDP 的长期修复成功率无差别（表 4.16）。

　　研究表明：天然牙支持的 CFDP 最常见的的并发症是基牙的牙髓坏死（32.6%）和龋坏（9.1%，图 4.16）（Pjetursson 等，2004）。

　　另外 2 项研究表明：种植体支持的 CFDP，修复 5 年后最常见的并发症是饰瓷崩裂（10.2%）和螺丝松动（8.1%）（Aglietta 等，2009；Romeo 和 Storelli，2012）。尽管伴发一些并发症，天然牙支持的 CFDP（Wright，

1986；Hochman、Ginio 和 Ehrlich，1987；Himmel 等，1992）和种植体支持的 CFDP（Aglietta 等，2009；Greenstein 和 Cavallaro，2010；Romeo 和 Storelli，2012）仍是一种有效的治疗方式（图 4.17），尤其对于解剖条件有限的病例（图 4.18）。

预　防

　　种植体和天然牙分别有罹患种植体周围炎和牙周病的风险，因而良好的口腔卫生维护和定期回访对于维护基牙的健康非常重要。CFDP 是一个 I 类杠杆，以靠近悬臂的基牙为支点（Greenstein 和 Cavallaro，2010）。就像跷跷板一样，I 类杠杆的支点

表 4.16　单端固定修复体的修复成功率

作者	报道年份	成功率	支持类型（天然牙或种植体）	修复时间（年）
Pjetursson 等	2004	81.8%	天然牙	10
Tan 等	2004	89.1%	天然牙	10
Pjetursson 等	2004	86.7%	种植体	10
Aglietta 等	2009	88.9%	种植体	10

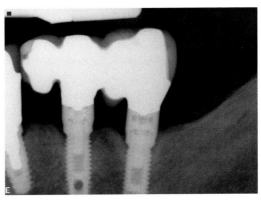

图 4.17　19 年后术后回访仍在发挥功能的单端固定修复体

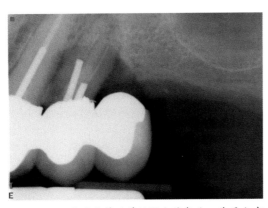

图 4.16　天然牙支持的单端固定修复体，基牙上有龋损，并伴有严重的骨丧失

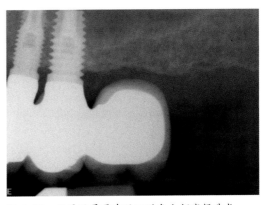

图 4.18　后牙区骨量有限可避免上颌窦提升术

在载荷和力点之间。这就是说当杠杆的一端受到向下的应力时，另一端产生了向上的应力。这样，直接作用在悬臂上的咬合应力会对基牙产生一个垂直向的、使其脱离修复体的脱位力。

处理

文献中有一些建议用于减少 CFDP 并发症的发生：

· 距离悬臂最远的基牙应该非常牢固以抵抗垂直向的脱位力（Himmel 等，1992）；

· 缩窄悬臂桥上的咬合面以减小向基牙传导的应力（Wright，1986）；

· 提高金属结构的高度和厚度以提高其抵抗形变的能力（Greenstein 和 Cavallaro，2010）；

· 避免出现不沿着修复体长轴方向的咬合应力（English，1993）；

· 降低悬臂处的咬合（Carlsson，2009）；

· 减少悬臂桥的长度（Rodriguez 等，1993）；

· 对于磨牙症的患者避免使用单端悬臂桥（Misch，2002）。

摄入（吞咽）或者误吸

牙科使用的很多部件都非常小（图4.19a，b），有可能在操作过程中掉入口腔后部。这可能会导致误吞或者吸入气管。误吞比误吸更多见（Venkataraghavan 等，2011；Obinata 等，2011；Santos 等，2012），这 2 种情况都需要急诊处理（Cosellu 等，2013）。

预防

误吞和误吸可以通过使用一些简单的预防措施来避免。尽可能使用橡皮障。用纱布结扎的喉咙包或者放在咽皱褶处可用于保护气道（Wandera 和 Conry，1993）。可以在所有的器械上绑上牙线以防止器械掉入（图4.20）。

处理

如果患者感觉到有任何物体掉到了口腔后部，要鼓励患者咳嗽将物体吐出（Cosellu 等，2013）。患者必须立刻被送入急诊室以确诊物体是否被误吞或者误吸。需要咨询专科医生确定最佳的取出方法（内镜检查、支气管镜检查或者外科手术等）。在等待救护的时候，要注意保持患者气道的通畅。必要的时候，可以采取海姆立克急救法或者

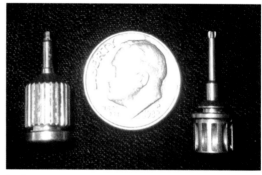

（a）

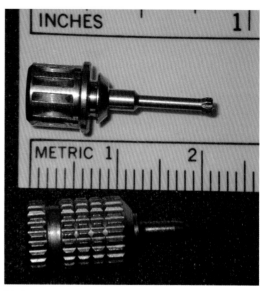

（b）

图 4.19　常用种植体螺丝刀的尺寸

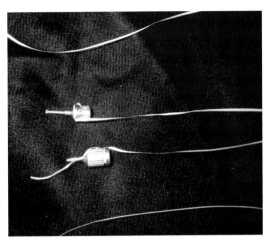

图 4.20　绑上牙线的种植螺丝刀

环甲膜切开术帮助患者通气（Obinata 等，2011；Cosellu 等，2013）。

结　论

为了减少各种的修复并发症，应注意以下这些方面：

·合适的诊断及仔细的治疗计划；

·必要时与其他专科医生的沟通与合作；

·精确、细致且无变形的印模；

·设计合理及适合性良好的修复体；

·专业技能高超且沟通良好的技师；

·仔细检查咬合；

·严格按照生产商提供的说明书进行操作；

·指导患者理解维护口腔卫生的重要性；

·细致的术后护理和回访。

致　谢

感谢 Takanori Suzuki（DDS，PhD）提供图 4.1a~d、图 4.2a~f、图 4.11a~b、图 4.12 和图 4.14a~c；感谢 LaserStar Technologies 提供图 4.9a~c；感谢 Roger Warren 的鼓励和支持！

参考文献

[1] Aglietta, M., Siciliano, V.I., Zwahlen, M.,et al. A systematic review of the survival and complication rates of implant-supported fixed dental prostheses with cantilever extensions after an observation period of at least 5 years. Clin Oral Impl Res,2009,20:441–451

[2] Al-Turki, L.E.E., Chai, J.,Lautenschlager, E.P.,et al. Changes in prosthetic screw stability because of misfit of implant-supported prostheses. Int J Prosthodont,2002,15:38–42

[3] Arendorf, T.M., Walker, D.M. Denture stomatitis: a review.J Oral Rehabil,1987,14:217–227

[4] Arslan, A., Orhan, K., Canpolat, C.,et al.Impact of xerostomia on oral complaints in a group of elderly Turkish removable denture wearers. Arch Gerontol Geriatr,2009,49:263–267

[5] Baena-Monroy, T., Moreno-Maldonado, V., Franco Martinez, F., et al. Candida albicans, Staphylococcus aureus and Streptococcus mutans colonization in patients wearing dental prosthesis.Med Oral Pathol Oral Cir Bucal,2005,10 (Suppl 1):E27–E39

[6] Balch, J.H., Smith, P.D., Marin, M.A., et al. Reinforcement of a mandibular complete denture with internal metal framework. J Prosthet Dent,2013,109:202–205

[7] Baran, G., Boberick, K.,McCool, J. Fatigue of restorative materials. Crit Rev Oral Biol Med,2001,12:350–360

[8] Behr, M., Zeman, F., Passauer, T.,et al. Clinical performance of cast clasp-retained removable partial dentures: a retrospective study. Int J Prosthodont,2012,25:138–144

[9] Ben-Gal, G., Lipovetsky-Adler, M., Haramaty, O.,et al. Existing concepts and a search for evidence: a review on implant occlusion. Compend Contin Educ Dent, 2013,34:26–31

[10] Bergendal, T. and Isacsson, G. Effect of nystatin in the treatment of denture stomatitis. Scand J Dent Res,1980,88:446–454

[11] Berglundh, T., Persson, L. and Klinge, B. A systematic review of the incidence of biological and technical complications in implant dentistry reported in prospective longitudinal studies of at least 5 years. J Clin Periodontol,2002,29:197–212

[12] Bergman, B. and Carlsson, G.E. Review of 54 complete

denture wearers. Patient's opinions 1 year after treatment.Acta Odontol Scand,1972,30:399–414

[13] Bergmann, R.H. Occlusal considerations for dental implant restorations. Compend Contin Educ Dent, 2014,35, 455–458

[14] Beyli, M.S.,von Fraunhofer, J.A. An analysis of causes of fracture of acrylic resin dentures. J Prosthet Dent,1981,46:238–241

[15] Bhandari, S., Aggarwal, N. and Bakshi, S. Ultrasonic oscillations for conservative retrieval of a rare fracture of implant healing abutment. J Oral Implantol, 2013,39:475–478

[16] Bilhan, H., Sulun, T., Erkose, G.,et al. The role of Candida albicans hyphae and Lactobacillus in denture-related stomatitis. Clin Oral Investig,2009,13:363–368

[17] Bilhan, H., Erdogan, O., Ergin, S., et al. Complication rates and patient satisfaction with removable dentures. J Adv Prosthodont,2012,4:109–115

[18] Bilhan, H., Geckili, O., Ergin, S.,et al. Evaluation of satisfaction and complications in patients with existing complete dentures.J Oral Sci,2013,55:29–37

[19] Binon, P.P. Implants and components: entering the new millennium. Int J Oral Maxillofac Implants,2000,15:76–94

[20] Bohnenkamp, D.M. Removable partial dentures clinical concepts.Dent Clin N Am,2014,58:69–89

[21] Brunello, D., Mandikos, M. Construction faults, age,gender, and relative medical health: factors associated with complaints in complete denture patients.J Prosthet Dent,1998,79:545–554

[22] Brunski, J.B., Puleo, D.A., Nanci, A. Biomaterials and biomechanics of oral and maxillofacial implants: current status and future developments. J Oral Maxillofac Implants,2000,15:15–46

[23] Budtz-Jorgensen, E. Oral mucosal lesions associated with the wearing of removable dentures. J Oral Pathol, 1981,10:65–80

[24] Budtz-Jorgensen, E.,Bertram, U. Denture stomatitis.I. The etiology in relation to trauma and infection. Acta Odontol Scand,1970,28:71–92

[25] Budtz-Jorgensen, E., Holmstrup, P.,Krogh, P. Fluconazole in the treatment of Candida-associated denture stomatitis. Antimicrob Agents Chemother,1988,32:1859–1863

[26] Budtz-Jorgensen, E., Mojon, P., Banon-Clement, J.M.,et al. Oral candidosis in long-term hospital care: comparison of edentulous and dentate subjects. Oral Dis,1996,2:285–290

[27] Burguete, R.L., Johns, R.B., King, T., et al.Tightening characteristics for screwed joints in osseointegrated

dental implants. J Prosthet Dent, 1994,71:592–599

[28] Carlsson, G.E.Dental occlusion: modern concepts and their application in implant prosthodontics. Odontology,2009,97:8–17

[29] Cehreli, M.C., Karasoy, D., Kokat, A.M.,et al. Systematic review of prosthetic maintenance requirements for implant-supported overdentures. Int J Oral Maxillofac Implants,2010,25:163–180

[30] Chee, W. and Jivraj, S. Screw versus cemented implant supported restorations.Br Dent J,2006,201:501–507

[31] Chen, A., Zirwas, M. Denture stomatitis. Skinmed, 2007,6:92–94

[32] Cilingir, A., Bilhan, H., Baysal, G.,et al. The impact of frenulum height on strains in maxillary denture bases.J Adv Prosthodont,2013,5:409–415

[33] Coonaert, J., Adriaens, P.,de Boever, J. Longterm clinical study of porcelain-fused-to-gold restorations.J Prosthet Dent, 1984,51:338–342

[34] Cosellu, G., Farronato, G., Carrassi, A. et al. Accidental aspiration of foreign bodies in dental practice: clinical management and prevention. Gerodontology,2013,32:229–233

[35] Cune, M.S., De Putter, C., Hoogstraten, J. Treatment outcome with implant-retained overdentures: Part II Patient satisfaction and predictability of subjective treatment outcome. J Prosthet Dent,1994,72:152–158

[36] Cunningham, J.L., Benington, I.C. A survey of the pre-bonding preparation of denture teeth and the efficiency of dewaxing methods. J Dent,1997,25:125–128

[37] Darbar, U.R., Huggett, R., Harrison, A. Denture fracture-a survey.Br Dent J,1994,176:342–345

[38] De Albuquerque Junior, R.F., Lund, J.P., Tang, L.,et al. Within subject comparison of maxillary long-bar implant-retained prostheses with and without palatal coverage: patient-based outcomes. Clin Oral Implants Res,2000,11:555–565

[39] Dellinges, M.A., Tebrock, O.C. A measurement of torque values obtained with hand-held drivers in a simulated clinical setting. Int J Prosthodont,1993,2:212–214

[40] DePaola, L.G., Minah, G.E., Leupold, R.J.,et al. The effect of antiseptic mouth rinses on oral microbial flora and denture stomatitis. Clin Prev Dent,1986,8:3–8

[41] Dervis, E. Clinical assessment of common patient complaints with complete dentures. Eur J Prosthodont Restor Dent,2002,10 (3):113–117

[42] De Santana Santos, T., Antunes, A.A., Vajgel, A.,et al. Foreign body ingestion during dental implant

procedures. J Craniofac Surg,2012,23:119–123

[43] Domingo, K.B., Burgess, J.O., Litaker, M.S.,et al. Strength comparison of four techniques to secure implant attachment housings to complete dentures.J Prosthet Dent,2013,110:8–13

[44] Dorner, S., Zeman, F., Koller, M., et al. Clinical performance of complete dentures: a retrospective study. Int J Prosthodont,2010,23:410–417

[45] Douglass, C.W., Shih, A., Ostry, L. Will there be a need for complete dentures in the United States in 2020?J Prosthet Dent,2002,87:5–8

[46] Doundoulakis, J.H., Eckert, S.E., Lindquist, C.C.,et al. The implant-supported overdenture as an alternative to the complete mandibular denture. J Am Dent Assoc,2003,134:1455–1458

[47] Dudley, J. Maxillary implant overdentures: current controversies.Aust Dent J,2013,58:420–423

[48] English, C.E. Biomechanical concerns with fixed partial dentures involving implants. Implant Dent,1993,2: 221–242

[49] Erhardson, S., Carlsson, J., Wictorin, L.Fracture mechanics of dental gold soldered joints. Swed Dent J Suppl,1980,5:1–62

[50] Fauvell, S.A., Gialanella, G., Penna, K.J. The lumen technique. N Y State Dent J,2006,72:43

[51] Feng, S., Liao, P., Chen, M. Prosthodontic treatment of a patient with combination syndrome: a clinical case report.J Prosthodont Implant Dentistry,2012,1:22–25

[52] Ferencz, J.L.Tensile strength analysis of midpontic soldering.J Prosthet Dent,1987,57:696–703

[53] Fox, P.C., Busch, K.A.,Baum, B.J. Subjective reports of xerostomia and objective measures of salivary gland performance.J Am Dent Assoc,1987,115:581–584

[54] Gendreau, L., Loewy, Z.G. Epidemiology and etiology of denture stomatitis. J Prosthod,2011,20:251–260

[55] Glantz, P.-O.,Nyman, S. Technical and biophysical aspects of fixed partial dentures for patients with reduced periodontal support. J Prosthet Dent, 1982,47:47–51

[56] Goodacre, C.J., Bernal, G., Rungcharassaeng, K., et al. Clinical complications with implants and implant prostheses.J Prosthet Dent,2003,90:121–132

[57] Gooty, J.R., Palakuru, S.K., GuntaKalla, V.R.,et al. Noninvasive method for retrieval of broken dental implant abutment screw. Contemp Clin Dent, 2014,5:264–267

[58] Greenstein, G., Cavallaro, J. Cantilevers extending from unilateral implant-supported fixed prostheses. A review of the literature and presentation of practical guidelines. J Am Dent Assoc,2010,141:1221–1230

[59] Gross, M.D.Occlusion in implant dentistry. A review of the literature of prosthetic determinants and current concepts. Australian Dent J, 2008,53 (Suppl):S60–S68

[60] Himmel, R., Pilo, R., Assif, D.,et al. The cantilever fixed partial denture—a literature review. J Prosthet Dent,1992,67:484–487

[61] Hochman, N., Ginio, I., Ehrlich, J. The cantilever fixed partial denture: a 10-year follow-up. J Prosthet Dent,1987,58:542–545

[62] Hummel, S.K., Marker, V.A., Buschang, P.,et al. A pilot study to evaluate different palate materials for maxillary complete dentures with xerostomic patients.J Prosthod,1999,8:10–17

[63] Hopcraft, M.S.,Tan, C. Xerostomia: an update for clinicians. Aust Dent J,2010,35:238–244

[64] Ikebe, K., Sajima, H., Kobayashi, S.,et al. Association of salivary flow rate with oral function in a sample of community-dwelling older adults in Japan. Oral Surg Oral Med Oral Pathol Oral Radiol Endod, 2002,99:704–710

[65] John, J., Gangadhar, S.A., Shah, I. Flexural strength of heat polymerized polymethyl methacrylate denture resin reinforced with glass, aramid or nylon fibers. J Prosthet Dent,2001,86:424–427

[66] Jorge, J.H., Quishida, C.C.C., Vergani, C.E.,et al. Clinical evaluation of failures in removable partial dentures. J Oral Sci,2012,54:337–342

[67] Karabuda, C., Yaltink, M., Bayraktar, M. A clinical comparison of prosthetic complications of implant-supported overdentures with different attachment systems.Implant Dent,2008,17:74–81

[68] Karlsson, S. A clinical evaluation of fixed bridges,10 years following insertion. J Oral Rehabil, 1986,13: 423–432

[69] Kelly, E. Changes caused by a mandibular removable partial denture opposing a maxillary complete denture.J Prosthet Dent,1972,27:140–150

[70] Kim, Y., Oh, T., Misch, C.E.,et al. Occlusal considerations in implant therapy: clinical guidelines with biomechanical rationale. Clin Oral Impl Res,2005,16:26–35

[71] Kimmich, M.,Stappert, C. Intraoral treatment of veneering porcelain chipping of fixed dental restorations.J Am Dent Assoc,2013,144:31–44

[72] Kivovics, P., Jahn, M., Borbely, J. et al. Frequency and location of traumatic ulcerations following placement of complete dentures. Int J Prosthodont, 2007, 20:397–401

[73] Klineberg, I.J., Trulsson, M., Murray, G.M. Occlusion on implants—is there a problem? J Oral Rehabil, 2013,39:522–537

[74] Kotkin, H. Diagnostic significance of denture complaints.J Prosthet Dent,1985,53:73–77

[75] Kovac-Kavcic, M., Skaleric, U. The prevalence of oral mucosal lesions in a population in Ljubljana, Slovenia. J Oral Pathol Med,2000,28:331–335

[76] Kovacić, I., Celebić, A., Zlatarić, D.K.,et al. Decreasing of residual alveolar ridge height in complete denture wearers. A five year follow up study. Coll Antropol, 2010,34:1051–1056

[77] Koyano, K., Esaki, D. Occlusion on oral implants:current clinical guidelines. J Oral Rehabil, 2015,42:153–161

[78] Kulac-Ozkan, Y., Kazazoglu, E., Arikan, A. Oral hygiene habits, denture cleanliness, presence of yeasts, and stomatitis in elderly people. J Oral Rehabil, 2002,29:300–304

[79] Kumar, S.M., Sethumadhava, J.R., Kumar, V.A., et al. Effects of conventional welding and laser welding on the tensile strength, ultimate tensile strength and surface characteristics of two cobalt-chromium alloys: a comparative study. J Indian Prosthodont Soc,2012,12:87–93

[80] Langer, Y., Laufer, B., Cardash, H.S. Modalities of treatment for the combination syndrome.J Prosthod, 1995,4:76–81

[81] Levers, B.G.H.,Darling, A.Continuous eruption of some human adult teeth of ancient populations. Arch Oral Biol,1983,28:401–408

[82] Lewis, A.J. Failure of removable partial denture castings during service.J Prosthet Dent,1978,39:147–149

[83] Lloyd, P.M. Complete denture therapy for the geriatric patient. Dent Clin North Am,1996,40:239–254

[84] Luk, N.K., Wu, V.H., Liang, B.M.,et al.Mathematical analysis of occlusal rest design for cast removable partial dentures. Eur J Prosthodont Restor Dent, 2007,15:29–32

[85] Lundgren, D., Laurell, L.Biomechanical aspects of fixed bridgework supported by natural teeth and endosseous implants.J Periodontol,2000,4:23–40

[86] Maalhagh-Fard, A.,Jacobs, L.C. Retrieval of a stripped abutment screw: a clinical report. J Prosthet Dent,2010,104:212–215

[87] Massad, J.J., Cagna, D.R. Removable prosthodontic therapy and xerostomia. Treatment considerations. Dent Today,2002,21:80–87

[88] Matear, D.W., Locker, D., Stephens, M.,et al. Associations between xerostomia and health status indicators in the elderly. J R Soc Health,2006,126:79–85

[89] McCord, J.F., Grey, N.J.A., Winstanley, R.B.,et al. A clinical overview of removable prostheses: 3. Principles of design for removable partial dentures. Dent Update,2002,29:474–481

[90] Misch, C.E. The effect of bruxism on treatment planning for dental implants.Dent Today,2002,21:76–81

[91] Misch, C.E., Bidez, M.W. Occlusal consideration for implant-supported prostheses: implant protected occlusion//C.E.English. Dental Implant Prosthetics.1st ed. St.Louis, MO:Mosby,2005:472–510

[92] Morrow, R.M., Reiner, P.R., Feldmann, E.E.,et al. Metal reinforced silicone-lined dentures. J Prosthet Dent,1968,19:219–229

[93] Narhi, T.O. Prevalence of subjective feelings of dry mouth in the elderly. J Dent Res,1994,73:20–25

[94] Negm, S. Candida albicans on tongue. Int J Dent Clinics,2013,5:31–32

[95] Nergiz, I., Schmage, P., Shahin, R. Removal of a fractured implant abutment screw: a clinical report. J Prosthet Dent,2004,91:513–517

[96] Nikolopoulou, F., Tasopoulos, T. and Jagger, R. The prevalence of xerostomia in patients with removable prostheses.Int J Prosthodont,2013,26:525–526

[97] Nishimura, I., Garrett, N. Impact of human genome project on treatment of frail and edentulous patients. Gerodontology,2004,21:3–9

[98] Obinata, K., Satoh, T., Towfik, A.M.,et al. An investigation of accidental ingestion during dental procedures. J Oral Sci,2011,53:495–500

[99] Osterberg, T., Landahl, S., Hedegard, B. Salivary flow, saliva, pH and buffering capacity in 70-year-old men and women. Correlation to dental health, dryness in the mouth, disease and drug treatment. J Oral Rehabil,1984,11:157–170

[100] Ozcan, M. Evaluation of alternative intra-oral repair techniques for fractured ceramic-fused-to-metal restorations.J Oral Rehabil, 2003a,30:194–203

[101] Ozcan, M. Fracture reasons in ceramic-fused-to-metal restorations.J Oral Rehabil,2003b,30:265–269

[102] Parr, G.R., Gardner, L.K. Removable partial denture

repairs.Compend Contin Educ Dent,1993,14:846–853

[103] Pjetursson, B.E., Tan, K., Lang, N.P., et al. A systematic review of the survival and complication rates of fixed partial dentures (FPD's) after an observation period of at least 5 years. Clin Oral Impl Res,2004,15:667–676

[104] Pjetursson, B.E., Thoma, D., Jung, R.,et al. A systematic review of the survival and complication rates of implant supported fixed dental prostheses (FPDs) after a mean observation period of at least 5 years.Clin Oral Implants Res,2012,23 (Suppl):22–38

[105] Plemons, J.M., Al-Hashimi, I., Marek, C. Managing xerostomia and salivary gland hypofunction. J Am Dent Assoc,2014,145:867–873

[106] Rehmann, P., Orbach, K., Ferger, P., et al. Treatment outcomes with removable partial dentures: a retrospective analysis. Int J Prosthodont, 2013,26:147–150

[107] Renner, R.P.,Boucher, L.J. Removable Partial Dentures. Chicago,IL: Quintessence Publishing,1987

[108] Rice, J.A., Lynch, C.D., McAndrew, R.,et al. Tooth preparation for rest seats for cobalt-chromium removable partial dentures completed by general dental practitioners.J Oral Rehabil,2010,38:72–78

[109] Rindal, D.B., Rush, W.A., Peters, D.,et al. Antidepressant xerogenic medications and restoration rates.Community Dent Oral Epidemiol,2005,33: 74–80

[110] Rodriguez, A.M., Aquilino, S.A., Lund, P.S.,et al. Evaluation of strain at the terminal abutment site of a fixed mandibular implant prosthesis during cantilever loading.J Prosthodont,1993,2:93–102

[111] Romeo, E. and Storelli, S. Systematic review of the survival rate and the biological, technical, and esthetic complications of fixed partial prostheses with cantilevers on implants reported in longitudinal studies with a mean of 5 years follow up. Clin Oral Implants Res,2012,23:39–49

[112] Rudd, R.W., Bange, A.A., Rudd, K.W.,et al.Preparing teeth to receive a removable partial denture.J Prosthet Dent,1999,82:536–549

[113] Rutkunas,V., Mizutani, H.,Takahashi, H. Evaluation of stable retentive properties of overdenture attachments. Stomatologija,2005,7:115–120

[114] Sailer, I., Pjetursson, B., Zwahlen, M.,et al. A systematic review of the survival and complication rates of all-ceramic and metal-ceramic reconstructions after an observation period of at least 3 years.

Part II: Fixed dental prostheses. Clin Oral Impl Res,2007,18:86–96

[115] Sato, Y. Clinical methods for adjusting retention force of cast clasps. J Prosthet Dent,1999,82:557–561

[116] Sato, Y., Shindoi, N., Koretake, K.,et al.The effect of occlusal rest size and shape on yield strength.J Prosthet Dent,2003,89:503–507

[117] Saunders, T.R., Gillis, R.E., Desjardins, R.P. The maxillary complete denture opposing the mandibular bilateral distal-extension partial denture: treatment considerations.J Prosthet Dent, 1979,41:124–128

[118] Satapathy, S.K., Pillai, A., Jyothi, R.,et al. Natural teeth replacing artificial teeth in a partial denture: a case report. J Clin Diagn Res,2013,7:1818–1819

[119] Schulte, W. Implants and the periodontium. Intl Dent J,1995,45:16–26

[120] Schwarz, M.S. Mechanical complications of dental implants. Clin Oral Implants Res,2000,11 (Suppl):156–158

[121] Schweitzer, J.M., Schweitzer, R.D., Schweitzer, J. Free-end pontics used on fixed partial dentures. J Prosthet Dent,1968,20:120–138

[122] Selby, A. Fixed prosthodontic failure. A review and discussion of important aspects. Aust Dent J,1994,39:150–156

[123] Shay, K. Denture hygiene: a review and update.J Contemp Dent Pract,2000,1:1–8

[124] Shen, K., Gongloff, R.K. Prevalence of the combination syndrome among denture patients. J Prosthet Dent,1989,62:642–644

[125] Shetty, M.S., Shenoy, K.K. Techniques for evaluating the fit of removable and fixed prosthesis.ISRN Dent,epub 2011 Jul 14,doi:10.5402/2011/348372.1–4, article ID348372

[126] Siamos, G., Winkler, S., Boberick, K.G. The relationship between implant preload and screw loosening on implant-supported prostheses.J Oral Implantol,2002,28:67–73

[127] Smith, J.P., Hughes, D. A survey of referred patients experiencing problems with complete dentures. J Prosthet Dent,1988,60:583–586

[128] Sones, A.D. Complications with osseointegrated implants. J Prosthet Dent,1989,62:581–585

[129] Sreenby, L.M.,Schwartz, S.S. A reference guide to drugs and dry mouth.2nd ed. Gerodontology,1997,14:3–47

[130] Stameisen, A.E., Rffino, A. Replacement of lost or roken denture teeth with composites. J Prosthet

Dent,1987,58:119–120

[131] Strub, J.R., Stiffler, S., Scharer, P. Causes of failure following oral rehabilitation: biologic versus technical factors. Quintessence Int,1988,19:215–222

[132] Suzuki, Y., Ohkubo, C., Abe, M., et al. Titanium removable partial denture clasp repair using laser welding: a clinical report. J Prosthet Dent, 2004,91: 418–420

[133] Tan, K., Pjetursson, B.E., Lang, N.P., et al. A systematic review of the survival and complication rates of fixed partial dentures (FPDs) after an observation period of at least 5 years. Clin Oral Implants Res,2004,15:654–656

[134] Thomson, W.M., Chalmers, J.M., Spencer, A.J., et al. A longitudinal study of medication exposure and xerostomia among older people. Gerodontology, 2006,23:205–213

[135] Tolstunov, L. Combination syndrome: classification and case report. J Oral Implantol,2007,33:139–151

[136] Uzun, G., Hersek, N. Comparison of the fracture resistance of six denture base acrylic resins. J Biomater Appl,2002,17:19–29

[137] Vallittu, P.K. A review of methods used to reinforce poly-methyl methacrylate resin. J Prosthod,1995,4:183–187

[138] Venkataraghavan, K., Anantharaj, A., Praveen, P.,et al. Accidental ingestion of foreign object: systemic review, recommendations and report of a case. Saudi

Dent J,2011,23:177–181

[139] Wandera, A., Conry, J.P. Aspiration and ingestion of a foreign body during dental examination by a patient with spastic quadriparesis: case report. Pediatr Dent,1993,15:362–363

[140] Watson, C.J., Walker, D.M., Bates, J.F.,et al. The efficacy of topical miconazole in the treatment of denture stomatitis.Br Dent J,1982,152:403–406

[141] Webb, B.C., Thomas, C.J., Wilcox, M.D.,et al.Candida-associated denture stomatitis. Aetiology and management: a review. Part 3. Treatment of oral candidosis. Aust Dent J,1998,43:244–249

[142] Weiss, E.I., Kozak, D.,Gross, M.D. Effect of repeated closures on opening torque values in seven abutmentim-plant systems. J Prosthet Dent,2000,84:194–199

[143] Williamson, R.T., Robinson, F.G. Retrieval technique for fractured implant screws. J Prosthet Dent,2001,86:549–550

[144] Wright, W.E. Success with the cantilever fixed partial denture. J Prosthet Dent,1986,55:537–539

[145] Wright, W.E., Yettram, A.L. Reactive force distributions for teeth when loaded singly and when used as fixed partial denture abutments.J Prosthet Dent,1979,42:411–416

[146] Yanikoglu, N. The repair method for fractured metalporcelain restorations: a review of the literature. Eur J Prosthodont Rest Dent,2004,12:161–165

第5章

口腔外科并发症

Shahrokh C. Bagheri[1,2,3,4,5,6], Behnam Bohluli[7], Roger A. Meyer[1,5,6,8,9]

[1] Department of Surgery, Division of Oral and Maxillofacial Surgery, Northside Hospital, Atlanta, GA,USA

[2] Georgia Oral and Facial Reconstructive Surgery, Atlanta, GA, USA

[3] Oral and Maxillofacial Surgery, School of Medicine, University of Miami, Miami, FL, USA

[4] Oral and Maxillofacial Surgery, Department of Surgery, School of Medicine, Emory University, Atlanta, GA, USA

[5] Oral and Maxillofacial Surgery, Augusta University, Augusta, GA, USA

[6] American Board of Oral and Maxillofacial Surgery, Chicago, IL, USA

[7] Oral and Maxillofacial Surgery, Azad University of Medical Sciences, Tehran, Iran

[8] Maxillofacial Consultations Ltd, Greensboro, GA, USA

[9] Georgia Oral and Facial Reconstructive Surgery, Marietta, GA, USA

手术并发症是指在手术期间或术后发生的任何不良事件与情况，若未预想到、未及时诊断或忽视了其存在，则可能对患者产生不良影响（Meyer，1987）。任何外科手术都有风险，存在并发症的可能。许多常规的口腔手术常由非口腔颌面外科专业的临床医师进行操作。牙科医师进行的操作应已进行充分培训，或已经熟练掌握手术技术和术后处理。这要求我们在临床和教育培训中需要对并发症的辨别及处理进行训练。本章主要对常规口腔手术过程中可能遇到的并发症进行论述并提出相关处理建议。关于颌面外科手术并发症及其处理并不在本文的探讨范围之内，读者可以参考关于这一相关内容的出版物（Kaban、Pogrel 和 Perrott，1997；Bagheri、Bell 和 Khan，2011；Miloro，2015）。

外科手术的并发症可以分为 4 类：

·局限于术区解剖部位的轻微并发症（干槽症，局部感染，局部出血）；

·局限于口腔颌面部区域的严重并发症（下颌骨骨折，神经损伤，骨髓炎，筋膜间隙的感染，骨坏死）；

·较轻的全身系统性并发症，需要更准确的局部及系统治疗（变态反应，晕厥，其他轻微的、不威胁生命的心肺事件）；

·较重的可能危及生命的系统性并发症，需要外科和内科干预（癫痫，严重的心肺事件，败血症，休克）；

本章讨论的重点是局限于术区解剖部位的轻微并发症。

所有的外科手术过程都会触发某种类型的软组织炎症反应或其他局部反应（如疼痛、水肿、瘀斑）。创伤大小直接决定炎症程度。这些临床表现不一定是并发症，而可能是手术创伤的可预期结果。温和的手术技巧和术后减少炎症的措施可使炎症反应最小化（类固醇、非甾体抗炎药物，冷敷，患者的头部高度，限制剧烈运动）。超出手术预期的过度肿胀和（或）瘀伤需要考虑是否有其他的原因，必要时需要积极干预（如潜在的感染，动脉或静脉破裂导致的严重出血）。其他诊断，如干槽症（牙槽骨炎症继发性疼痛），可能只需要支持治疗（Noroozi 和 Philbert，2009；Bowe、Rogers 和 Stassen，2010；Cardoso 等，2010；Daly 等，2012；Laraki、Chbicheb 和 El Wady，2012）。一些不太常见但更严重的并发症，如下颌骨骨折、神经损伤和筋膜脓肿，应立即咨询经验丰富的口腔颌面外科医生（Meyer，1987；Bagheri、Bell 和 Khan，2012；Ethunandan、Shanahan 和 Patel，2012；Marciani，2012；Bagheri 和 Meyer，2014）。

轻微并发症可分为术中和术后并发症。

术中并发症

术中出血

术中出血会使术野模糊不清，对术者造成额外的压力。如果手术还未完成，则可能导致其他并发症，如操作速度过快或视野不清易导致意外发生（McCormick、Moore 和 Meechan，2014a；McCormick 等，2014b；Mingarro-de-León、Chaveli-López 和 Gavaldá-Esteve，2014）。

预　防

遵循以下治疗方案可能会降低术中出血的发生率：

·充分的术前评估，以确定患者是否有任何类型的出血性疾病。充分了解患者的既往史，预防可能出现的意外。

·使用带血管收缩剂的局部麻醉药物（例如肾上腺素 1∶100 000 或 1∶200 000）。注射局部麻醉药物后等待几分钟可以大幅度减少术中软组织出血。

·术前放射学检查，可以预测下牙槽神经血管束（IAC）的位置，降低术中损伤的风险（Duda，2002；Durmus 等，2004；Bouloux、Steed 和 Perciaccante，2007；Huang、Wu 和 Worthington，2007；Brauer，2008；Huang、Chen 和 Chuang，2011）。

治　疗

为控制术中出血，应该首先尝试找到出血点。放置湿纱布，轻柔地压在手术部位暂时止血。然后使用吸引器和头灯探查手术部位，找到出血点。以下的步骤可以控制出血。

·软组织出血时可以通过放置纱布覆盖伤口，持续性压迫 5min 进行止血。如果仍持续渗血，可以注射含有血管收缩剂的麻醉药（1~2ml）辅助止血。对于部分患者，血管钳和电刀是比较理想的止血手段。在大多数情况下，除非有其他的特殊情况（例如，患者的全身状态），一旦出血被控制，手术可以继续进行。

·某些疾病（如根尖周肉芽肿、化脓性肉芽肿和巨细胞肉芽肿）通常严重侵犯血管，它们的切除常伴随快速（虽然总量很小）出血。最好的办法是快速、完整的切除病变；一旦病变被切除，出血自然会停止。一些疾病（如血管瘤和动脉–静脉畸形，通过术前影像学资料的研究以及触诊和听诊可以诊断）可以导致严重出血，甚至危及生命。对于此类疾病患者，手术需延期，且应咨询有经验的外科医生。

·在切除一些病损（根尖肉芽肿、囊肿等）或拔出牙根根尖靠近 IAC 的下颌磨牙时，下牙槽动脉和静脉可能受损，并由此导致拔牙窝的活动性出血。此类出血可用湿纱布、吸收性明胶海绵或氧化纤维素塞入拔牙窝加压数分钟止血。注意：电刀止血可能会损伤下牙槽神经（IAN），故禁用。

牙移位

手术意外所致牙移位相当罕见。使用牙挺时角度不正确或者用力过大会使牙齿或者残片移位并进入邻近软组织。在照明不足或术野不佳的情况下强行取出移位残片或牙齿，往往导致周围组织的进一步损伤，甚至移位牙齿进入更深处的组织。最常发生牙移位的是上下颌第三磨牙，上颌第三磨牙易进入翼腭窝或者上颌窦，下颌第三磨牙易进入舌下间隙。其他牙齿或牙根残片也有进入毗邻组织的可能（Duda，2002；Durmus 等，2004；Bouloux、Steed 和 Perciaccante，2007；Huang、Wu 和 Worthington，2007；Brauer，2008；Huang、Chen 和 Chuang，2011）。

治　疗

数种方法可用于取出移位牙齿或碎片，移位牙齿或者碎片原则上应尽早取出。术者须经过培训，经验丰富，了解翼腭窝、上颌窦、舌下间隙等重点区域的解剖；手术应在光线充足、器材齐全、有助手协助的条件下进行，避免对患者造成二次损伤。然而，无论如何都应该慎重处理，发生此类情况后可以终止操作，做进一步影像学检查确定移位牙位置，将患者移交口腔颌面外科专科医生在更好的条件下进行处理。如果手术延期，纤维组织形成并包绕在移位牙齿或碎片的周围，阻止其进一步移位的同时也会影响外科手术的操作。装备齐全的手术室，也应该配备三维图像摄影（如锥形束 CT，CBCT）仪器（Duda，2002；Durmus 等，2004；Bouloux、Steed 和 Perciaccante，2007； Huang、Wu 和

Worthington，2007；Brauer，2008；Huang、Chen 和 Chuang，2011）。

以下为最常发生移位的位置，需要特别注意。

牙齿移位进入上颌窦

大多数上颌磨牙根尖距上颌窦底很近，有时上颌窦腔发育过度或者磨牙牙根伸入上颌窦腔，二者之间只有一薄层骨质，甚至仅有一层窦腔上皮相隔。任何不小心的操作可能都会破坏上颌窦底的骨质，造成牙根残片的移位（图 5.1a，b），甚至整颗磨牙进入上颌窦窦腔。这种情况下必须取出移位牙齿并封闭口腔上颌窦瘘（OAF）（Bouloux、Steed 和 Perciaccante，2007；Huang、Wu 和 Worthington，2007）。建议尽快转诊至口腔颌面外科专科医生处理。

预　防

主要依靠轻柔而精确的外科操作技术来防止牙根碎片进入上颌窦和对上颌窦的损伤。影像学评估可以帮助医生排查可疑病例。术前影像学检查显示锥形根，根尖和窦底之间骨质过薄，根尖区存在病理性损害（如根尖周囊肿或肉芽肿）时应该警惕此类风险。牙挺使用不当、牙钳用力过大是主要原因。

治　疗

当术区上颌磨牙牙根碎片消失时，高度怀疑牙根移位。可采用以下步骤取出牙根碎片（Bouloux、Steed 和 Perciaccante，2007；Huang、Wu 和 Worthington，2007）。

· 良好视野下对患者进行仔细检查（光线充足，强力外科吸引器，有条件可置放大倍数为 2 倍的外科放大镜）。若找到移位的牙根部碎片，可以使用吸引器或蚊式钳吸取出。仔细冲洗并吸引牙槽窝可能有助于找到牙根碎片。若以上方法均无效，不建议局部

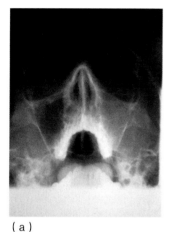 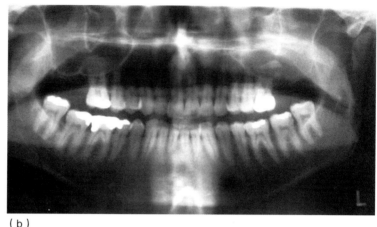

（a） （b）

图 5.1 对上颌后牙牙根或牙齿碎片处理不当可能导致牙根进入上颌窦

扩大骨窗,但可以考虑标准的上颌窦开窗术。

· 上颌窦外提升术入路可能是最佳的进入上颌窦的方法。某些情况下,移位的牙齿或碎片位于窦底的 Schneiderian(窦腔）黏膜下方,这种方法能够使在找到异物的同时保证上颌窦黏膜的完整。若黏膜已经破损,建议采用常规入路开窗(Caldwell-Luc 方法通过利用高速手机和骨钳建立骨窗,在上颌尖牙窝颊面侧优于上颌前磨牙顶端区域）,在直视下取出异物。另外,患者常规处于仰卧位,窦腔内可用生理盐水冲洗并小心用吸引器吸出。牙齿碎片可能浮在冲洗液中而被找到。

· 牙齿或碎片进入上颌窦会导致口腔上颌窦瘘,移除异物后,需确定并记录瘘口位置,并制定进一步治疗计划。通常需要软组织瓣关闭瘘管(例如颊部皮瓣前移术或带蒂的颊脂垫皮瓣前移术）,如果需要,可建立上颌窦临时引流。

牙齿移位进入翼腭窝

上颌第三磨牙向后 / 上方移位,可导致牙齿卡在上颌结节和翼突之间（图 5.2a,b）。牙齿从拔牙钳滑脱,在手术野中消失,转向后外侧,进入上颌骨后外侧的软组织中。根尖角度,阻生深度及器械的使用不当均可导致这种情况发生(Bouloux、Steed 和 Perciaccante,2007;Huang、Wu和 Worthington,2007）。

治 疗

有一定经验的外科医生可以尝试手术去除牙或牙碎片,但如果手术失败,进一步的操作可能会迫使牙齿深入软组织的情况恶化。最好推迟 3 周,让牙齿周围的软组织愈合,变成纤维状。二次手术前,移位牙准确位置是由三维成像(如 CBCT）测定的。翻瓣前,使用 25 号长针头在影像学检查中标记牙齿的位置,然后准确翻瓣,吸取去除纤维状包裹的牙齿(Bouloux 等,2007;Huang、Wu 和 Worthington,2007）。

牙齿移位进入下颌下间隙或舌下间隙

下颌骨后方舌侧骨皮质较薄,在拔除下颌第三磨牙时容易发生骨折（图 5.3）,导致牙根碎片(也有可能是完整的牙齿）通过骨折区进入到舌侧软组织间隙(即舌下间隙,位于口底、下颌舌骨肌浅面）内（图 5.4）（Durmus 等,2004;Bouloux、Steed 和

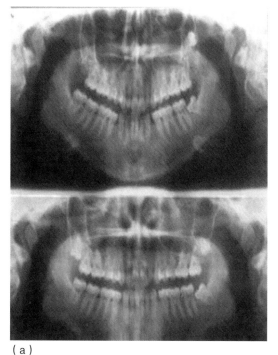

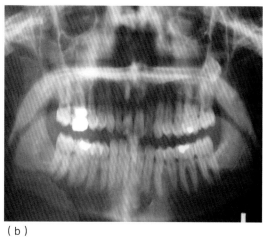

（a） （b）

图 5.2 错误的操作迫使上颌第三磨牙进入翼上颌间隙

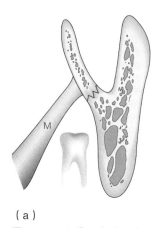

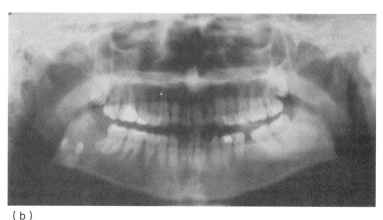

（a） （b）

图 5.3 下颌第三磨牙处的舌侧骨壁相对较薄，下颌第三磨牙有移位到邻近的舌下间隙和下颌下间隙的风险

Perciaccante，2007；Huang、Wu 和 Worthington，2007）。这种情况也很容易损伤舌神经，该神经通常位于舌侧骨皮质内侧 1~2mm 的软组织内。

治　疗

·使用手指辅助尝试将牙齿复位到牙槽窝内，然后在直视下拔除。

·如果上述方法失败，建议延期 2~3 周，使异位牙周围形成纤维包裹，再进行手术。

·可以使用 25 号针头刺入软组织中定位牙齿，或作为 CBCT 的标志。使用针头刺入软组织触及异位牙，然后小心翻瓣，找到异位牙并予以拔除（Durmus 等，2004；Bouloux、Steed 和 Perciaccante，

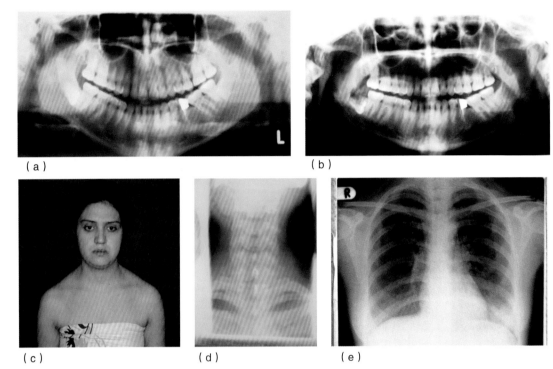

图5.4　（a）1例准备行下颌第三磨牙拔除术的30岁女性病例。（b）用高速手机做的失败的手术。（c）发展为严重的皮下气肿 。（d）颈部。（e）上胸部。

2007；Huang、Wu 和 Worthington，2007；Brauer，2008）。此外，也可以使用三维导航技术辅助寻找异位牙。

骨　折

牙槽骨和颌骨骨折

牙槽骨骨折是拔牙术中常见的并发症，骨折范围可从牙槽骨至上颌结节。下颌骨正中联合、下颌骨体部及下颌角的骨折不常见但更为严重（Peleg 等，2009；Bodner、Brennan 和 McLeod，2011；Cankaya 等，2011；Chrcanovic 和 Freire-Maia，2011；Saksena 等，2014）。拔牙器械的使用不当与用力过度是骨折的主要原因。当患者合并下颌骨萎缩或骨质疏松症时拔牙骨折风险升高。埋藏的深度、牙根长度、根分叉情况、牙周袋深度、患者年龄以及外科医生的操作都会直接影响骨折的发病率（Peleg 等，

2009；Bodner、Brennan 和 McLeod，2011；Cankaya 等，2011；Chrcanovic 和 Freire-Maia，2011；Saksena 等，2014）。

预　防

选择合适的病例是避免骨折的第一步。

埋藏较深的牙齿如果不涉及感染、囊肿、肿瘤、相邻牙齿的根吸收等病变，通常不建议处理。在特殊情况下，如果有需要，可以由经验丰富的外科医生操作，采取正确的手术方式，拔除位置危险的深度埋藏牙（接近IAC，下颌骨下缘附近或位于邻牙的牙根附近，与疾病相关联的牙齿）。分根术可以帮助医生拔除较长的牙根与多根牙齿。锋利的骨膜剥离器可以顺利地剥离牙周膜并保护颊侧骨板。锋利的牙挺可更容易地穿过牙周膜并保护颊侧骨板（Peleg 等，2009；Bodner、Brennan 和 McLeod，2011；Cankaya

等，2011；Chrcanovic 和 Freire-Maia，2011；Saksena 等，2014）。当患者下颌第三磨牙的牙根与 IAC 距离较近，并且病损仅局限于牙冠，医生可以选择进行部分牙齿拔除术，手术仅磨除牙冠，保留牙根（其根部与 IAC 距离过近），从而避免下颌神经的损伤（Freedman，1997；Pogrel、Lee 和 Muf，2004）。

治　疗

·没有骨膜附着的骨碎片无血供，应该被去除，以免其成为异物或感染源。拥有骨膜附着的骨碎片可以保留，应该使用骨膜剥离器或其他合适的器械将其从被拔除的牙齿上剥离，促进其愈合并且维持局部的牙槽骨稳定。

·上述原理同样适用于较大的骨折，如上颌结节骨折。没有骨膜附着的脱落的上颌结节属于游离骨，其存活概率下降，并具有显著的感染风险。因此，通常在关闭软组织之前去除。上颌结节骨折，在骨折块与骨膜以及软组织有连接的情况下，不应将骨块去除，而应将其固定。4~6 周后，上颌结节稳定且骨质再生，可以进行精细的手术拔除牙齿（Peleg 等，2009；Saksena 等，2014）。

下颌角或下颌骨体骨折

下颌骨骨折是牙拔除术的并发症之一。下颌骨骨折的主要表现是破裂音、下颌运动及尝试咀嚼时剧烈疼痛，手术部位可见骨质移动以及咬合紊乱。当下颌骨萎缩、为暴露埋藏牙而大量去骨、拔除深度埋藏牙用力不当时，这种并发症可能出现在术中。这种并发症也可能发生在术后，原因为在手术过程中不可避免及过度去除骨质导致下颌骨薄弱，进而使下颌骨无法承受正常的咀嚼力量或轻度的物理碰撞（Bodner、Brennan 和 McLeod，2011；Cankaya 等，2011；

Chrcanovic 和 Freire-Maia，2011；Saksena 等，2014）。

预　防

为降低医源性下颌骨骨折的发生率，通常推荐以下操作。

·精确评估每份病例（包括恰当的术前影像学检查）。第三磨牙埋藏较深且无症状时不推荐拔除。

·在复杂的拔牙病例中，选择正确的手术方式及合适的器械（例如分块拔除牙齿，使用超声骨刀或使用激光去骨），可以减少并发症的发生（Jing、Yang、Zheng 等，2014；Romero 等，2015）。

治　疗

如果怀疑术中或者术后出现下颌骨骨折，最好的方法是立即将患者交给口腔颌面外科医生处理。更多的操作可能会使一个简单的骨折变成复杂的骨折（骨折移位，复合骨折，粉碎性骨折）。骨折线上的牙齿保留还是拔除，需要对骨折患者进行全面的评估后才能下结论。骨折依严重程度不同，处理的方法也不同（严密观察、进流食、颌间固定，坚强内固定）（Bodner、Brennan 和 McLeod，2011；Cankaya 等，2011；Chrcanovic 和 Freire-Maia，2011）。

拔错牙齿

这看似令人费解的并发症经常在文献报道中出现，这是医生受法律制裁的主要原因（Lee、Curley 和 Smith，2007；Weiss、Stern 和 Dym，2011；Dym 和 Weiss，2012）。有几个因素可能会增加这种并发症的发生概率。

以下为秀发因素（Lee、Curley 和 Smith，2007；Weiss、Stern 和 Dym，2011；Dym 和 Weiss，2012）：

·在超负荷工作的情况下遇到"加号"要求紧急拔牙的患者过多，导致门诊时间表超负荷；

·医生（制定治疗方案的医生和执行手术的医生）之间的沟通不畅；

·患牙不明确（牙位和牙的名称之间的不符）；

·以前拔除的牙或者缺失牙后该牙间隙关闭，剩余牙齿命名混淆。

治　疗

·拔除的牙齿可以被当作"医源性脱位牙"来处理。术者有责任告诉患者拔错牙的事实，并且立即在其牙槽窝处行再植手术保持其稳定（或者将患者转诊至颌面外科医生处理）。在牙齿稳定前都需要频繁随访。如果牙齿未能重新长好并脱落，要进行种植牙或固定桥修复。

·对于正畸患者，正畸医生也必须了解患者病史。有时可以修改治疗方案，正畸治疗可以移动相邻牙齿来关闭拔错牙齿出现的间隙，达到良好的咬合，就如同没有拔错牙齿时一样。此外，责任医师需要对患者持续随访直至患者和正畸科医师满意为止。

·对一部分需要进行种植体植入的缺牙患者，拔错牙齿后需要立即重新评估。有时修改治疗方案可降低对牙齿再植的需求。新的治疗方案应包括种植修复误拔牙齿。

·当评估结果提示牙齿具有保留价值，再植牙应在牙弓夹板（牙弓或正畸矫治器）辅助下固定 4~6 周，直至其达到稳定。如果是发育完全的牙齿，根尖孔很小，再植后牙髓血运重建较困难，可以对其做根管治疗，和脱位牙的处理方法一致。对于儿童恒牙，根尖孔呈开放状态（所谓的喇叭口状），血运重建是可能的，可以不做根管治疗。

牙折和根折

拔牙过程中牙齿折断是一个较为常见的并发症。常见的危险因素有：牙齿有大面积的龋坏、做过根管治疗、做过复杂的修复治疗。

预　防

仔细遵循以下拔牙基本原则可以降低牙折的发生率：使患者处于合适的体位方便医生检查和处理；确定拔牙牙位后正确地使用牙科器械进行拔牙；必要时采用分根拔除牙齿等。

治　疗

过去由于缺乏必要的药物、相应的手术培训和先进的医疗设备，有时主张避免用手术方法去除较小的残根。现代口腔临床治疗中，建议去除所有残留的牙根及其他牙齿碎片，为种植术提供合适的环境。

当简单的拔牙术（例如使用牙钳拔牙）中牙齿折断了，翻瓣术能够最有效地去除残留的部分牙齿。分块拔除牙齿同时保护牙龈黏膜以及保持牙槽突高度有助于后期种植体修复。修复或重建牙槽骨需要移植自体骨（可从下颌联合或下颌支或较远部位的髂骨或胫骨取骨）、骨库骨或骨的替代品。

感染和脓肿

感染和脓肿是 2 种常见的口腔手术并发症。约 7%~10% 的拔牙术会造成感染，大多数感染可以自愈，或通过支持性护理及口腔卫生指导而康复。某些初期较为轻微的局部感染可能会扩散至周围筋膜组织，需要积极的手术干预。因此所有的感染和脓肿均应密切监控（Yang 等，2006；Arai 等，2009；Moghimi 等，2013）。

预　防

在特定的患者中预防性使用抗生素，

使用正确的无菌器械，在外科手术前漱口，以及开展微创手术是预防术后感染的主要方法。例如，术前漱口（如氯己定、消毒盐水）可即刻有效地减少口腔细菌，也会明显降低术后感染的概率；日常漱口持续 7~10d 直到拆线。漱口是否起到真正的作用或仅是简单的物理清洁仍存在争议。有些感染（特别是在直接手术区域内）应尽早发现并进行处理。根尖周脓肿的忽视或处理不善可能会很快扩展到邻近或较远处的颌面部间隙内，最终造成系统性甚至影响生命的疾病（见后文）。冠周炎，更易发生在部分萌出的第三磨牙处，应早期发现并处理。但如果忽视其存在，感染可以扩展到下颌骨体部骨髓腔内或其他的邻近间隙，最终导致寒战、发热、牙关紧闭、吞咽困难、呼吸阻塞、脓毒症甚至死亡（Yang 等，2006；Arai 等，2009；Moghimi 等，2013）。

治　疗

· 第一步是清除感染源，通过根管治疗去除坏死牙髓，拔除患牙，去除外来异物（坏死的牙齿碎片）。在特殊的情况下，应推迟进行这步操作，如伴有特殊的系统性疾病或严重的破伤风。

· 切开引流。在筋膜下脓肿形成后或发生蜂窝织炎后进行切开引流，并尽可能早地进行。这一步在患者全身条件不允许的情况下可以推迟至机体功能恢复后。对于健康的伴有局部明确脓肿的患者（如前庭脓肿），切开引流足以解决患者的问题。

· 使用抗生素。抗生素和上述 2 条联合应用，可帮助患者免疫系统有效对抗脓肿感染。其使用时机取决于患者的临床症状、病程病史及临床诊断（Yang 等，2006；Arai 等，2009；Moghimi 等，2013）。

拔牙术中的气肿

使用带空气冷却装置的牙科高速手机时，有可能会有空气进入皮瓣或新鲜伤口中，造成空气在邻近软组织中的聚集（皮下气肿）。这种状况可能会在手术过程中即刻发现或在手术几小时后逐渐显现（图 5.4）（Yang 等，2006；Arai 等，2009）。

预　防

使用标准的外科手机（并非用于去除龋洞、进行牙体预备的牙科钻头）。外科手机不产生空气排放，适宜用于软组织和硬组织所有类型的外科操作。

治　疗

口腔外科手术后发生的皮下气肿通常具有自限性，会在数日内消退。在极个别情况下，气肿可能继续发展，下降并波及气管和纵隔，继而侵犯气道，危及患者生命。因此，在气肿完全消除前应密切监测患者状况。

一般建议遵循以下步骤（Yang 等，2006；Arai 等，2009）：

· 要求患者在休息或睡觉时取坐位或半坐位，避免气肿向下移动；

· 按规定使用抗生素来预防可能的感染；

· 当观察到气肿向下移动或者患者呼吸困难时，应立即前往医院就诊；

· 尽快与医生协商病情（最好是普外科医生），对患者进行评估和随访，直到病情缓解。

术后并发症

干槽症

牙槽骨炎症（也称干槽症），是拔牙术后可能出现的一种有剧烈疼痛的并发症。通常，患者表现为拔牙 1d 或数天后出现严重的下颌疼痛，经常可以放射到同侧耳颞部，服用止痛药物也无法完全缓解，可以闻及恶臭。干槽症的发病原因、患病率、治疗方法在文献中有广泛的讨论（Pogrel，1997）。血凝块在拔牙后牙槽窝的愈合中有决定性的作用，干槽症患者牙槽窝内的血凝块在拔牙手术后1~4d内过早地分解了，导致游离神经末梢和牙槽骨面暴露于口腔环境中。这种情况在上下颌都可以观察到，但下颌牙的发生率更高（特别是下颌第三磨牙）（Noroozi 和 Philbert，2009；Bowe、Rogers 和 Stassen，2010；Cardoso 等，2010；Daly 等，2012；Laraki、Chbicheb 和 El Wady，2012）。患干槽症风险最高的人群为服用过含雌激素避孕药的女性，以及拔牙前3个月内有过局部口腔感染的患者（如拔牙区有冠周炎）。

症状和体征

（Noroozi 和 Philbert，2009；Bowe、Rogers 和 Stassen，2010；Daly 等，2012；Laraki、Chbicheb 和 El Wady，2012）

·拔牙术后2~3d术区出现跳痛，同侧耳颞部出现放射痛。

·恶臭（嗅觉）。

·恶臭（味觉）。

诱发因素

·牙拔除困难和术中创伤。诸多研究已经表明这一拔牙术后并发症与外科医生的手术技巧有直接关系。

·术后护理不当。恰当的术后护理有利于组织顺利愈合。术后咬硬物，用力吐口水，过分用力漱口，饮用热水，用舌头或牙刷触碰伤口都会破坏血凝块，从而导致干槽症。

·吸烟造成的口内负压可能会导致血凝块的移动。此外，吸烟引起的口内温度变化和烟雾的化学成分，都有可能对牙槽窝的愈

合不利，诱发干槽症。

·既往有干槽症病史。

·拔牙手术位点。下颌磨牙，尤其是智齿，显然对干槽症更为易感。

·使用含雌激素的避孕药可能会导致血凝块早期崩解。

·拔牙术前的3个月内，在拔牙区域有过感染。

预　防

（Bowe、Rogers 和 Stassen，2010；Cardoso 等，2010；Daly 等，2012；Laraki、Chbicheb 和 El Wady，2012；Noroozi 和 Philbert，2009）

·女性患者在拔牙术前几天应停用避孕药，牙拔除72h之后再重新使用。

·近期口腔局部有牙相关感染的患者，应在感染完全消除后3个月，再行牙拔除术。术前使用抗生素并不会降低高危患者发生干槽症的概率。

·细致的外科技术是预防干槽症的关键。

·严格遵守术后注意事项可以促进血凝块的形成和拔牙创伤的正常愈合。

·术前和术后使用氯己定漱口，已被证实可以有效降低干槽症的发病率。研究人员提倡使用氯己定凝胶来减少干槽症易感人群的发病率，但过度剧烈的术后漱口是不可取的。

治　疗

治疗干槽症的方法有多种。干槽症诊断后的主要目标，是在创伤愈合时尽量缓解疼痛。首先，应该注意区分牙槽骨炎与其他类型的拔牙后疼痛，这通过回顾病史和临床症状可以很容易做到（通常表现为拔牙1d或数天后出现严重的跳痛，疼痛会向同侧耳颞部放射，有明显口臭）。对于一些患者来说，使用长效局部麻醉剂进行封闭，快速、显著地缓解疼痛，继而临床医生才能介入并对患

者的状况进行评估。用温的生理盐水或氯己定溶液谨慎、彻底地冲洗牙槽窝，清除所有碎屑。牙槽窝内常可以看到暴露的牙槽骨。此后，应该努力减轻术区疼痛，促使牙槽窝正常愈合。将浸有丁香油酚的棉球或纱布条轻轻置入并固定于对应的牙槽窝内，常能在1 至数分钟内缓解疼痛（如果没有给予局部麻醉）。这一效果具有相当的戏剧性，患者会因此时常提及它的有效性。抗生素不是必需的，因为这不是真正的感染过程，只是骨面暴露于口腔内的菌群和碎屑。牙槽窝刮治术或骨成形术也不推荐，因为简单的牙槽窝冲洗和止痛敷料常常足以解决这个问题。当暴露的牙槽骨被新鲜的肉芽组织覆盖时，病情就得到了解决，这大约需要 7~14d 的时间。在此期间，患者每 2~3d 更换一次牙槽窝的敷料。

牙关紧闭

牙关紧闭是因咀嚼肌（咬肌、颞肌、翼内肌、翼外肌）痉挛而导致的张口困难或张口受限。成年人的正常最大开口度（MIO）为 35~55mm。无论牙医对患者进行何种类型的评估，MIO 的测量都是患者记录中的重要数据，它可以用于评估患者术后下颌动度的恢复情况。当 MIO 小于 35mm 时，一般多是因为受到了某些限制，最常见的是咀嚼肌痉挛。当牙关紧闭发生在口腔外科手术之后时，通常是由于外科手术期间咀嚼肌收到了刺激。目前已知以下 3 种途径可能会损伤这些肌肉（Ogle 和 Mahjoubi，2012；Coulthard 等，2014）。

·局部麻醉。在下牙槽神经阻滞麻醉时，将麻药注入翼下颌间隙，针头可能会无意中穿过翼内肌。有时，为了找到最佳的注射位点，会做出一些方向上的改变，这加剧了这种损伤。另一个可能的损坏因素是针尖，在

IAN 阻滞和 Gow-Gates 技术（常规下颌麻醉技术）中，针碰到下颌支的内侧表面。有时这种无意的接触会在针尖上产生小的倒钩。当针在注射和取出之前有一次或多次定向，与翼内肌接触时，倒钩可损伤其路径内的软组织。在每次给患者注射后，都应该检查针头；如果已经产生倒钩，则应丢弃并更换针（Ogle 和 Mahjoubi，2012）。

·皮瓣反射。颞肌的前段纤维附着于喙突，并向下延伸到下颌第三磨牙远中。颊侧骨膜瓣的远端扩张，为暴露下颌第三磨牙而采取的过度分离，可能直接损伤这些纤维，通常导致轻度至重度开口受限（Ogle 和 Mahjoubi，2012）。

·感染延伸到咀嚼肌筋膜间隙。咀嚼肌间隙的细菌感染直接影响咀嚼肌，并可能导致严重的牙关紧闭。这种渐进的变化可能会限制口腔手术的入路。因此，它被认为是紧急症状，应该由口腔颌面外科医生来处理（Coulthard 等，2014）。

预　防

如果理解了牙关紧闭的病因，则很容易避免这种并发症。

·每次注射后都应该更换针头。或者针头可以穿过一块纱布，如果纱布被撕裂，下一次注射时应更换针头（图 5.5）。下颌麻醉技术不需要进针方向的改变，尽量减少软组织的损伤（Coultharde 等，2014）。

·翻瓣的设计。下颌智齿拔除的外科瓣技术可以向前延伸。或者，可以选择深切口，之后在下颌智齿的远中作几毫米的延伸。用这种方法不太可能损伤颞肌纤维（Coulthard 等，2014）。

·咀嚼肌间隙的感染。感染从局限的脓肿沿着阻力最小的路径扩散到解剖学上相邻的筋膜空间(下颌骨处的间隙，咀嚼肌间隙)。

建议在感染侵犯到其他解剖部位之前尽早治疗所有的脓肿（Coulthard 等，2014）。

治疗

第一步，应区分牙关紧闭和其他常见原因所引起的张口减小。在明确诊断后，由损伤（如局部麻醉和翻瓣操作）引起的牙关紧闭可使用抗炎药物。建议软食，应告知患者，症状将在几天内缓解。在感染病例，适当的手术干预是必要的，进行切开引流将使致病因素尽快消除。在一些患者，严重而持续的牙关紧闭需要采取积极治疗措施，并转诊到颌面外科医生处治疗，以重建术前的开口度和下颌运动，并且治疗方案应该在术前确定和记录（Ogle 和 Mahjoubi，2012；Coulthard 等，2014）。

口腔手术中抗生素的应用

已有大量文献讨论了在口腔外科手术中使用抗生素来预防术后并发症（Jeske 和 Suchko，2003；Schwartz 和 Larson，2007；Susarla、Sharaf 和 Dodson，2011；Lodi 等，

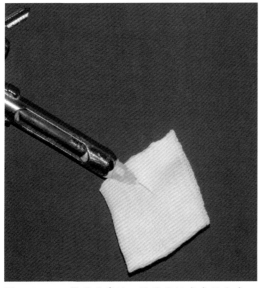

图 5.5　可以将针头穿过一块手术纱布来检查在二次使用该针头时是否存在倒钩

2012；Oomens 和 Forouzanfar，2012）。Lodi 等对现有的临床试验进行了全面的荟萃分析，结果显示预防性应用抗生素可以使感染率轻微降低。通过观察，使用抗生素的病例术后疼痛感也有所减轻。此外，关于抗生素可降低干槽症发生率的证据是不可信的。抗生素的预防性使用也并不能缓解牙关紧闭和手术后的疼痛感（Jeske 和 Suchko，2003）。

是否需要预防性使用抗生素应该由外科医生根据指南和临床情况综合判断。然而，目前的研究并不支持给没有感染的和进行简单（仅局限于牙槽骨且只有少量软组织解剖，没有骨质的暴露或切除）外科手术的健康患者预防性使用抗生素（Schwartz 和 Larson，2007；Susarla、Sharaf 和 Dodson，2011；Lodi 等，2012；Oomens 和 Forouzanfar，2012）。

若患者合并有免疫缺陷或全身性疾病，或接受一些疑难手术病例，发生上述并发症的风险会升高。尽管该证据目前不充足，但常规仍会预防性使用抗生素（Schwartz 和 Larson，2007；Susarla、Sharaf 和 Dodson，2011；Lodi 等，2012；Oomens 和 Forouzanfar，2012）。

口腔手术中止血药物并发症的管理

抗血小板和抗血栓形成药物通常用于预防心肌梗死、卒中、肺血栓以及其他因血栓栓塞造成的功能障碍，这些药物可以避免血小板聚集和血凝块形成。尽管如此，在拔牙和口腔外科小手术中，仍须谨慎止血（Wahl 和 Howell，1996；Wahl，2000；Jeske 和 Suchko，2003；Pototski 和 Amenábar，2007）。问题是：患者的凝血值在什么范围内时可以满足拔牙手术。目前，对常用药物

的研究情况如下。

· 阿司匹林。在口腔小手术中，可常规持续使用阿司匹林（>100mg/d），但是，局部止血措施及术后医嘱必须向患者详细交代。

· 双联抗血小板疗法。即患者联合使用阿司匹林和其他抗血栓药物。常规的口腔外科小手术和简单拔牙术都不需要改变日常用药的剂量，但必须进行充分的局部止血（Wahl 和 Howell，1996；Wahl，2000；Jeske 和 Suchko，2003；Pototski 和 Amenábar，2007）。

· 抗凝药物。医生需要谨慎权衡是否继续进行药物治疗以及此种情况下发生凝血障碍的可能性。Wahl 经过系统分析指出，与出血的风险（继续使用抗凝药物时）相比，如果停止使用抗凝药物，发生血栓栓塞事件的风险将提高 3 倍。因此，本研究（以及其他几项类似的研究）建议在简单拔牙术、软组织活检术和口腔外科小手术中仍然继续使用抗凝药物。国际标准化比值（INR）提出了口腔外科手术术后出血的相对风险。进行口腔微创手术的理想 INR 为 2.5，此时出血和血栓栓塞的风险都最小。不过，当 INR 值为 4 时，仍可以安全地完成口腔小手术。对于同时服用抗血小板和抗凝药物的患者，同样的 INR 标准也能满足他们的手术要求。术前应与熟悉患者全身情况的医生进行详细的讨论，所有关于药物更换/剂量调整和（或）停止使用药物的医嘱都必须由主管医生决定（Wahl 和 Howell，1996；Wahl，2000；Jeske 和 Suchko，2003；Pototski 和 Amenábar，2007）。

口腔上颌窦瘘（OAF）

OAF 是上颌窦和口腔之间的医源性瘘口。口腔上颌窦交通多发生于上颌磨牙的拔除，也可因根治良恶性病变、种植手术和许多涉及上颌后牙区的手术引起。OAF 是指出现 24h 以上并且未被稳定血凝块堵塞的、与口腔相通的瘘管或窦道。如果瘘管持续存在，就会被一层上皮细胞逐渐覆盖（Visscher、Van Minnen 和 Bos，2010；Dym 和 Wolf，2012）。

诱发因素

（Visscher、Van Minnen 和 Bos，2010；Dym 和 Wolf，2012）

· 上颌磨牙长的分歧（叉）根。

· 上颌窦气化良好与牙根之间仅有薄层骨质。

· 薄而窄的牙周韧带（PDL）；局部或整体缺少牙周韧带。

诊　断

若出现外科器械使用时的操作失误（如牙挺进入上颌窦）、大块骨质附着在上颌牙根的根端、血液或气泡从拔牙窝溢出的情况即可判断发生了 OAF。如果怀疑诊断，可先假设有一个小的 OAF，进而进一步明确诊断，如鼻腔鼓气法、临床检查，通过详细检查就有可能将一个简单的不完全 OAF 重新诊断为大的完全的口腔上颌窦交通（Visscher、Van Minnen 和 Bos，2010；Dym 和 Wolf，2012）。

治　疗

· 小的穿孔（直径 3mm 左右）。小的穿孔一般是可以自行愈合的，患者需注意因压力不同而导致的液体在口腔与上颌窦之间的交通。患者只能小口缓慢饮水，同时医生需要观察是否会从鼻腔漏出。

· 中等大小穿孔（直径 3~5mm）。有很多方法可以处理此类穿孔，推荐使用以下几种最有效且复发率低的方法。

△ 颊部皮瓣。此方法要求瘘口周围软组

织的边缘是新鲜的创面，设计一梯形瓣并进行滑行转瓣。颊部皮瓣是修补瘘口的常用方法（图 5.6a~c）。如果设计的颊部皮瓣不能完全覆盖创面，那么就需要在皮瓣的下方游离骨膜进而关闭创口。此方法的缺点是会使牙龈发生角质化改变，所以这种方法应少用。

△带蒂颊脂垫推进皮瓣。颊脂垫是两侧面部颊肌下方丰富的脂肪组织垫。带蒂脂肪瓣可以通过滑行推进关闭瘘口。此皮瓣可以用来处理中等大小的穿孔。2 周后，正常的上皮组织就会覆盖在皮瓣上，口腔与上颌窦之间的瘘口就会被封闭（图 5.7a~c）。

脂肪瓣、颊部皮瓣被广泛应用，设计完整的骨膜切口和颊部脂肪垫已被公认。缓慢地将脂肪垫向瘘口推进并把它缝合在正常

的腭部组织上，使颊部皮瓣后退（Rapidis等，2000；Visscher、Van Minnen 和 Bos，2010；Dym 和 Wolf，2012）。

·交通口大于 5mm 以及复发性瘘管。大的交通口处理起来比较棘手。许多皮瓣技术，比如腭部旋转皮瓣、腭岛状瓣、舌岛瓣以及上述几种方法的组合都被广泛应用。此类复杂的重建手术需由经验丰富的口腔颌面外科医生操作（Rapidis 等，2000；Dym和 Wolf，2012；Visscher、Van Minnen 和Bos，2010；Wahl 和 Howell，1996）。

·当怀疑患者是由于医源性因素导致口腔上颌窦瘘时，牙医必须及时安排转诊，由口腔颌面外科医生对患者进行进一步的评估和及时的治疗，并遵循优先原则。当无菌清

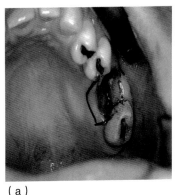
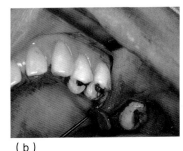
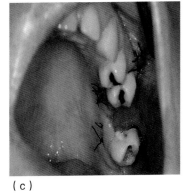

（a）　　　　　（b）　　　　　（c）

图 5.6　（a）设计一个颊瓣来修补创伤性上颌窦瘘。使用梯形瓣来恢复缺损（b）并且将皮瓣边缘进行缝合（c）

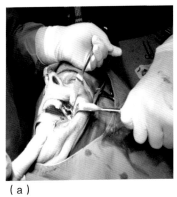
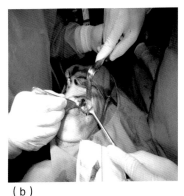
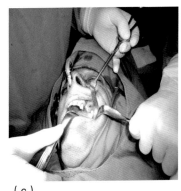

（a）　　　　　（b）　　　　　（c）

图 5.7　（a）计划用颊侧脂肪瓣覆盖一个 1cm 直径的上颌窦瘘。（b）准备用颊侧脂肪进一步覆盖缺损。（c）瓣被精确地缝合到位

洁的上颌窦和口腔相通时，液体及固体食物会进入窦内，污染上颌窦并引起炎症反应。当炎症反应扩散使窦内产生息肉状组织时，就会阻止窦内容物的正常流出。这种堵塞会引发急性上颌窦炎，因此应尽可能避免。口腔上颌窦瘘的治疗方法比一个简单的上颌窦开窗更为复杂。

在本章中，我们列出了一些涉及术区解剖的轻微口腔外科并发症，是所有临床医生在进行口腔手术前都应熟悉掌握的主要并发症（如下颌骨骨折、神经损伤、药物性骨坏死、骨髓炎、脓毒症、牙源性面部间隙感染或全身系统性并发症），以便迅速判断并及时转诊给经验丰富的口腔颌面外科医生。

参考文献

[1] Arai, I., Aoki, T., Yamazaki, H., et al. Pneumomediastinum and subcutaneous emphysema after dental extraction detected incidentally by regular medical checkup: a case report. Oral Surgery, Oral Medicine, Oral Pathology, Oral Radiology, and Endodontology, 2009,107: e33–e38

[2] Bagheri, S.C. and Meyer, R.A. When to refer a patient with a nerve injury to a specialist. Journal of the American Dental Association, 2014,145: 859–861

[3] Bagheri, S.C., Bell, R.B. and Khan, H.A. Current Therapy in Oral and Maxillofacial Surgery. St. Louis: Elsevier/Saunders, 2012

[4] Bagheri, S.C., Meyer, R.A., Cho, S.H., et al. Microsurgical repair of the inferior alveolar nerve: success rate and factors that adversely affect outcome. Journal of Oral and Maxillofacial Surgery, 2012,70: 1978–1990

[5] Bodner, L., Brennan, P.A. and McLeod, N.M. Characteristics of iatrogenic mandibular fractures associated with tooth removal: review and analysis of 189 cases. British Journal of Oral and Maxillofacial Surgery, 2011,49: 567–572

[6] Bouloux, G.F., Steed, M.B. and Perciaccante, V.J. Complications of third molar surgery. Oral and Maxillofacial Surgery Clinics of North America, 2007,19: 117–128

[7] Bowe, D.C., Rogers, S. and Stassen, L. The management of dry socket/alveolar osteitis. Journal of the Irish Dental Association, 2010,57: 305–310

[8] Brauer, H.U. Unusual complications associated with third molar surgery: a systematic review. Quintessence International, 2008,40: 565–572

[9] Cankaya, A.B., Erdem, M.A., Cakarer, S., et al. Iatrogenic mandibular fracture associated with third molar removal. International Journal of Medical Sciences, 2011, 8: 547

[10] Cardoso, C.L., Rodrigues, M.T.V., Júnior, O.F., et al. Clinical concepts of dry socket. Journal of Oral and Maxillofacial Surgery, 2010, 68: 1922–1932

[11] Chrcanovic, B.R. and Freire-Maia, B. Considerations of maxillary tuberosity fractures during extraction of upper molars: a literature review. Dental Traumatology, 2011, 27: 393–398

[12] Coulthard, P., Bailey, E., Esposito, M., et al. Surgical techniques for the removal of mandibular wisdom teeth. Database of Systematic Reviews, 2014: CD004345

[13] Daly, B., Sharif, M.O., Newton, T., et al. Local interventions for the management of alveolar osteitis (dry socket). Database of Systematic Reviews, 2012: CD006968

[14] Duda, M. Forcing of the root into the maxillary sinus during tooth extraction-and what next? Annales Universitatis Mariae Curie-Sklodowska. Sectio D: Medicina, 2002, 58: 38–41

[15] Durmus, E., Dolanmaz, D., Kucukkolbsi, H., et al. Accidental displacement of impacted maxillary and mandibular third molars. Quintessence International, 2004, 35: 375–377

[16] Dym, H. and Weiss, A. Exodontia: tips and techniques for better outcomes. Dental Clinics of North America, 2012, 56: 245–266

[17] Dym, H. and Wolf, J.C. Oroantral communication. Oral and Maxillofacial Surgery Clinics of North America, 2012, 24: 239–247

[18] Ethunandan, M., Shanahan, D. and Patel, M. Iatrogenic mandibular fractures following removal of impacted third molars: an analysis of 130 cases. British Dental Journal, 2012,212: 179–184

[19] Freedman, G.L. Intentional partial odontectomy: review of cases. Journal of Oral and Maxillofacial Surgery, 1997, 655: 524

[20] Huang, I.-Y., Wu, C.-W. and Worthington, P. The displaced lower third molar: a literature review and suggestions for management. Journal of oral and maxillofacial surgery, 2007, 65:1186–1190

[21] Huang, I-Y., Chen, C.-M. and Chuang, F-H. Caldwell-Luc procedure for retrieval of displaced root in the maxillary sinus. Oral Surgery, Oral Medicine, Oral Pathology, Oral Radiology, and Endodontology, 2011,112: e59–e63

[22] Jeske, A.H. and Suchko, G.D. Lack of a scientific basis for routine discontinuation of oral anticoagulation therapy before dental treatment. The Journal of the American Dental Association, 2003, 134: 1492–1497

[23] Jing, G., Yang, C., Zheng, J.-W., et al. Four osteotomy

methods with piezosurgery to remove complicated mandibular third molars: a retrospective study. Journal of Oral and Maxillofacial Surgery, 2014,72: 2126–2133

[24] Kaban, L.B., Pogrel, M.A. and Perrott, D.H. Complications in Oral and Maxillofacial Surgery, Philadelphia: WB Saunders Co., 1997

[25] Laraki, M., Chbicheb, S. and El Wady, W. Alveolitis: review of the literature. Odonto-stomatologie tropicale, 2012, 35: 19–25

[26] Lee, J.S., Curley, A.W. and Smith, R.A. Prevention of wrong-site tooth extraction: clinical guidelines. Journal of Oral and Maxillofacial Surgery, 2007, 65: 1793–1799

[27] Lodi, G., Figini, L., Sardella, A., et al. Antibiotics to prevent complications following tooth extractions. Database of Systematic Reviews, 2012: CD003811

[28] Marciani, R.D. Complications of third molar surgery and their management. Atlas of the Oral and Maxillofacial Surgery Clinics, 2012, 20: 233–251

[29] McCormick, N., Moore, U., and Meechan, J. Haemostasis. Part 1: The management of post-extraction haemorrhage. Dental Update, 2014a, 41: 290–292, 294–296

[30] McCormick, N., Moore, U., Meechan, J., et al. Haemostasis. Part 2: Medications that affect haemostasis. Dental Update, 2014b, 41: 395–396, 399–402, 405

[31] Meyer, R.A. Complications of exodontia// D.E. Waite. Textbook of Practical Oral and Maxillofacial Surgery. 3rd ed. Philadelphia:Lea & Febiger, 1987:145–167

[32] Miloro, M. Complications in Oral and Maxillofacial Surgery. New York: Springer, 2015

[33] Mingarro-de-León, A., Chaveli-López, B. and Gavaldá-Esteve,C. Dental management of patients receiving anticoagulant and/or antiplatelet treatment. Journal of Clinical and Experimental Dentistry, 2014, 6: e155

[34] Moghimi, M., Baart, J.A., Karagozoglu, K.H., et al. Spread of odontogenic infections: a retrospective analysis and review of the literature. Quintessence International, 2013,44: 351–361

[35] Noroozi, A.-R. and Philbert, R.F. Modern concepts in understanding and management of the "dry socket" syndrome: comprehensive review of the literature. Oral Surgery,Oral Medicine, Oral Pathology, Oral Radiology, and Endodontology, 2009, 107: 30–35

[36] Ogle, O.E. and Mahjoubi, G. Local anesthesia: agents, techniques, and complications. Dental Clinics of North America, 2012, 56: 133–148

[37] Oomens, M.A. and Forouzanfar, T. Antibiotic prophylaxis in third molar surgery: a review. Oral Surgery, Oral Medicine, Oral Pathology and Oral Radiology, 2012,114: e5–e12

[38] Peleg, O., Givot, N., Halamish-Shani, T. et al. Wrong tooth extraction: root cause analysis. Quintessence International, 2009, 41: 869–872

[39] Pogrel, M.A. Complications of third molar surgery// L.B. Kaban, M.A. Pogrel and D.H. Perrott.Complications in Oral and Maxillofacial Surgery. Philadelphia: W.B. Saunders Co., 1997: 59–68

[40] Pogrel, M.A., Lee, J.D. and Muf, D.F. Coronectomy: a technique to protect the inferior alveolar nerve. Journal of Oral and Maxillofacial Surgery, 2004, 62: 1447–1453

[41] Pototski, M. and Amenábar, J.M. Dental management of patients receiving anticoagulation or antiplatelet treatment. Journal of Oral Science, 2007, 49: 253–258

[42] Rapidis, A.D., Alexandridis, C.A., Eleftheriadis, E. ,et al. The use of the buccal fat pad for reconstruction of oral defects: review of the literature and report of 15 cases. Journal of Oral and Maxillofacial Surgery, 2000, 58: 158–163

[43] Romero, U., Libotte, F., Palaia, G., et al. Is erbium:yttrium-aluminum-garnet laser versus conventional rotary osteotomy better in the postoperative period for lower third molar surgery? Randomized split-mouth clinical study. Journal of Oral and Maxillofacial Surgery, 2015, 73: 211–218

[44] Saksena, A., Pemberton, M., Shaw, A., et al. Preventing wrong tooth extraction: experience in development and implementation of an outpatient safety checklist. British Dental Journal, 2014, 217: 357–362

[45] Schwartz, A.B. and Larson, E.L. Antibiotic prophylaxis and postoperative complications after tooth extraction and implant placement: a review of the literature. Journal of Dentistry, 2007, 35: 881–888

[46] Susarla, S.M., Sharaf, B. and Dodson, T.B. Do antibiotics reduce the frequency of surgical site infections after impacted mandibular third molar surgery. Oral and Maxillofacial Surgery Clinics of North America, 2011, 23: 541–546

[47] Visscher, S.H., Van Minnen, B. and Bos, R.R. Closure of oroantral communications: a review of the literature. Journal of Oral and Maxillofacial Surgery, 2010, 68: 1384–1391

[48] Wahl, M.J. Myths of dental surgery in patients: receiving anticoagulant therapy. The Journal of the American Dental Association, 2000, 131: 77–81

[49] Wahl, M.J. and Howell, J. Altering anticoagulation therapy: a survey of physicians. The Journal of the American Dental Association, 1996, 127: 625–638

[50] Weiss, A., Stern, A. and Dym, H. Technological advances in extraction techniques and outpatient oral surgery. Dental Clinics of North America, 2011, 55: 501–513

[51] Yang, S.-C., Chiu, T.-H., Lin, T.-J., et al. Subcutaneous emphysema and pneumomediastinum secondary to dental extraction: a case report and literature review. The Kaohsiung Journal of Medical Sciences, 2006, 22: 641–645

第6章

口腔局部麻醉、镇静和全身麻醉并发症

James W. Tom[1,2]
[1] Division of Endodontics, General Practice Dentistry, Herman Ostrow School of Dentistry of USC, Los Angeles, CA, USA
[2] Division of Public Health and Pediatric Dentistry, Herman Ostrow School of Dentistry of USC, Los Angeles, CA, USA

局部麻醉并发症

注射针折断或分离

一次性不锈钢针头的临床应用降低了注射针折断的发病率。尽管报道很少，但注射针折断仍是一种可能发生的并发症。牙科手术中下牙槽神经阻滞麻醉是发生针头折断的最常见部位，在已报道的各种并发症中占比高达79%。其中绝大多数折断针头的型号为30Ga，而且折断部位几乎全部在针头接口处（Malamed、Reed 和 Poorsattar，2010）。

预 防

根据已报道注射针折断病例的共同特征，该并发症的预防应注意以下几方面：①软组织注射时，不要在针头和针座连接处弯曲注射针头；②尽可能不要将针头完全刺入而仅留针座暴露在外；③下牙槽神经阻滞时尽可能不要使用短针头；④下牙槽神经阻滞时避免使用30Ga针头；⑤注射过程中减少患者的活动；⑥避免暴力接触骨性结构，如下颌骨升支内侧等。

处 理

如果断针部分可见，可尝试使用止血钳或者其他器械取出针头。然而大部分病例中，断针会陷进组织中，需立即转诊至专科医生处进行处理。针头碎片是否会游移到筋膜间隙取决于其断裂的位置。在下牙槽神经阻滞过程中发生的针头断裂，针头碎片还可能进入翼突下颌缝（Gerbino 等，2013）。在处理这类并发症时，可以考虑借助三维影像、荧光引导下手术和三维定位探测等手段取出针头碎片，但是取出术本身会进一步加重组织损伤（Altay 等，2014）。

注射后疼痛和牙关紧闭

局部麻醉药注射后患者感觉到明显的颌面部疼痛并伴有张口受限，医学上称为牙关紧闭，此类情况并不常见。这类并发症的发病因素很多，在局部麻醉注射过程中采取预防措施可以降低发病率。较常见的病因包括注射期间的创伤、邻近部位的多次注射、针头圆钝、针道感染，血肿等。较罕见的病因包括组织水肿、化学损伤或刺激、各种表现的复发性口疮（RAS）（Preeti 等，2011）及组织脱落等。

牙关紧闭，传统上定义为下颌肌肉持续、僵硬性痉挛导致的正常张口受限，可能同时伴有疼痛，通常发生于局部麻醉药注射后，特别是下颌骨麻醉。上文提及的原因包括单纯的针头穿刺均可引起张口受限，并常伴有疼痛。常规下牙槽神经麻醉技术要求注射针刺进翼内肌，可因此导致血肿、肿胀、感染以及该处肌肉和周围组织的炎症。症状可持续到注射后1周，持续时间长短与病因相关。

预 防

预防注射后疼痛可采用以下措施：

· 使用全新、无菌、尖锐的局部麻醉注射针；

· 缩短局部麻醉药的持续暴露时间；

· 减慢麻醉药的推注速度（推荐推注速度为1ml/min）；

· 减少在邻近部位多次注射；

· 避免在复发性阿弗他口炎（RAS）发作时期进行牙科治疗。

预防牙关紧闭可采用以下措施：

· 使用全新、无菌、尖锐的局部麻醉注射针；

· 限定麻醉药量，仅采用推荐量和必要量；

· 减少在邻近部位多次注射；

· 避免翼内肌注射或者限定翼内肌注射的次数。

处 理

注射后疼痛的处理措施包括使用全身抗炎药物如口服非甾体抗炎药（NSAID）和皮质激素等。注射后疼痛也与牙科治疗或手术操作有关，但应区分疼痛的来源。大部分麻醉药注射引起的疼痛具有自限性，而且所引起的炎症只持续到注射后4~6d，积极治疗有助于控制进程。伴有口腔黏膜渗出和RAS的情况必须给予局部和全身皮质激素、抗炎和解热镇痛治疗。可用0.2%氯己定和二氯苯氧氯酚溶液口腔冲洗，同时局部应用双氯芬酸和透明质酸，以减轻不适

感（Belenguer-Guallar、Jimenez-Soriano 和 Claramunt-Lozano，2014）。

治疗牙关紧闭通常遵循相同的初级治疗方案。因为该并发症经常引起翼内肌损伤和炎症，治疗方案包括积极拉伸受损肌肉。初级治疗鼓励患者做下颌拉伸和张口训练防止肌肉僵化和最终的纤维化（肌肉挛缩）。软咬棒，叠放的压舌板，各种商品化下颌骨运动复健设备（TheraBite™），温水冲洗，或者基础麻醉下进行下颌牵拉操作等，这些办法都能有效地治疗注射后牙关紧闭。如果传统治疗方法无效，应当进一步进行影像学检查确定是否存在翼内肌或相关组织结构的针道感染。一旦明确具有针道感染，必须给予抗生素治疗。应该详细记录治疗过程，比如记录开口度，监测开口度的增加或减少。最后，在处理此类并发症的各个阶段，临床医生都应时刻想到将患者转诊给专科医生。

过敏反应

患者会在问诊中告知医生其过敏症状，从头晕、心悸到濒死感等各种症状。患者自诉的过敏症状可能会被误解为局部麻醉药中β－肾上腺素血管收缩剂的作用。有文献报道：在数量庞大的局部麻醉注射中，由局部麻醉药引起的免疫球蛋白E（IgE）介导的过敏反应非常罕见（Berkun等，2003）。组胺释放引起风疹、荨麻疹、皮疹、瘙痒、水肿、哮喘或者其他症状，是真性过敏的典型体征。相比于牙科中经常使用的酰胺类局部麻醉药（阿替卡因、丁哌卡因、利多卡因等），由对氨基苯甲酸衍生而来的酯类麻醉药（局部麻醉药中使用的苯佐卡因、丁卡因、普鲁卡因）在报道中更多见过敏反应。对羟基苯甲酸酯是一种抑菌剂，在商品牙科局部麻醉药中已经将其弃用，而常应用于医疗保

健机构的多剂量瓶注射剂中，因此牙科局部麻醉药的过敏试验中应该剔除对羟基苯甲酸酯的过敏测试。另一个过敏原，焦亚硫酸钠是一种抗氧化剂，通常用于保存水果和蔬菜，存在于所有含血管收缩剂如肾上腺素的局部麻醉药试剂中。然而，迄今为止，在口腔专业尚未有对局部麻醉药中所含的亚硫酸盐产生真性过敏反应的病例记录。

最常见的并发症可能是对局部麻醉药敏感的心理反应，经常会被患者认为是过敏，有时临床医生也会如此误判。某些反应可能会让患者认为是局部麻醉药的剧烈反应，便阻止医生使用局部麻醉药，由此不得不在全身麻醉下进行治疗。已报道的最常见的心理反应是急性应激反应后的迷走性血管晕厥，可能表现为心率过速、出汗、恶心呕吐等。

真性过敏反应的诊断需要排除恐针症和其他刺激源引起的心理反应。通常，一旦排除心理反应，对局部麻醉药过敏的鉴别诊断将变为是速发型（5~30min 发作），即 IgE 介导的 I 型过敏反应；还是迟发型（8~12h 发作），细胞介导反应的 IV 型过敏反应。如果怀疑真性过敏反应，建议请熟悉口腔局部麻醉药过敏症的专科医生进行会诊。

预　防

必须充分了解患者对局部麻醉药过敏的病史，若有必要，可考虑将患者转诊至过敏症专科医生。尽管在口腔科酰胺类局部麻醉药过敏的发生率非常低，但是医学法学额外关注是否需要给患者注射一种不必要的药物，对此有必要对患者进行宣教和收集临床证据。

临床医生应该意识到局部麻醉药过敏原的检测必须包括在牙科局部麻醉药筒里广泛使用的局部麻醉药配剂，而不是临床上通常使用的多剂量瓶（MDV）里的。如上所诉，制造局部麻醉药的牙科配剂中不包含多剂量瓶中使用的含对羟基苯甲酸酯的抑菌剂（Macy，2003）。

患者自诉对亚硫酸盐（非"磺胺"，即磺胺类药物）过敏，因此不能使用含有肾上腺素的局部麻醉药。含肾上腺素的局部麻醉药中多含有一种抗氧化剂 - 偏亚硫酸氢盐、亚硫酸钠或者亚硫酸氢钾以延长保存期。这种药物可作为抗原引起一种非 IgE 介导的超敏反应，经常表现为鼻炎、皮疹、头疼、呼吸困难和心绞痛（Simon，1996）。

自诉对对氨基苯酸（PABA）衍生物过敏的患者，不应该接触酯类局部麻醉药，其存在于许多表面麻醉剂和酯类局部麻醉药剂中。一些新型的鼻腔用局部麻醉药剂型可能会采用一种酯类局部麻醉药如丁卡因（Ciancio 等，2013）。应避免使用这些剂型。

自诉对乳胶过敏的患者不应该暴露于乳胶环境中，局部麻醉药针管的橡胶圈或者医用螺帽均有可能引起过敏。尽管没有文献报道对牙科局部麻醉药筒出现乳胶过敏反应的病例，对那些自诉乳胶严重过敏的患者，必须提高警惕，避免使用含乳胶制品的医疗设备和局部麻醉药筒（Shojaei 和 Haas，2002）。

最后，可先告知应用局部麻醉剂后，发生的心率增加为肾上腺素正常反应。一些学者建议对有心血管病史的患者应避免使用 40µg 以上的肾上腺素（Malamed，2013）。此外，应该建议患者不要将心率加快和交感神经反应误认为过敏。

处　理

过敏症和过敏反应是临床急症，需要迅速进行抗组胺治疗，并且在过敏反应病例中还需给予肾上腺素。延迟性超敏反应的传统治疗是口服或者肠道给予 H1 和 H2 抗组胺药，常见的为苯海拉明和雷米替丁。持续给药时，雾化吸入或者气雾剂型（MDI）沙丁胺醇也是一种有效的气管扩张剂。可考虑使用糖皮质激素应对迟发型过敏症，而且应在过敏症出现初期症状后连续使用 2~3d。最后，对于过敏反应，按照要求给予肾上腺素（肌内注射，成人 0.3mg，儿童 0.15mg）及胰高血糖素是一种有效手段（Liberman 和 Teach，2008）。

在口腔医院内，对于晕厥和过度换气等心理反应，应按照公认的临床急症处理原则进行治疗。处理方案也包括将患者转诊到急救医疗护理机构。

未获得局部麻醉效果

局部麻醉效果不佳是一种常见并发症，可发生于牙科诊疗的各种阶段，发病原因很多。应充分考患者的疼痛感知，或者局部麻醉药的剂量，以及患者的心理因素，这些都有很大关系。国际疼痛研究协会（IASP）将疼痛定义为一种因实质性或潜在性组织受损而产生的不愉快感觉或情感体验（IASP，2015）。局部麻醉可能无法完全控制或消除牙医或者口腔外科的手术创伤，一旦局部麻醉无效必须考虑改变麻醉方法。

大量研究假说认为局部麻醉失败的原因包括针头发生弯曲，错过标记点或周围神经支，存在感染、河豚毒素不敏感型钠离子通道，或者局部麻醉药剂量不足。但研究并未明确某种口腔局部麻醉失败的独立病因学（Brau 等，2000）。上颌骨麻醉的失败率远低于下颌骨麻醉。局部麻醉失败主要发生在应用下牙槽神经阻滞（IANB）进行牙髓麻醉时，尤其是不可复性牙髓炎的患牙麻醉，

该方法进行侧切牙麻醉的失败率高达 32%。

当麻醉上颌骨和下颌骨连接中线的牙齿时，由于牙列两侧的神经交叉分布，硬组织和软组织也可由对侧神经控制，因此难以取得满意的局部麻醉效果（Clark 等，2002）。

预防与处理

充分可靠的局部麻醉效果取决于准确的定位以及正确的注射。局部麻醉前，临床医生必须明确口腔解剖标志，并了解各注射技术的麻醉覆盖范围。特别需要指出，上牙槽后（PSA）神经阻滞无法麻醉上颌第一磨牙近颊根，腭大神经阻滞无法麻醉上颌第一前磨牙，约 30% 的人群无法取得麻醉效果（Malamed，2013）。对于那些具有解剖变异的患者，追加注射即骨膜上浸润注射可给予充分麻醉。对于神经交错分布的前牙列，从对侧追加麻醉也许会提供麻醉效果（Clark 等，2002）。

追加注射不同的麻醉药剂，通常为 2% 利多卡因（含 1∶100 000 肾上腺素），此法被 IANB 证实无效（Kanaa、Whitworth 和 Meechan，2012）。随机双盲试验也证实增加局部麻醉药中的肾上腺素浓度不会提高麻醉有效率（Mason 等，2009）。

在不可复牙髓炎的治疗过程中，可采取多种麻醉策略。排除注射失误后，建议将注射方法改为邻近神经干麻醉：在下颌骨采用 Gow-Gates 或者 Vazirani-Akinosi 神经阻滞技术（下颌神经闭口位注射技术，从同侧前方，上颌牙龈边缘与上颌𬌗平面平行的水平进针）；上颌骨采用 PSA，腭大神经，或上颌第二分区神经阻滞。

另外，医生应该考虑改变注射方法，如 4% 阿替卡因在上颌颊侧浸润，骨内注射，或牙髓内注射。已证实颏孔或其附近注

射局部麻醉药（颏神经阻滞麻醉）可以改善 IANB 对前磨牙和下颌第一磨牙的麻醉阻滞效果。未证实下颌舌骨肌神经麻醉能改善 IANB 的麻醉成功率（Nusstein、Reader 和 Drum，2010）。

最后，考虑到 IASP 的疼痛定义时，临床医生须考虑采用中枢神经系统抑制在中度镇静或全身麻醉下进行牙科治疗。

感觉异常

机械、化学或手术创伤会导致暂时和永久性神经损伤，神经损伤可改变感觉和运动支配能力。任何有异于正常的感觉改变都属于感觉异常的广义范畴。感觉异常可细分为麻木、整体感觉缺失，感觉迟钝、烧灼感或刺痛，触痛、正常刺激就会引起疼痛，以及感觉过敏、对所有刺激的疼痛反应增加。与牙科局部麻醉相关的感觉异常，研究最多的是 IANB 导致的舌神经感觉异常，在使用 4%（40mg/ml）局部麻醉药的已报道病例中高达 70%。已提出了几种局部麻醉药介导感觉异常的机制，从神经元凋亡到针头对非束状舌神经的机械性损伤（Malamed，2006）。

初期症状也许很难将手术或其他牙科相关治疗引起的下牙槽神经感觉异常与局部麻醉相关性神经损伤区分开。感觉异常的研究已证实，第三磨牙拔除术（Kim 等，2012）、根管糊剂进入下颌神经管（Gambarini 等，2011）、下颌骨植入种植体（Alhassani 和 AlGhamdi，2010）以及其他手术操作均可能影响下牙槽神经。有几条诊断和预防的指南可帮助医生进行医源性感觉异常的鉴别诊断（见后文）。

预　防

Garisto 等已发表的一系列持续研究显示，舌神经感觉异常的发生与下唇麻醉效应的延长有关。进行 IANB 操作时，临床医生应该仔细衡量使用 4% 阿替卡因或 4% 丙胺卡因的风险和收益（Garisto 等，2010）。然而这条建议颇具争议，有学者认为舌神经损伤与机械原因有关。Malamed（2006）解释称 4% 局部麻醉药和舌神经感觉异常的关系尚有待验证，作者认为这可能是一个报告偏倚，IANB 的传统 Halstead 法导致了舌神经的过度麻醉和机械性针头创伤（Moore 和 Haas，2010）。另外，IANB 中局部麻醉药的应用率和机械性损伤发生率存在差异，这一点尚无合理解释。

Heller 和 Shankland（2001）介绍了一个方法，在植入种植体的过程中运用下颌骨局部浸润麻醉技术，而不是传统的阻滞技术，可保留下牙槽神经的感觉功能。该技术保留了患者的"预警"能力，若操作危及下颌管和其中的神经，患者可告知外科医生和牙医（Heller 和 Shankland，2001）。虽然不确定是麻醉引起的损伤，但是局部麻醉技术的选择有助于预防外科相关性感觉异常。

处　理

大部分感觉异常在局部麻醉后 8 周内，不需要任何治疗干预就可以恢复（Garisto 等，2010）。临床医生需特别注意的是记录早期症状，安慰患者大部分感觉异常具有自愈性，同时详细记录患者的自诉症状。例如，若患者报告麻木症状会逐渐演变为"刺痛"或"钝痛"，必须在患者病历内一字不差地记录这些改变，有利于提供一个改善的进程。若可以，康复前每隔一段时间就要记录一次。如果过了一段时间，感觉异常的症状还没有改善，或者患者在发病初期就报告有严重的正常感觉缺失，正确的做法是迅速转诊给合适的专科医生。

当需要明确种植术、下颌骨手术、翻瓣术或者其他牙科及颌面部手术操作是否引起的下颌管损伤时，应使用锥形束CT（CBCT）或者应用其他影像学方法进行检查（Park-Kim和Moon，2012）。如果感觉异常的外科病因明确，且排除了麻醉相关性神经损伤，应采取恰当的外科处理或其他治疗。

意外麻醉

非麻醉区域被意外麻醉会令很多患者感到非常不安，在某些病例中，会引起不适、暂时性功能缺失以及可能的损伤。与牙科局部麻醉相关的意外麻醉中，最常见的病例报道是面神经感觉异常，有时也会累及头颈部其他区域。眼部受累的病例报道较罕见，原因在于局部麻醉药扩散至眼眶影响动眼神经、滑车神经和外展神经（Von Arx、Lozanoff和Zinkernagel，2014）。眼交感神经紊乱通常表现为霍纳综合征。霍纳综合征由三大症状组成：眼睑下垂、瞳孔缩小以及无汗。其原因是麻醉药扩散至海绵窦区域（Huang等，2013；Faix，2001）。

当试图给予下颌阻滞麻醉时，意外麻醉面神经是一种令人不安和紧张的局部麻醉并发症。由于腮腺以及第Ⅶ对脑神经（CN Ⅶ）的走形与目标局部麻醉标记点非常接近，应仔细检查周围解剖结构和下牙槽的神经分布。下牙槽神经阻滞操作过程中，如果局部麻醉定位过于靠近后缘，或者针头刺入过深，通常会麻醉到沿着下颌升支后缘的面神经主干。经常与贝尔麻痹进行鉴别诊断，急性面瘫与卒中症状相似，也会与特发性面瘫混淆。

眼部相关并发症

失明或者与口内入路局部麻醉相关的其他眼部并发症的发病原因是多方面的。在Von Arx、Lozanoff和Zinkernagel（2014）

最新的文献综述里，阐述了4种假说：①局部麻醉药注射进入血管内；②反射性血管痉挛；③颈交感神经阻滞；④局部麻醉药扩散到眼部。通常，IANB和PSA神经阻滞均与眼部并发症相关。据报道，复视（双视野）是最常发生的眼部疾患，占所报道并发症的40%，其中大约87%涉及眼外直肌和外展神经麻醉（Von Arx、Lozanoff和Zinkernagel，2014）。Chisci、Chisci和Chisci（2013）报道了1例垂直和对侧复视，在上牙槽后神经阻滞时注射4%阿替卡因（含1:200 000肾上腺素）时，由于逆流的静脉血或动脉血导致了第Ⅳ对脑神经麻醉，特别是上斜肌。当麻醉影响了眼交感神经分支，就会在麻醉部位同侧出现霍纳综合征，瞳孔开大肌和米勒肌丧失运动控制而松弛，导致瞳孔开大及眼睑下垂（Ostergaard等，2005）。极少数报道出现黑朦或者视野缺失，原因有很多种，包括麻醉药经颈动脉运输到视网膜中央动脉（Wilke，2000），下颌骨阻滞麻醉、栓塞、血栓、血管痉挛以及慢性炎症等（Uckman、Cilasun和Erkman，2006）。

听觉相关并发症

该并发症较罕见，当实施IANB或者采用Gow-Gates法阻滞下牙槽神经时，三叉神经分支的耳颞神经会可能发生全阻滞。耳颞神经躯体感觉神经分布于耳郭、外耳道、鼓膜外侧面以及颞部真皮区。Ribeiro报道了一个罕见病例，在实施IANB时针头发生折断，碎片游走到外耳道，随后刺破鼓膜（Ribeiro等，2014）。

上述意外麻醉处理措施

一般，意外麻醉并发症的持续时间与所注射的局部麻醉药麻醉时间一样。在局部麻醉药注射点或区域的神经阻滞效果消失后，必须处理面神经感觉异常或更罕见的眼部相关并发症。面神经感觉异常是比较常见的注射并发症，当局部麻醉效果消失后就必须解决。面神经麻醉后眼睑无法闭合，要小心保护避免损伤眼球。虽然缺少眼睑保护的眼球和角膜存在损伤风险，但是仍具有角膜反射。必须考虑使用人工泪液，润滑液，可能的话在眼睑和眼眶上覆盖一层医用贴膜。医生必须告知患者并发症的后果，以减轻不必要的担忧。尽管如此，持续和长期面神经麻痹，或者涉及动眼神经、视神经、听神经损伤的患者，要转诊给合适的专科医生做进一步的诊断评估（Glass 和 Tzafetta，2014）

血肿

血肿是由于血液从血管内渗透到血管外间隙而形成充满血液的腔洞，造成组织瘀伤或变色，常见于口外和口内局部麻醉注射。某些注射技术和定位所引起的血肿较其他情况高发。血管丰富的区域比血管少的区域易发血肿。常发生于上牙槽后神经阻滞（PSA）、上牙槽前神经阻滞（ASA）、眶下神经阻滞（IO）及下牙槽神经阻滞（IANB）的麻醉区域。血肿很少会引起明显的疼痛、渗出或者牙关紧闭，需记录口外损伤和皮肤变色的

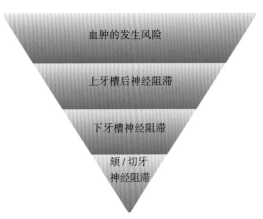

图 6.1　麻醉并发症。Malamed（2013）。经 Elsevier 公司允许引用

病程进展，并且向患者解释这种情况是较常见的局部麻醉药注射相关并发症，7~14d 后即可自愈。虽然文献报道绝大部分并发症是良性的，但是必须仔细观察任何的口内肿胀，其可能会引起患者呼吸道阻塞（Cohen 和 Warman，1989）（图 6.1）。

预　防

任何血管区域的注射都会有不同程度血肿的发生风险，但是某些措施可能会降低该并发症的发生。注射部位的选择，避免在血管丰富区进行多次穿刺，穿刺过程中始终保持适当的进针角度，均有助于避免血肿的形成。医生应该留意到某一区域血肿的发病史，并采用其他有效的注射技术。同时，某些药物和疾病，即抗血栓药物（如 NSAID 或其他治疗性抗凝药）、血友病或其他凝血障碍，可能会增加血肿后遗症的发生概率（Piot 等，2002）。

处　理

下文中会介绍注射导致血肿的具体处理措施。通常，由于血管外血液进入软组织，受损区域直接或间接加压可以减少渗出和组织变色程度。如果患者在进行抗血栓或抗凝治疗，需要延长加压时间。条件允许的情况下，一旦发现血肿，进行冷敷有助于血管收缩和阻止血肿的进一步发展，但是口内应用可能会有困难。通常于发病 6h 后进行后期处理，包括对损伤区域的频繁热敷可以促进血管扩张，增加变色区域的血液灌注，从而加速正常皮肤黏膜颜色的恢复。非处方镇痛药可以解决疼痛不适，医生应该注意在处理血肿时，某些止痛药有抗凝作用，需要改成其他替代药物。

对于上牙槽前神经阻滞（ASA）或者眶下神经阻滞（IO）导致的血肿，眼眶下边缘

区域的直接压力将有助于阻止血肿的进一步扩散。需注意，真正的上牙槽前神经阻滞技术要求在眶下孔上采取直接指压法，防止血肿的发生和进展。一旦发现血肿，最简单易行的操作是立即对该区域采取冷敷加压，以进一步促进血管收缩。后期可嘱咐患者进行局部热敷，有助于面部可见区域瘀青的消散。

对于上牙槽后神经阻滞发生的血肿，该区域有多根血管，且可容纳大量血管外血液，经常会立即发现肿胀，随后面部出现瘀青（Padhye等，2011）。当上牙槽后动脉（PSA）和面动脉损伤时，导致血液渗出到颞下窝，此并发症是很严重的，而且该区域很难直接加压。通常建议在上颌结节附近的颊黏膜返折区，采用口内直接指压法控制渗出。一旦在该区域发现血肿，若情况允许，应立即采用口内外冷敷。

对于下牙槽神经阻滞（IANB）发生的血肿，应口内使用直接压力，用手指直接按压病变侧下颌升支内侧面。少部分或伴有限制性气道的患者，严重的血肿进展可能会影响到呼吸道通畅，应立即采取措施干预进一步的血液渗出并保证呼吸道通畅（经常涉及急救转运至医院，Kitay、Ferraro和Sonis，1991）。

据文献报道，舌下血肿通常与手术或者器械损伤下颌骨舌侧面有关，极少数与单纯局部麻醉注射相关。尽管如此，由于口内渗出和血肿形成有威胁生命的风险。舌下动脉及相关动脉分支的任何切断都会引起气道阻塞，临床医生必须意识到该情况的严重性。除了立即对出血区域施压，严重的血肿要求将患者紧急转运至可以尽快进行手术和保障气道通畅的医疗机构（Tarakji和Nassani，2012）。

局部麻醉药中毒和药物过量

局部麻醉药中毒和过量是严重且可能危及生命的并发症，可发生于使用注射型和局部浸润型局部麻醉药的牙科诊所。一般患者的麻醉药用量是根据患者体重和假设患者的剂量/效应曲线落在平均人群内，推算出局部麻醉药的最大推荐剂量来进行选择的。多种因素会影响患者对药物的再分布、代谢和清除能力，而且很少能根据局部麻醉药量来预测其代谢率。代谢物本身也可能具有毒性。同时，临床医生有责任注射适量局部麻醉药以完成牙科诊疗，局部麻醉药注射量避免超过最大推荐量（MRD）。

有些局部麻醉药是中枢神经系统抑制剂，临床通常用于抗心律失常以减慢心率和改善心肌电传导，临床医生应该认识到在常规牙科诊疗中使用时对于敏感病人这些药物的效能。在北美地区，利多卡因是最常见的局部麻醉药之一，它在美国心脏协会对高级心脏生命支持（ACLS）的治疗指南中，是用于治疗室性心律失常的一种药物。利多卡因在体内的代谢和清除主要依赖于肝脏功能，如果肝功能受损，中毒可能性增加。

临床医生应该注意常规的牙科麻醉药物的使用剂量。表述局部麻醉药浓度的标准惯例是溶液内所含局部麻醉药的百分数。比如，4%，即每毫升溶液里含有40mg局部麻醉药。同样，3%，即每毫升溶液里含有30mg局部麻醉药；2%，即每毫升溶液里含有20mg局部麻醉药。厂家列出的最大推荐剂量是按照mg/kg体重进行计算。这两者中的不同也应注意到（表6.1）。

预　防

在预防局部麻醉药过量和毒性方面，最重要的是减慢注射速度（Malamed，2013）。

表6.1 最大推荐剂量

局部麻醉药剂	最大推荐剂量（mg/kg）
4% 阿替卡因含 1:100 000 肾上腺素	7
2% 利多卡因含 1:100 000 肾上腺素	7
0.5% 丁哌卡因含 1:200 000 肾上腺素	2
4% 普鲁卡因贴剂	8
3% 甲哌卡因贴剂	6.6

对于能够耐受可能的心血管副作用（即心排血量增加——血压升高和心率改变）的患者，小心酌量地给予含有血管收缩剂的局部麻醉药时，也会因血管收缩限制了全身吸收而防止局部麻醉药毒性（Malamed，2013）。误注射到血管内会引起局部麻醉药血浆浓度的快速上升而导致过量和中毒。使用常规吸入技术，或者用拇指轻柔地回抽牙科注射器，使得牙科局部麻醉针管带有轻微负压，均可有效地降低高血浆药物浓度的可能性。

局部麻醉注射技术的选择也会对全身吸收和可能的全身毒性产生复杂的影响。牙科常用的局部麻醉技术，骨髓腔注射会导致全身血液系统的快速吸收（Wood 等，2005），因为上颌骨血管丰富且含有松质骨。骨膜上浸润后进行上颌神经阻滞，虽然未达到骨髓腔注射程度，但是也可引起全身快速吸收。牙科所使用的局部麻醉技术中，下牙槽神经局部麻醉阻滞技术、牙周韧带注射、牙髓内以及其他口内神经阻滞技术要求局部麻醉药量为最小剂量，以降低成人患者中毒的风险（Becker 和 Reed，2012）。

显然，开具的满足修复或外科手术要求的药物剂量可对局部麻醉药的全身毒性和吸收产生重要的影响。简单而言，患者使用的局部麻醉药剂量越多，中毒的可能性越大。

临床医生应考虑治疗时间的长短以及治疗中所需的麻醉覆盖区域，并据此选择适宜的局部麻醉药。需进行长时间操作的牙科治疗，反复注射短效或中效局部麻醉药，会令患者处于中毒的风险。或者，对于可能比预期时间短的诊疗操作，选择中长效或长效局部麻醉药降低了药物过量和中毒的可能性，但是可能使患者软组织因长时间麻醉而处于损伤的风险之中（参见软组织损伤一节）。

如果临床医生选择在预定期间内使用2 种或多种局部麻醉药，则需计算并调整最大推荐剂量（MRD）。假定药物的毒性作用是累积的。简单而言，如果给予第一种局部麻醉药一半最大剂量，则临床医生最多可以使用第二种局部麻醉药一半最大剂量，按每千克体重计算（Weaver，2007）。

处 理

在局部麻醉药中毒和过量的急救治疗时，识别药物过量的体征和症状至关重要。通常，局部麻醉药过量最初表现为中枢神经系统（CNS）的兴奋，随后变为 CNS 抑制。首先，患者可能表现出兴奋、紧张和语无伦次。文献指出，因为 CNS 的各方面被抑制，患者还可能会出现呼吸深度增加，甚至震颤和不随意运动。随着中毒加重，可能会出现耳鸣、恶心、呕吐和抽搐。随着 CNS 的进一步抑制，可能会出现呼吸功能减弱并最终停止，进而导致心血管系统崩溃和（或）缺氧损伤。

在治疗局部麻醉药中毒时，需立即进行基础生命支持。尽管发生了 CNS 抑制，但是因为存在呼吸抑制的可能，临床医生都必须优先采取呼吸支持措施，以确保充足的氧合和通气。中毒进展迅速，一旦怀疑患者发生局部麻醉药过量，应立即考虑转运到医院。院内处理措施包括上述的维持充足的氧合和开放气道，抑制癫痫发作，支持治疗以稳定心血管功能，并考虑给予脂质乳剂治疗（Intralipid™）以逆转局部麻醉药对神经和心血管的作用（Cave 和 Harvey，2009）。

高铁血红蛋白血症

人体血液中的血红蛋白主要负责向组织运输氧气，通常以亚铁形式存在，即所有铁原子为 +2 态。在获得性高铁血红蛋白血症中，可能某一个铁原子被氧化成三价形式，即其原子价以 +3 态存在，血红蛋白（亚铁）分子的携氧能力在高铁血红蛋白（铁）形式下显著降低。在牙科所使用的局部麻醉药中，2 种最可能的氧化剂是苯佐卡因和可注射型丙胺卡因。这 2 种药物在获得性高铁血红蛋白血症中的作用已经得到充分研究。健康个体中高铁血红蛋白的存在水平通常接近 2%，但高铁血红蛋白水平高于 15% 时将出现明显的发绀和缺氧症状，包括头晕、头痛、嗜睡、意识丧失，严重时可造成死亡（Trapp 和 Will，2010）。

预　防

大量证据表明，牙科诊疗中的常用麻醉剂——苯佐卡因和丙胺卡因，会产生高铁血红蛋白血症（Taleb 等，2013）。由于牙科临床医生所使用的 2 种制剂都具有较高浓度（20% 苯佐卡因局部浸润型和 4% 苯佐卡因注射型），必须小心控制用量。此外，对于高铁血红蛋白血症敏感或其他携氧损伤（镰状细胞、贫血、肾衰竭、慢性低氧血症等）患者，应考虑给予替代药物。

处　理

牙科诊所中，难以诊断高铁血红蛋白血症，但是如果在患者治疗中使用了丙胺卡因或苯佐卡因，则应该考虑高铁血红蛋白血症。

患者可表现出与低氧血症相一致的一系列症状：头痛，疲劳，运动不耐受，头昏，晕厥，混乱，癫痫等（Taleb 等，2013）。发病可出现延迟且可能在给予局部麻醉数小时后发生。脉搏血氧饱和度通常会误导医生，因为尽管给予氧气吸入，严重的高铁血红蛋白血症将错误地表现出 85% 的氧饱和度。最新的监测器可专门检测血液中高铁血红蛋白水平，但是它们仍然属于大部分牙科和门诊医疗环境范围之外的专业监测设备。因此，若在缺少碳氧血红蛋白血样检测和专业监测器的情况下，牙科诊所对高铁血红蛋白血症的诊断依赖于传统方法，主要是观察患者是否发绀、呼吸短促和存在"巧克力棕色"血液（Gutenberg、Chen 和 Trapp，2013）。高铁血红蛋白血症可能危及生命，因此，怀疑发生高铁血红蛋白血症的任何患者都应立即转运到可治疗该症的医疗机构。

获得性高铁血红蛋白血症通过静脉内（IV）输注亚甲蓝（1~2mg/kg，最多 50mg）进行治疗。在症状性高铁血红蛋白血症的治疗中，亚甲蓝被酶还原为亮氨酸蓝，然后将高铁血红蛋白还原为携氧血红蛋白，从而有效逆转高铁血红蛋白的作用（Lo、Darracq 和 Clark，2014）。在疑似获得性高铁血红蛋白血症的治疗期间，患者应该使用非再吸入式面罩补充氧气，以增加剩余和功能性血红蛋白对氧气的吸入量。也可以考虑其他疗法，例如高压氧，口服或胃肠道给予抗坏血酸，输血（Gray 和 Hawkins，2004）。

软组织损伤

残留局部麻醉药引起的咀嚼或其他软组织创伤是牙科常见并发症。小儿和特殊需求人群时常会发生唇、颊或舌意外咬伤（Malamed，2013）。损伤程度从不需要处理的轻微伤到需大面积修复的严重软组织撕裂伤。对于这种较常见的并发症，我们探索了几种病因。最近的研究显示软组织损伤的主要原因是肥胖、下牙槽神经阻滞（IANB）和使用长效局部麻醉药。对于小儿和特殊需求人群来说，这种不会引起疼痛的陌生感，会引起患者的好奇心，导致无意识的咬唇。然而，由局部麻醉药导致的意外软组织损伤可能会对牙科患者造成危险，需要在预防和处理方面引起注意（Boynes、Riley 和 Milbee，2014）。

预　防

首先，临床医生、患者、父母或监护人对于软组织损伤的关注意识是最重要的。对于风险和潜在伤害进行有效沟通，可以不同程度地降低发病率。第二，短效局部麻醉药有可能恢复易于咬伤区域的正常感觉，然而即使使用不含血管收缩剂的短效局部麻醉药（例如常用的 3% 甲哌卡因原液），也会产生术后软组织麻醉且可持续数小时（Chi 等，2008）。最后，当在术后计划中预料到损伤的高发性时，临床医生应该着重考虑机械措施，以防止意外的组织创伤。如将棉纱布卷插入一半到口腔中，防止患者咬住颊、唇或舌，棉纱布卷要足够大以避免误吸入气管。

处　理

对于护理人员或医疗保健人员来说，若未留意到患者近期的牙科治疗，可能很难评估和诊断牙科局部麻醉药相关性软组织损伤，特别是对于沟通困难的患者群体。病历记录应明确，不仅应包括近期的牙科和口腔/颌面治疗，而且应包括被麻醉的特定口内区域。一旦评估现有损伤确实来自咀嚼软组织创伤，应该进一步评估随后暴露于任何

同侧或对侧的涉及区域。出现溃疡应评估是否伴有感染。在轻微损伤期间内，使用非甾体抗炎药物或对乙酰氨基酚（非处方药，OTC）进行缓解治疗。有学者建议用 0.12% 葡萄糖酸氯己定对损伤区域进行轻柔清创（Chi 等，2008）。如果发生严重感染、裂伤或功能丧失，应给予全身性抗生素，并转诊给专科医生，进行手术干预和伤口缝合。通常在损伤后数天到数周内软组织创伤愈合。然而，如果唇咬伤反复发生在同一位置，或需要进行手术干预，或存在感染，则完全愈合时间会延长。

吸入镇静相关并发症

笑气（N_2O）吸入镇静在牙科中具有重要的历史意义。这种无色甜味的吸入剂不仅具有抗焦虑作用，而且还具有剂量依赖性镇痛作用，据 Jastak 报道相当于 10~15mg 阿片类吗啡（Jastak 和 Donaldson，1991）。牙科中的常规使用已证明其是一种安全有效的方法，具有起效快、易调控和恢复快的麻醉效果。笑气吸入相关并发症很罕见，可发生于气体输送，制备等各个环节，有时也与心理因素有关。早前研究已证明适合笑气镇静的患者人群广泛。近期研究已揭示了对于伴有并发症和代谢缺陷的某些患者，笑气相关并发症的发病风险增加。

N_2O-O_2 吸入镇静的标准预防措施包括定期彻底更新病史，慎用于严重慢性阻塞性肺疾病（COPD），严重情绪障碍或药物相关性依赖症，妊娠早期，硫酸博来霉素治疗赘生物，近期视网膜手术引入眼内气泡，亚甲基四氢叶酸还原酶（MTHFR）缺乏和钴胺素缺乏（AAPD，2013）的患者。

仪器相关并发症

目前牙科 N_2O-O_2 吸入镇静单元可提供多重保护措施，避免输送可能的有害性缺氧气体混合物，包括：低氧流量报警器，氧气失效保护器，以及 N_2O 输送浓度超过70%时的失效装置。然而，日常检查和维护的缺失和不正规会产生问题。在一些与中心供应管线相关的案例中，已报道因 N_2O 和 O_2 供应管线交叉而发生了严重的 N_2O 相关疾病和死亡（Herff 等，2007）。

预　防

显然，定期检查和维护 N_2O-O_2 吸入设备上的软橡胶装置，将预防呼吸回路泄漏、输送不足的问题，以及及时发现和处理与设备故障相关的安全问题。在临床实践中，若术者不熟悉工作区域，应仔细检查和确认 N_2O 和 O_2 供应管线（使用移动麻醉气体监测器上的氧气分析仪或基本的"气味"测试），可防止将可能危及生命的缺氧混合物输送给患者（Malamed，2010）。需重点注意的是，在切换供应管线时，会掩盖氧气供应耗尽或低于最小输送压力时防止 N_2O 输送的氧气故障安全机制。

N_2O-O_2 吸入镇静单元的定期检查应包括以下内容。

·检查插头或直径指标安全系统以确保气源不能或没有被互换。

·检查气体罐或到油箱接头的高压供应管线路或连接管是否存在泄漏。氧气或笑气高压供应侧发生泄漏时，通常可听见"嘶嘶"声。

·检查储气囊是否出现撕裂和泄漏，以确保气体混合物输送的一致性，避免职业暴露和环境污染。完整的储气囊，患者的适当呼吸气流和面罩的良好密封性三者相结合，也成为用于患者通气的附加监测装置（Malamed，2010）。

·检查气体传导软管和呼吸装置是否有泄漏、裂缝或堵塞（软管变平或"扭结"），确保 N_2O-O_2 供应充足，不会堵塞或中断，并可防止职业暴露和环境污染。

·检查废气清除系统，包括鼻罩上的单向呼气阀和清除管道。充分清除废气确保减少临床医生和助手的职业接触。针对性调整真空源，以确保储气囊和呼吸回路不被过度吸收，从而影响镇静性气体混合物的输送（Malamed 和 Clark，2003）。

处　理

幸运的是，现代 N_2O-O_2 吸入镇静单元将包括保护设备，以防止低氧气体混合物输送给患者。然而，在怀疑设备故障的情况下，识别仍然是首要步骤以便于启动干预。更换损坏或劣化的设备和彻底检查自检功能，输送回路会自我纠正大多数设备问题。无论是通过压缩气体罐还是连接管（"壁"或"管道"）供气，都必须定期检查气体供应源，以了解是否存在泄漏、阀门故障或源切换的迹象。理想情况下，无论何时重装系统都应检查供应源（Herff 等，2007）。

镇静不足

首先，镇静不足的根本原因是患者选择不当。不适合 N_2O 镇静的患者有多种类型，如年轻、极度恐惧或忧虑，具有特殊需求或对 CNS 抑制剂具有高耐受性。另外，在常规和标准诊所内使用 N_2O-O_2 牙科镇静技术时，一些患者存在永久或临时性的限制性鼻呼吸，这排除了使用鼻罩的可能性。年龄小于5岁的患者，N_2O 通常不能提供足够的镇静和镇痛。患者经常哭泣，对 N_2O 输送面罩不耐受以及以口呼吸为主可能导致浓缩剂量

的 N_2O 输送不足。Malamed（2010）解释说，尽管严格选择患者和排除诱因，N_2O 镇静剂"低反应者"或那些不能从药物平均剂量中获得治疗效果的患者仍约占 15%。

预　防

很难准确地预测镇静不足。可靠的病史和家族史，以及临床医生和患者了解 N_2O-O_2 吸入镇静技术的局限性，抱有合理预期，有助于提供更满意的结果。N_2O-O_2 吸入镇静技术的目的是为可耐受的更舒适化牙科治疗，提供抗焦虑、轻度镇痛以及可能的遗忘作用。仅仅依靠 N_2O-O_2 吸入镇静技术是不能提供无意识、完全遗忘和深度镇痛的效果，这是不现实的。

如果患者不能合理地遵从口头医嘱或表现出高度恐惧和焦虑，则应仔细考虑建议患者或其看护人选择镇痛和抗焦虑的其他替代方式。疼痛阈值低和高度恐惧的患者也不是吸入镇静的理想人选。对于那些诊断或未确诊的精神或心理疾病患者来说，N_2O-O_2 吸入镇静技术也许不足以满足牙科治疗要求，此类患者可能需要更复杂的处理措施，也许涉及与其他精神卫生医护人员的合作。

治　疗

任何接受 N_2O-O_2 镇静的患者，在牙科诊疗的任何时候，都有可能发生镇静不足。考虑到牙科治疗，患者性格、心理和社会压力，以及人类行为和感知变化（参见前述的"疼痛"定义）等变量，甚至之前在非镇静状态下完成了牙科诊疗的患者都有可能在随后治疗中遭遇镇静不足。临床医生应认识到在开始给药 5~15min 后，若患者没有感觉到 N_2O 的镇静效果，如轻度镇痛、周围血管舒张、轻度兴奋和（或）焦虑减少时，应停止治疗，允许患者充分恢复和重新制定另一个抗焦虑和镇痛的替代方案。

笑气镇静引起的恶心呕吐

虽然通常仅归因于过度镇静，但是笑气镇静相关性恶心呕吐的病因是多因素的。镇静过度，饱腹或空腹，患者运动过度，牙科的手术类型，吸入镇静时间延长，中耳炎，镇静不足，局部麻醉药注射和呕吐倾向，均可能导致这种并发症。牙科治疗期间常应用各种屏障保护和隔离技术，患者频繁地呕吐是严重并发症，有发生呕吐物甚至牙科器械误吸的风险，可能危及生命。因为 N_2O-O_2 吸入镇静会抑制中枢神经系统，可能会抑制喉部的保护性反射（即防止外来物和液体意外吸入气管）。

预　防

N_2O-O_2 吸入镇静前认真做术前准备，可防止大多数恶心呕吐的发生。Malamed（2010）建议避免在接受 N_2O 镇静前吃大餐，而是在诊疗前 4~6h 进行清淡且富含碳水化合物的饮食。此外，患者病史可能包括恶心呕吐倾向，必须考虑治疗的时间长度和类型。避免向上呼吸道感染（URI）的患者提供吸入镇静，也可以减少恶心呕吐的发生率。Becker 和 Rosenberg（2008）认为，中耳炎通常会引起咽鼓管闭塞，这时可能会出现一个封闭空间，因为 N_2O 比 N_2 更容易扩散到封闭空间，所以 N_2O 将填充于内耳空间。由此引起压力增加和鼓膜（"耳鼓"）上张力以及随之产生的负压，已被认为是恶心呕吐的原因（Becker 和 Rosenberg，2008）。这种低血 / 气分配系数也可导致肠胀气，结果可能发生胃肠道不适和恶心呕吐（Ostergaard 等，2005）。需重点注意，吸入镇静持续时间的增加为 N_2O 气体填充封闭空间提供了更多的时间。一些研究者还假设，甲硫氨酸合成酶被抑制，叶酸缺乏和因此导致的同型半胱氨酸增加等代谢紊乱也是导致恶心呕吐的原因（Peyton 和 Wu，2014）。

局部麻醉药具有独特的苦味，对其味道可能敏感的患者在 N_2O 吸入镇静期间，应小心使用。

当患者坐在牙椅上时，避免椅子和患者的过多移动，可能会防止恶心呕吐。对于接受 N_2O-O_2 吸入镇静的患者，当设备放置在患者身上时，其所处体位应当无碍于牙科治疗，并且在吸入镇静开始前，患者还应该舒服地坐在椅中，以减少手术期间的体动。

通常发生过度镇静及其相关恶心呕吐前，患者会自述"感到不舒服"。发生呕吐前会出现出汗、唾液增多、激动和面色苍白等症状（Malamed，2010）。仔细和缓慢的吸入控制，与患者在治疗效果方面的密切沟通，可以防止恶心呕吐的突然发生。

建议采用口服和直肠止吐剂预处理作为预防措施，以避免在 N_2O-O_2 吸入镇静期间发生恶心和呕吐。有许多药物可供选择，其中有些药物是处方药（Malamed，2010）。许多止吐剂也是潜在的镇静剂，因此临床医生必须考虑这些口服和注射药物的允许给药水平。选择性 5- 羟色胺（5-HT$_3$）受体抑制剂没有镇静作用，例如口服多拉司琼和昂丹司琼（GlaxoSmithKline，2014）。

处 理

对于频繁呕吐的患者，立即处理措施包括去除鼻罩和 N_2O 输送设备，牙科器械，屏障和隔离装置以及口腔和口咽区域中松动的修复材料。临床医生和助手必须保证患者主动呼吸，并将患者转到右侧（右侧卧位）或简单地将患者的头部转向侧面，以防止并减少肺部误吸。如果怀疑发生误吸，可

能的情况下，应将牙椅放置在仰卧头低位（Trendelenburg 体位）以促进误吸物从气管排出。发生频繁呕吐后，应更换 N_2O 气罩给予 100% 浓度的氧气 3~5min，这样可以减少持续性的恶心呕吐。

代谢紊乱

近期研究已调查了 N_2O 对代谢过程的影响。具体来说，对血清同型半胱氨酸水平的升高、甲硫氨酸合成酶的降低和叶酸缺乏进行了广泛研究，以确定非心脏手术中使用 N_2O 时患者的心血管风险。某些患者有 MTHFR 缺陷，它是一种基因突变会导致血液中同型半胱氨酸水平升高，在进展期动静脉血栓中已被假定为显著危险因素（Shay、Frumento 和 Bastien，2007）。尽管有大规模的研究，但是直至撰写本章节时，仍然不确定 N_2O 是否是不良心脏事件增加的危险因素（Myles 等，2014）。

N_2O-O_2 吸入镇静常用于儿童牙科中（Udhya 等，2014）。随着儿童自闭症（ASD）发病率的增加，一些假说探索了接触 N_2O 为触发事件。无论如何，仍然或将会建立因果关系将自闭症与 N_2O 的甲硫氨酸失活效应联系起来，自闭症儿童中普遍的钴胺素缺乏以及与 N_2O 接触的遗传危险因素相关（Rossignol、Genuis 和 Frye，2014）。

预 防

诊断为高同型半胱氨酸血症或 MTHFR 基因突变的患者不应接受 N_2O 作为其麻醉方案的一部分。诊断患有钴胺素（维生素 B12）缺乏症的患者也不应该接受 N_2O 镇静，因为钴胺素是同型半胱氨酸和亚甲基四氢叶酸转化为甲硫氨酸和四氢叶酸的辅因子（Baum，2007）。没有 MTHFR 缺乏症的患者可以安全地接受 N_2O 作为麻醉方案的一部

分，而没有增加不良心肌作用的风险（Myles 等，2014）。

过度镇静

虽然意识丧失是一种极其罕见的 N_2O 镇静并发症，但是吸入 N_2O 镇静超过治疗水平的情况相对常见。当患者对牙科治疗不再保持舒适、合作、清楚明白和察觉时，临床医生需要认识到该情况是镇静过度，并在其他并发症出现前进行干预。如 Malamed（2010）所描述的理想镇静状态，包括一系列症状，患者身体一阵热，四肢末端刺痛，口腔和身体其他部位的麻木，以及通常会有沉重感。N_2O 吸入理想的镇静状态，其临床表现包括缓慢规则的呼吸频率，心率和血压降至静息水平，周围血管舒张，肌肉紧张减少。随着过度镇静加深，患者可以表现为嗜睡、躁动、不合时宜的笑和哭泣、出汗，甚至做梦和幻觉。当患者出现过度镇静时，临床医生观察到的体征包括心率和血压增加，流泪，呼吸频率增加和患者自主运动增加。N_2O 过度的明显表现为恶心呕吐，无反应和可能的意识丧失（Malamed，2010）。

预　防

仔细而缓慢吸入 N_2O 可防止镇静过度。必须一直与患者进行语言交流以评估中枢神经系统的抑制水平和患者的舒适度。如果患者变得语无伦次，出现反复闭嘴、躁动或前面列出的其他任何体征或症状，则应开始努力降低 N_2O 的水平，直到患者表现出 N_2O 吸入镇静理想状态的体征和症状。仔细回顾患者的病史记录也可能发现其他缓解焦虑药物的使用也会导致意外的镇静过度。

处　理

临床医生若能做到早期识别，则大多数患者可以完全避免镇静过度。但是，应特别注意由镇静过度引起的恶心呕吐。患者镇静期间，应当准备好强力吸引器和吸唾器，以吸引口咽呕吐物并防止可能的肺吸入。请注意，即使同一患者也可能在之后的某次预约治疗中对不同水平的 N_2O 浓度作出反应，通常建议逐渐增加镇静剂。

不适当感觉经历报道

Malamed（Malamed，2010）和 Kaufman 等（Kaufman、Galili 和 Furer，1990）均报道了相关病例，患者感官刺激增强，甚至指控在 N_2O - O_2 吸入镇静期间遭受性侵犯。因为 N_2O 装置和患者身体的亲密接触以及可能明显的欣快感，对医生和助手不正当接触的指控可能且确实出现了。性现象、做梦、幻象的报道也与静脉注射镇静剂合并吸入笑气有关（Brandner 等，1997）。

预　防

Malamed（2010）报道 3 种常见情况令临床医生处于风险：

· 在手术室或牙科诊所内在无其他目击者的情况下单独对患者进行诊疗；

· 给予高浓度 N_2O；

· 麻醉深度调控失败，产生超出治疗效果范围外的镇静。

因此，建议在手术室或诊所中，临床医生与其他助手或医生一起参与治疗，避免给予患者高浓度 N_2O，避免患者过度镇静。审慎的做法是，认真遵守并确保在任何诊疗过程中都有一个可靠客观的证人存在。此外，每一步镇静操作的简洁记录可以可靠地防御诬告。

处　理

不幸的是，一旦患者提出指控，将很可能要求对临床医生和涉案人员提出法律询问。事前预防才应该是医疗管理的目标（Malamed、Serxner 和 Wiedenfeld，1988）。

中度镇静和全身麻醉常见并发症

在口腔科，控制焦虑和疼痛技术的高级形式包括胃肠内（口服）和胃肠外的中度镇静。全身麻醉，或药物诱导意识丧失时，甚至是疼痛刺激都不会唤醒患者（ADA，2012），因此，全身麻醉是控制焦虑和疼痛容易实施的技术，其常用于儿牙科，综合医院牙科，门诊修复和外科手术，以及口腔颌面手术。连同上述列出的与 N_2O - O_2 吸入镇静技术相关的轻度和中度镇静并发症，会出现多种并发症且超出了本次讨论范围。尽管如此，下面我们讨论一些最常见和重要的并发症及其处理措施。

中度和深度镇静失败

像前面讨论的吸入镇静失败，为了充分控制焦虑和疼痛，不令患者无意识的镇静技术均具有一定程度的不可靠性和不可预测性。简言之，所有患者无法忍受所有诊疗操作和外科干预，可能需要更大程度地控制焦虑和疼痛。医学承认医疗技术的不可预测性，甚至定义了一个保险计费代码（ICD-10 T88.52XA）——"诊疗过程中首次遇见中度镇静失败"，截至编写本章时牙科没有类似的保险计费代码。然而多数情况下，牙科诊所的诊疗操作中采用中度和深度镇静结合局部麻醉，可比全身麻醉引起更低的发病率且更快地恢复。对于一些不能耐受全身麻醉的患者在进行口腔和颌面手术时，中度或深度镇静是可行的麻醉技术（Svrakic 等，2014）

预　防

仔细筛选患者和完整记录病史是至关重要的，可以确保镇静技术成功。此外，在牙科诊所中，大部分诊疗过程需依赖成功的局部麻醉以增强中枢神经系统的药物抑制作用。镇静联合不充分的局部麻醉不会产生显著的镇痛效果，这将令患者无法达到理想的舒适度和接受度。一些外科手术范围过大，超过了患者对疼痛，不适的耐受度。

镇静药物的肠内给药途径是不可预测的。不同于胃肠外给药途径，其药物血浆浓度不受肝脏首过代谢影响，口服镇静药物受不同胃排空率、内脏循环变异和肝脏代谢的生物学差异影响，且起效时间延迟。患者在接受牙科诊疗时，试图"多次口服"镇静药可能会导致镇静过度或不足，而且最终治疗效果不理想。更重要的是，在不可预测的时段后多次给药，其起效时可能导致意外的意识丧失。考虑到患者的安全和实施者能够"解救"患者脱离意外意识丧失状态，学者建议，如果准备多次口服镇静药物，需额外培训各种气道管理和急救技术（Dionne 等，2006）。2012 年美国牙医协会（ADA）针对牙科医生实施镇静和全身麻醉操作的指南建议，轻度和中度镇静时肠内给药由于其增加和补充剂量的不可预知性，轻度和中度镇静的口服给药剂量分别不得超过最大推荐剂量（MRD）和 1.5 倍 MRD（ADA，2012）。

处　理

当中度至深度镇静失败时，可考虑几种选择方案。如果临床医生受过相关培训并得到许可，可将镇静转为全身麻醉，将获得可预测麻醉和镇痛深度。如果全身麻醉不可行，可以减少诊疗时长和复杂程度。此外，须考虑改变控制焦虑和疼痛的方法，完成口腔操作。

意外意识丧失

根据 Weaver 报道，镇静患者中最常见的急症是与气道和呼吸相关的问题（Weaver, 2010）。无论何种给药方式，当患者在接受适度镇静过程中，变得对外界没有反应，并进入到非预期镇静水平时，对于临床医生来说，当务之急是抢救和处理潜在的气道反射消失和可能的呼吸抑制，美国麻醉医师协会（ASA）的指导方针，建议适度镇静的实施者需具有抢救深度镇静患者的能力，治疗深度镇静的临床医生能够救治全身麻醉的患者（ASA，2002）。

预　防

牙科诊所的诊疗操作过程中，临床医生经肠内/肠外给药途径进行中度镇静时，建议使用高安全指数或治疗指数的镇静药物，它们不太可能使患者昏迷。其中包括临床用药，如口服苯二氮䓬类，肠胃外苯二氮䓬类，以及弱或中效阿片类镇痛药。这 2 类药物均有其拮抗剂可作为解毒剂，为它们的使用提供了一个附加安全系数。不建议操作人员使用美索比妥、氯胺酮、丙泊酚、阿芬太尼和瑞芬太尼等药物，提供中度镇静，因为它们的治疗指数窄，并与某些药物相比，无法在药效上逆转它们的中枢神经系统抑制作用。无论如何，临床医生提供任何程度的镇静都应建立在基础生命支持技术上，包括昏迷和无呼吸患者的处理（ADA，2012）。手术室急救设备应立即可用（呼吸囊 – 阀 – 面罩复苏器，氧气补充源，人工气道附件和自动体外除颤器），医生及其团队人员必须熟悉紧急医疗呼救服务。

患者的术中监护仍然是预防镇静并发症的最前沿手段。随着 80 年代中期脉搏血氧饱和度的出现，可快速早期识别缺氧和氧合下降，鼓励使用呼气末 CO_2 监测，可作为一个附加监测参数，以评估患者的呼吸质量，并为呼出气体提供一个量化值。胸骨上气管外放置听诊器作为监测患者呼吸质量的实时指标，并且临床医生可以通过听诊直接监测患者的呼吸道是否畅通或存在阻塞（图 6.2、图 6.3）。

处　理

抢救处于意外镇静状态的患者需要做到快速识别和优先开展治疗计划。对于呼吸减弱或气道阻塞的患者必须优先确保患者充足的通气和给氧。推荐执行 AHA 指南上的呼吸急救，包括体位，仰头抬下颌或托下颌，并尝试正压通气，应同时考虑给予逆转药物，如纳洛酮可逆转阿片类药物引起的呼吸抑制及氟马西尼可对抗苯二氮䓬类。急救管理最好团队作战，团队成员均应负责各自不同的特定任务，比如启动 EMS 呼救，获得救援设备，以及监护患者。

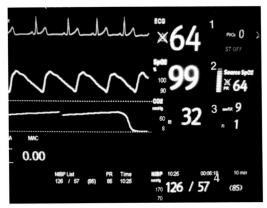

图 6.2　图片从上到下分别为：（1）心电图（ECG）显示正常窦性心律（NSR），心率（BPM）为 64 /min；（2）体积描记法表示定期脉动波形和血氧饱和度 99%；（3）CO_2 监测仪测定呼气末 CO_2，经鼻插管采样，显示 CO_2 压力为 32mmHg、呼吸频率为 9/min；（4）无创血压（NIBP）为 126mmHg/57mmHg，平均动脉压 85mmHg。1mmHg ≈ 0.133kPa

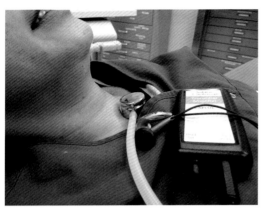

图 6.3　可扩音的气管前电子听诊器监测镇静患者的呼气－吸气。照片（CO_2描记表，脉搏血氧饱和度仪，气管前听诊器）

静脉通道并发症

　　临床医生将外周静脉（IV）作为胃肠外给药途径时，必须了解其可能并发症，其可以从轻微刺激到长期损伤和永久性损伤。静脉通路的常见并发症有外渗、浸润、静脉炎，在牙科诊所就可以得到有效的处理。意外的动脉内注射是相对罕见的并发症，可导致永久性的组织损伤和可能导致肢体或手指/足趾缺失。

外渗和渗透

　　外周静脉外渗被定义为发泡性药物或溶液不小心浸润到周围组织中。渗透是一种非发泡性药物渗漏到周围组织（Dougherty，2008）。在这些定义中，发泡性药物，是指某种药物或溶液渗透到组织中可导致皮肤产生水泡并伴有组织坏死（Goolsby和Lombardo，2006）。在中度或深度静脉镇静下进行牙科治疗期间，静脉内输液通路连接到外周静脉时患者出现体动，这种情况不常见。这种体动可能会导致丢失已建立的外周静脉进针点。如果采取处理措施得当，这种并发症仅仅引起轻微刺痛，然而已报道的严

重并发症有皮肤全层的损伤以及肌肉和肌腱坏死等（Dychter 等，2012）。

预　防

　　预防外渗或渗透首要考虑外周静脉的进针位置。避免选择关节或患者易于移动的区域将有助于防止套管的机械性移动。前臂或手背上直的大静脉优于关节上区域，如肘窝，因为后者具有活动的可能性。刚性臂板固定装置也有助于防止不必要的患者体动。也建议选择合适的静脉导管型号，在不损伤血管完整性的同时满足良好的血液流动和快速给药。Dougherty 还建议使用钢翼输液装置，也被称为"蝶形"针（Dougherty，2008）。通常，这意味着使用尽可能小的柔性留置导管，以适应预期治疗和潜在的紧急干预。其次，选择先前静脉穿刺或尝试失败部位的近心端作为进针点，可防止液体从先前或现有的血管壁损伤处外渗。用输液贴完全牢固地固定静脉套管和液体连接管路，也有助于降低进针部位液体浸润和泄漏的风险。

识别与处理

　　临床上可能会出现液体外渗和浸润的迹象和症状。初期诊断开始时最常见的是液体流动速度显著减慢，尽管之前进针处流动好。如果患者依然感觉疼痛，报告称该部位的疼痛和不适可能伴有液体外渗或渗透。插管部位可能由于液体流入组织间隙而肿胀使得皮肤紧绷变白。静脉内液体和药物也可能从静脉穿刺部位流出。如果患者能够向医生报告病症时，此时的外渗常伴有烧灼感和刺痛，随后出现水疱、组织坏死和溃疡（Dychter 等，2012）。

　　临床医生应检查是否有意外留在患者肢体上的止血带，以及起到止血带作用的衣物，因为这可能阻碍药液流动。该并发症一旦被

确诊，应停止输液，并且断开静脉管道。如果输液药物刺激组织，可将导管留在原处，需要时可以通过完好无损的导管回吸刺激性药物。抬高患肢和热敷可促进血管舒张并促进外渗液体的扩散。相反，受损区域的冷敷有助于将发泡性药物渗漏区域局限（Dychter 等，2012）。渗出伴有瘀血和额外的血管外出血，可以被直接压力控制直到出血停止。如果遇到或预测会有显著的组织损伤，建议立即转诊到相应专科。如果手术的安全性取决于血管通路，应考虑建立另一个静脉通道，并在患者病历中翔实记录此次并发症、干预和处理措施。

动脉内注射

在镇静或全身麻醉期间，医源性动脉内注射药物可导致患者受到严重伤害。有文献报道药物从插管部位扩散到远端产生的直接后果是坏疽、肢体缺血、皮肤坏死和截肢（Sen、Chini 和 Brown，2005）。该并发症发生后经常会迅速发展出现严重后遗症和巨大损害，动脉内注射可以发生在任何地点，包括经常建立静脉通道的牙科诊所。

预　防

可通过下列观察辨认出意外的外周动脉插管：静脉导管内出现明亮的红色血液，脉动的血液进入到静脉导管，和尽管有明显的液体柱（静脉液体袋）高度，血液仍回流到静脉导管内。此外，在动静脉非常靠近的解剖区域必须小心避免动脉插管，例如肘窝或手腕（Ghouri、Mading 和 Prabaker，2002）。当建立静脉通道时，某些患者出现意外动脉内注射的风险更高，一定要执行更高级别的护理，此类患者包括病态性肥胖，深色皮肤色素沉着，胸廓出口综合征（随着胳膊的外展/内旋出现桡动脉搏动消失），

或四肢血管异常。此外，无法报告疼痛症状的患者，例如在深度镇静或全身麻醉下，动脉内注射风险增加。

识别与处理

如果注射药物前发现了动脉内穿刺，临床医生必须移除导管并直接按压进针点，以尽量减少血肿和防止瘀斑（青紫）。如果药物被注入动脉内，往往患者会立即报告注射部位远端的疼痛和严重不适。这些症状之后会出现感觉异常和不自主运动并伴有患肢的皮肤改变。最后，注射部位远端区域出现损坏，组织坏死、运动支配的永久性改变、感觉障碍和慢性疼痛。

如果在诊所内被诊断为动脉内注射，临床医师必须考虑将患者转运到能进行急诊处理的医院机构，以及立刻尝试保护患肢。处理措施大部分仍然是经验性研究，缺少前瞻性研究。尽管如此，Sen、Chini 和 Brown（2005）等坚持采用一个建议列表来处理此类并发症，包括以下内容：

·保持动脉内导管可提供治疗药物给药通道和造影快速通道，允许采集动脉血样；

·判断疾病的进展，为损伤的进一步发展提供一个衡量标准；

·启用抗凝剂保证远端区域的血液循环；

·研究缓解症状，并计划进行康复；

·必要时给予抗生素治疗；

·具体的干预措施，如普鲁卡因或利多卡因动脉内注射、局部麻醉药对损伤区域再灌注、交感神经兴奋（星状神经节或腋神经阻滞）可减少血管痉挛，高压氧治疗，或动脉内给予血管扩张药及溶栓。

作者还报道了意外动脉内注射后静脉系统受影响的并发症，随着血管痉挛及肢体不动，深静脉血栓形成，骨筋膜室综合征和长

期疼痛等相关问题，可使用超声成像进行监测（Hoehenstein 等，2014）。

静脉炎

静脉炎是静脉壁的炎症。在中度镇静和全身麻醉静脉通路的范围内，常见病因是静脉通路本身或通过静脉输注的药物。插管部位细菌感染，细菌通过外周静脉通路进入血流也可发展成静脉炎（Loftus 等，2012a）。如果由血块引起的炎症，则该情况被称为血栓性静脉炎。

预　防

根据美国疾病预防与控制中心（CDC）的信息，对于成人避免较低的末端静脉部位注射将会降低静脉炎的风险（Grady 等，2011）。虽然在诊所和急救外科监护室少见，CDC 还建议导管的保留时间不应超过72~96h，以减少静脉炎的发生风险。同时在套管材料的选择上，较粗的静脉内导管（16~20 号）插入到短且狭窄的血管内会增加静脉炎的发生风险。Dychter 等人建议采用聚氨酯（PEU）制成的导管，而不是四氟乙烯 – 六氟丙烯（Teflon™）的材质，以进一步降低发生静脉炎的风险（Dychter 等，2012）。用于牙科治疗的常见镇静药物也会引起外周静脉炎。静脉注射用巴比妥类的pH 值高会刺激血管。已证实了安定、哌替啶、β – 内酰胺抗生素、巴比妥类、依托咪酯和丙泊酚也会造成静脉炎，其原因较多：极端的 pH 值、渗透压、溶液中颗粒物的大小等（Dos Reis 等，2009）。正确严格地遵守无菌技术也有助于防止细菌感染和由于插入导管和建立外周静脉通路而导致细菌进入血液。最近研究发现在静脉通路上使用旋塞阀会增加细菌储存的风险，而且会传染给患者（Loftus 等，2012b）。

识别与处理

通常，患者会出现红肿、压痛、红斑以及在插入导管处扪及一条静脉索。炎症将沿着感染静脉途径扩散逆行至导管的近心端。如果可能，应当停止外周静脉输注，并不再通过此静脉输注药物。在一些情况下，插管及其导致的组织损伤会引起慢性神经病理性疼痛（Gohil 和 Balasubramanian，2012）。可考虑使用抗炎药、皮质类固醇和肝素，配合热敷可促进血管舒张和增加炎症部位的灌注量（Dychter 等，2012）。建议局部使用硝酸甘油，这也是一种促进局部血液灌注量的治疗方法（Tjon 和 Ansani，2000）。若怀疑感染，有必要及时积极地口服和注射抗生素（Tagalakis 等，2002）。

负压性肺水肿

负压性肺水肿（NPPE）是声门完全闭合时生成吸气相负压而导致的严重肺水肿，是一种相对少见的全身麻醉相关并发症，可在喉痉挛后数分钟至 1 h 之后发生。胸腔内负压可达到 –140cmH$_2$O，多种因素导致肺水肿，包括静脉回流增加，肾上腺素和缺氧性肺血管收缩，以及间质压力增加（Udeshi、Cantie 和 Pierre，2010）。临床表现包括明显的缺氧，呼吸急促（快速、浅呼吸），心动过速（心率加快），啰音（吸气时可闻及"噼啪"声），可闻及哮鸣音，以及经常在口咽部见到粉红色泡沫分泌物。

预防、识别与处理

全身麻醉相关性 NPPE 的预防措施包括采用多种方法及时治疗喉痉挛或完全性气道阻塞。在镇静和全身麻醉期间，因气道阻塞而出现的胸廓反常运动，气管"牵拉"，明显的缺氧，潜在的无通气都是气道完全阻塞的症状和体征（Louis 和 Fernandes，

2002）。早期识别是防止 NPPE 的关键环节，并努力确保有足够的麻醉深度以防止喉痉挛，可能会涉及使用去极化或非去极化肌肉松弛剂，快速加深麻醉深度以保证足够的面罩通气，并且，如果采用气管内或经鼻气管插管，患者完全清醒后再拔管。处理措施包括一旦解除气道梗阻或喉痉挛就开始正压通气。认真衡量利尿剂的使用，虽然能减少肺水肿，但是会加重低血容量和低灌注量。也可以考虑给予类固醇以减少损伤毛细血管和肺泡炎症（Udeshi、Cantie 和 Pierre，2010）。

恶性高热

恶性高热是一种遗传性、累及肌肉的高代谢病症。它是常染色体显性疾病，会产生持久的肌肉高代谢，其特征是体温升高、心动过速、肌肉痉挛、全身肌肉僵硬、高碳酸血症、呼气末二氧化碳急剧升高、肌酸激酶升高以及呼吸和代谢性酸中毒。全身麻醉期间，对去极化肌松药（琥珀酰胆碱）和挥发性吸入麻醉药的易感人群，是与恶性高热发作密切相关的触发因素。

识别与处理

初始症状可立刻发生于全身麻醉诱导和触发药物介入时，也可能是麻醉后 90min。恶性高热的首发临床体征之一是高碳酸血症，可表现为呼气末或呼出二氧化碳增加。之后或伴有咬肌痉挛表现、全身肌肉僵硬、横纹肌溶解、肾衰竭、低血压、心律不齐和窦性心动过速。已有新证据表明温度异常的诊断确实可以作为恶性高热发病的典型早期体征，实施者可在全身麻醉前和期间采用连续可靠的体温监测（Larach 等，2014）。若不治疗，此病通常是致死性的，且因为致死性心律失常和心脏停搏导致患者死亡

一旦怀疑或识别恶性高热发作，迅速治疗措施包括立即停用触发药以及静脉注射丹曲林 2mg/kg，每隔 5min 重复一次。丹曲林是乙内酰脲衍生的骨骼肌松弛剂，呈粉末制剂，在静脉给药前必须用无菌水复原。生理盐水或其他稀释剂不会复原这种特殊药物。如果使用封闭式麻醉回路进行全身麻醉，则呼吸回路和相关设备应切换到不含微量挥发性麻醉剂的回路上。对高碳酸血症和酸中毒的处理措施将包括增加机械通气量和频率，开始过度换气，并且还可以考虑给予碳酸氢钠静脉注射。已证明，增加静脉内液体负荷，给予甘露醇和呋塞米利尿，注射葡萄糖和胰岛素，辅助性血管升压药和治疗心律失常，这些方法也能有效治疗恶性高热（Larach 等，2010）。建议用冰袋和冷盐水洗胃主动降温，并立即从诊所或急救护理中心转运到医院。

参考文献

[1] American Academy of Pediatric Dentistry. Guidelines of the Use of Nitrous Oxide for Pediatric Dental Patients. Clinical Practice Guidelines. Reference Manual, 2013,37,(6,15/16):206–210, http://www.aapd.org/media/policies_guidelines/g_nitrous.pdf (accessed January 11, 2016)

[2] Alhassani, A.A., AlGhamdi, A.S.T. Inferior alveolar nerve injury in implant dentistry: diagnosis, causes, prevention, and management. Journal of Implantology, 2010,XXXVI(Five):401–407

[3] Altay, M.A., Lyu, D.J.H., Collette, D., et al. Transcervical migration of a broken dental needle: a case report and literature review. Oral Surgery, Oral Medicine, Oral Pathology, Oral Radiology, 2014;118: e161–e165

[4] American Dental Association. Guidelines for the Use of Sedation and General Anesthesia by Dentists. Chicago, IL：American Dental Association, 2012

[5] American Society of Anesthesiologists. Practice guidelines for sedation and analgesia by non–anesthesiologists. An updated report by the American Society of Anesthesiologists Task Force on sedation and analgesia by non–anesthesiologists. Anesthesiology, 2002,96:1004–1017

[6] Baum, V.C. When nitrous oxide is no laughing matter: nitrous oxide and pediatric anesthesia. Pediatric

Anesthesia,2007,17:824–830

[7] Becker, D.E., Reed, K.L. Local anesthetics: review of pharmacological considerations. Anesthesia Progress, 2012, 59:90–102

[8] Becker, D.E., Rosenberg, M. Nitrous oxide and the inhalation anesthetics. Anesthesia Progress, 2008, 55:124–131

[9] Beddis, H.P., Davies, S.J., Budenberg, A.,et al. Temporomandibular disorders, trismus and malignancy: development of a checklist to improve patient safety. British Dental Journal,2014,217: 351–355

[10] Belenguer-Guallar, I., Jimenez-Soriano, Y. and Claramunt-Lozano, A. Treatment of recurrent aphthous stomatitis. A literature review. Journal of Clinical and Experimental Dentistry, 2014,6 (2):e168–e174

[11] Berkun, Y., Ben-Zvi, A., Levy, Y.,et al. Evaluation of adverse reactions to local anesthetics: experience with 236 patients. Annals of Allergy, Asthma & Immunology,2003, 91: 342–345

[12] Boynes, S., Riley, A. and Milbee, S. Evaluating complications during intraoral administration of local anesthetics in a rural, portable special needs dental clinic. Special Care in Dentistry, 2014, 34 (5):241–245

[13] Brandner, B., Blagrove, M., McCallum, G.,et al. Dreams, images, and emotions associated with propofol anaesthesia. Anaesthesia, 1997, 52: 750–755

[14] Brau, M.E., Branitzki, P., Olschewski, A.,et al. Block of neuronal tetrodotoxinresistant Na+ currents by stereoisomers of piperidine local anesthetics. Anesthesia & Analgesia, 2000,91: 1499–1505

[15] Cave, G. and Harvey, M. Intravenous lipid emulsion as antidote beyond local anesthetic toxicity: a systematic review. Academic Emergency Medicine, 2009,16: 815–824

[16] Chi, D., Kanellis, M., Himadi, E.,et al. Lip biting in a pediatric dental patient after dental local anesthesia: a case report. Journal of Pediatric Nursing, 2008,23 (6 December):490–493

[17] Chisci, G., Chisci, V. and Chisci, E. Ocular complications after posterior superior alveolar nerve block: a case of trochlear nerve palsy. International Journal of Oral & Maxillofacial Surgery, 2013,42:1562–1565

[18] Ciancio, S.G., Hutcheson, M.C., Ayoub, F., et al. Safety and efficacy of a novel nasal spray for maxillary dental anesthesia. JDR Clinical Research Supplements, 2013, 92(7 Supplement):43s–48s

[19] Clark, K., Reader, A., Beck, M.,et al. Anesthetic efficacy of an infiltration in mandibular anterior teeth following an inferior alveolar nerve block. Anesthesia Progress,2002,49:49–55

[20] Cohen, A.F. and Warman, S.P. Upper airway obstruction secondary to warfarin–induced sublingual hematoma. Archives of Otolaryngology—Head and Neck Surgery, 1989,115 (June):718–720

[21] Dionne, R.A., Yagiela, J.A., Cote, C.J.,et al. Balancing efficacy and safety in the use of oral sedation in dental outpatients. The Journal of the American Dental Association,2006,146: 502–513

[22] Dos Reis, P.E., Silveira, R.C.V., Asques, C.I.,et al. Pharmacological interventions to treat phlebitis.Journal of Infusion Nursing,2009,32 (2):74–79

[23] Dougherty, L. IV Therapy: recognizing the differences between infiltration and extravasation. British Journal of Nursing, 2008,17 (14): 896–901

[24] Dychter, S.S., Gold, D.A., Carson, D., et al. Intravenous therapy: a review of complications and economic considerations of peripheral access. Journal of Infusion Nursing,2012,35 (2):84–91

[25] Faix, D.J. Horner syndrome from the dentist's chair. The Journal of the American Board of Family Practice,2001 September-October,14 (5):386–388

[26] Gambarini, G., Plotino, G., Grande, N.M., et al. Differential diagnosis of endodontic-related inferior alveolar nerve paraesthesia with cone beam computed tomography: a case report. International Endodontic Journal, 2011,44:176–181

[27] Ganzberg, S.I. and Kramer, K.J. The use of local anesthetic agents in medicine. Dental Clinics of North America, 2010, 54:601

[28] Garisto, G.A., Gaffen, A.S., Lawrence, H.P., et al. Occurrence of paresthesia after dental local anesthetic administration in the United States. The Journal of the American Dental Association,2010,141:836–844

[29] Gerbino, G., Zavattero, E., Berrone, M., et al. Management of needle breakage using intraoperative navigation following inferior alveolar nerve block. Journal of Oral and Maxillofacial Surgery, 2013,71:1819–1824

[30] Ghouri, A.F., Mading, W. and Prabaker, K. Accidental intraarterial drug injection via intravascular catheter placed on the dorsum of the hand. Anesthesia & Analgesia, 2002,95:487–491

[31] Glass, G.E. and Tzfetta, K. Bell's palsy: a summary of current evidence and referral algorithm. Family Practice,2014,31 (6):631–642

[32] GlaxoSmithKline. Prescribing Information: ZOFRAN (Ondansetron Hydrochloride), GlaxoSmithKline, Research Triangle Park, NC,2014

[33] Gohil, S. and Balasubramanian, S. Case report and literature review of chronic neuropathic pain associated with peripheral venous cannulation. Anaesthesia, 2012,67:1395–1397

[34] Goolsby, T.V. and Lombardo, F.A. Extravasation of chemotherapeutic agents: prevention and treatment. Seminars in Oncology, 2006,33 (1):139–143

[35] Grady, N.P., Alexander, M., Burns, L.A., et al,HICPAC. CDC Guidelines for the Prevention of Intravascular Catheter-Related Infections, 2011, Centers for Disease Control, Atlanta, GA,2011

[36] Gray, T.A. and Hawkins, S. A PACU crisis: a case study on the development and management of methemoglobinemia.Journal of PeriAnesthesia Nursing,

2004,19 (4 August):242–253

[37] Gutenberg, L.L., Chen, J.-W. and Trapp, L. Methemoglobin levels in generally anesthetized pediatric dental patients receiving prilocaine versus lidocaine. Anesthesia Progress, 2013,60:99–108

[38] Hawthorne, M., Sim, R. and Acton, C.H.C. Quinine induced coagulopathy–a near fatal experience. Australian Dental Journal, 2000,454:282–284

[39] Heller, A.A. and Shankland, W.E., II. Alternative to the inferior alveolar nerve block anesthesia when placing mandibular dental implants posterior to the mental foramen.Journal of Implantology, 2001,XXVII (Three):127–133

[40] Herff, H., Paal, P., von Goedecke, A., et al. Fatal errors in nitrous oxide delivery. Anaesthesia, 2007,62:1202–1206

[41] Hohenstein, C., Herdtle, S., Hoyme, M., et al. Rescue of the limb after accidental injection of diazepam into femoral artery. American Journal of Emergency Medicine, 2014,32 (1149):e5–e6

[42] Huang, R.Y., Chen, Y.J., Fang, W.H., et al. Concomitant Horner and Harlequin syndromes after inferior alveolar nerve block anesthesia. Journal of Endodontics, 2013,39 (12):1654–1657

[43] International Association for the Study of Pain (IASP) Taxonomy, http://www.iasp-pain.org/Taxonomy#Pain (accessed December 29, 2015)

[44] Jastak, J.T. and Donaldson, D. Nitrous oxide. Anesthesia Progress,1991,91:1401–1407

[45] Kanaa, M.D., Whitworth, J.M. and Meechan, J.G. A prospective randomized trial of different supplementary local anesthetic techniques after failure of inferior alveolar nerve block in patients with irreversible pulpitis in mandibular teeth. Journal of Endodontics, 2012,38 (4 April):421–425

[46] Kaufamn, E., Galili, D. and Furer, R. Sensory experience induced by nitrous oxide analgesia. Anesthesia Progress,1990,37:282–285

[47] Kim, J.W., Cha, I.H., Kim, S.J.,et al. Which risk factors are associated with neurosensory deficits of inferior alveolar nerve after mandibular third molar extraction? Journal of Oral and Maxillofacial Surgery, 2012,70:2508–2514

[48] Kitay, D., Ferraro, N. and Sonis, S.T. Lateral pharyngeal space abscess as a consequence of regional anesthesia.The Journal of the American Dental Association,1991,122 (6):56–59

[49] Larach, M.G., Gronert, G.A., Allen, G.C., et al. Clinical presentation, treatment, and complications of malignant hyperthermia in North America from 1987 to 2006. Anesthesia & Analgesia,2010,110:498–507

[50] Larach, M.G., Brandom, B.W., Allen, G.C.,et al. Malignant hyperthermia deaths related to inadequate temperature monitoring, 2007–2012: a report from the North American Malignant Hyperthermia Registry of the Malignant Hyperthermia Association of the United States. Anesthesia & Analgesia, 2014,119:1359–1366

[51] Liberman, D.B. and Teach, S.J. Management of anaphylaxis in children. Pediatric Emergency Care, 2008,24(12):861–869

[52] Lo, J.C.Y., Darracq, M.A. and Clark, R.F. A review of methylene blue treatment for cardiovascular collapse. The Journal of Emergency Medicine,2014,46 (5): 670–679

[53] Loftus, R.W., Patel, H.M., Huysman, B.C., et al. Prevention of intravenous bacterial injection from health care provider hands: the importance of catheter design and handling. Anesthesia & Analgesia,2012a 115:1109–1119

[54] Loftus, R.W., Brown, J.R., Koff, M.D., et al. Multiple reservoirs contribute to intraoperative bacterial transmission. Anesthesia & Analgesia, 2012b, 114 (6): 1236–1248

[55] Louis, P.J. and Fernandes, R. Negative pressure pulmonary edema. Oral Surgery, Oral Medicine, Oral Pathology,Oral Radiology, and Endodontology, 2002, 93: 4–6

[56] Macy, E. Local anesthetic adverse reaction evaluations: the role of the allergist. Annals of Allergy, Asthma & Immunology,2003,91:319–320

[57] Malamed, S.F. Local complications//Handbook of Local Anesthesia. 5th ed. St. Louis, MO: Elsevier Mosby,2004: 55–81

[58] Malamed, S.F. Nerve injury caused by mandibular block analgesia by Professors Hillerup and Jensen, Letter to the editor. International Journal of Oral and Maxillofacial Surgery,2006:876–877

[59] Malamed, S.F. Sedation: A Guide to Patient Management.5th ed. St. Louis, MO: Elsevier Mosby, 2010

[60] Malamed, S.F.Handbook of Local Anesthesia. 6th ed. St. Louis, MO: Elsevier Mosby,2013

[61] Malamed, S.F. and Clark, M.S. Nitrous oxide–oxygen: a new look at a very old technique. Journal of the California Dental Association,2003,31 (5): 397–403

[62] Malamed, S.F., Serxner, K. and Wiedenfeld, A.M. The incidence of sexual phenomena in females receiving nitrous oxide and oxygen inhalation sedation. Journal of American Analgesic Society,1988,22:9

[63] Malamed, S.F., Reed, K. and Poorsattar, S. Needle breakage:incidence and prevention. Dental Clinics of North America,2010,54:745–756

[64] Mason, R., Drum, M., Reader, A., et al. A prospective, randomized, double-blind comparison of 2% lidocaine with 1:100,000 and 1:50,000 epinephrine and 3% mepivacaine for maxillary infiltrations. Journal of Endo dontics,2009,35(9):1173–1177

[65] Moore, P.A. and Haas, D.A. Paresthesias in dentistry. Dental Clinics of North America, 2010, 54: 715–730

[66] Myles, P.S., Leslie, K., Chan, M.T.V., et al, and ANZCA Trials Group for the ENIGMA - II Investigators. The safety of addition of nitrous oxide to general anesthesia

in at-risk patients having major non-cardiac surgery (ENIGMA-II): a randomized, single-blind trial. Lancet,2014,384:1446–1454

[67] Nusstein, J.M., Reader, A. and Drum, M. Local anesthesia strategies for the patient with a "hot" tooth. Dental Clinics of North America, 2010,54: 237–247

[68] Ostergaard, C., Orhan-Sungur, M., Apfel.C., et al. Effects of nitrous oxide on intraoperative bowel distension.Current Opinion in Anaesthesiology, 2005,18: 620–624

[69] Padhye, M., Gupta, S., Chandiramani, G., et al. PSA block for maxillary molar's anesthesia – an obsolete technique? Oral Surgery, Oral Medicine, Oral Pathology, Oral Radiology, and Endodontology, 2011, 112: e39–e43

[70] Park, Y.T., Kim, S.G. and Moon, S.Y. Indirect compressive injury to the inferior alveolar nerve caused by dental implant placement. Journal of Oral and Maxillofacial Surgery,2012,70: e258–e259

[71] Peyton, P.J. and Wu, C.Y. Nitrous oxide-related postoperative nausea and vomiting depends on duration of exposure. Anesthesiology,2014,120 (5):1137–1114

[72] Piot, B., Sigmund-Fiks, M., Huet, P., et al. Management of dental extractions in patients with bleeding disorders. Oral Surgery, Oral Medicine, Oral Pathology, Oral Radiology, and Endodontology, 2002,93: 247–250

[73] Preeti, L., Magesh, K.T., Rajkumar, K. et al. Recurrent aphthous stomatitis. Journal of Oral and Maxillofacial Pathology,2011,15 (3):252–256

[74] Ribeiro, L., Ramalho, S., Geros, S., et al. Needle in the external auditory canal: an unusual complication of inferior alveolar nerve block.Oral Surgery, Oral Medicine, Oral Pathology and Oral Radiology, 2014, 117 (6): e436–e437

[75] Rossignol, D.A., Genuis, S.J. and Frye, R.E. Environmental toxicants and autism spectrum disorders: a systematic review. Translational Psychiatry, 2014, 4: e360

[76] Schneiderbanger, D., Johannsen, S., Roewer, N., et al. Management of malignant hyperthermia: diagnosis and treatment. Therapeutics and Clinical Risk Management, 2014,10:355–362

[77] Sen, S., Chini, E.N. and Brown, M.J. Complications after unintentional intra-arterial injection of drugs: risks, outcomes, and management strategies. Mayo Clinic Proceedings,2005,80 (6):783–795

[78] Shay, H., Frumento, R.J. and Bastien, A. General anesthesia and methylenetetrahydrofolate reductase deficiency.The Journal of Anesthesia, 2007, 21: 493–496

[79] Shojaei, A.R. and Haas, D.A. Local anesthetic cartridges and latex allergy: a literature review. Journal of the Canadian Dental Association,2002,68 (10):622–626

[80] Simon, R.A. Adverse reactions to food and drug additives.Immunology and Asthma Clinics of North America,1996,16(1):228

[81] Svrakic, M., Pollack, A., Huncke, T.K., et al.Conscious sedation and local anesthesia for patients undergoing neurotologic and complex otologic procedures.Otology & Neurology, 2014, 35: e277–e285

[82] Tagalakis, V., Kahn, S.R., Libman, M., et al. The epidemiology of peripheral vein infusion thrombophlebitis: a critical review. American Journal of Medicine,2002,113: 146–151

[83] Taleb, M., Ashraf, Z., Valavoor, S., et al. Evaluation and management of acquired methemoglobinemia associated with topical benzocaine use. American Journal of Cardiovascular Drugs,2013,13:325–330

[84] Tarakji, B. and Nassani, M.Z. Factors associated with hematoma of the floor of the mouth after placement of dental implants. Saudi Dental Journal,2012,24 (1):11–15

[85] Tjon, J.A. and Ansani, N.T. Transdermal nitroglycerin for the prevention of intravenous infusion failure due to phlebitis and extravasation. Annals of Pharmacotherapy,2000,34 (10):1189–1192

[86] Trapp, L. and Will, J. Acquired methemoglobinemia revisited. Dental Clinics of North America, 2010, 54:665–675

[87] Uckman, S., Cilasun, U. and Erkman, O. Rare ocular and cutaneous complication of inferior alveolar nerve block. Journal of Oral and Maxillofacial Surgery, 2006,64:719–721

[88] Udeshi, A., Cantie, S.M. and Pierre, E. Postobstructive pulmonary edema. Journal of Critical Care, 2010, 25 (508): 508.e1–508.e5

[89] Udhya, J., Varadharaja, M.M., Pathiban, J.,et al. Autism disorder (AD): an updated review for paediatric dentists. Journal of Clinical and Diagnostic Research, 2014,8 (2):275–279

[90] Von Arx, T., Lozanoff, S. and Zinkernagel, M. Ophthalmologic complications after intraoral local anesthesia. An analysis of 65 published case reports. Swiss Dental Journal,2014,124:7–8

[91] Weaver, J.M. Calculating the maximum recommended dose of local anesthetic. Journal of the California Dental Association,2007,35 (1):61–63

[92] Weaver, J.M. The ADA's new emergency airway course for sedationists. Anesthesia Progress,2010, 57: 137–138

[93] Wilke, G.J. Temporary uniocular blindness and ophthalmoplegia associated with a mandibular block injection: a case report. Australian Dental Journal,2000,45:131

[94] Wood, M., Reader, A., Nusstein, J.M., et al. Comparison of intraosseous and infiltration injection for venous lidocaine blood concentrations and heart rate changes after injection of 2% lidocaine with 1:100,000 epinephrine. Journal of Endodontics, 2005,31:435–438

第 7 章

种植并发症

Deborah A. Termeie[1] and Daniel W. Nelson[2]

[1] Section of Periodontics, Clinical Dental Sciences, UCLA School of Dentistry, Los Angeles, CA, USA

[2] UCSF School of Dentistry, Division of Periodontology, San Francisco, CA, USA

术前并发症

治疗计划并发症

不恰当的缺牙间隙

在种植手术前，很重要的一点是要准确测量缺牙间隙的大小，以计划植入适当尺寸的种植体。要植入一颗直径在 3.75~4.1mm 的标准种植体，需要至少 7mm 的缺牙间隙。有时，缺牙间隙太小而不能植入一颗种植体；有时，缺牙间隙对于一个种植体来说太大，但对于 2 个种植体又太小。有研究（Tarnow 等，2003）发现，2 个种植体之间应该至少有 3mm 距离以保持种植体间骨水平的稳定。也有研究建议种植体和牙齿之间应有至少 1.5mm 的距离以保存牙齿周围的骨量。当使用平台转移种植体时，种植体和牙齿之间应至少有 1mm 的距离（Vela 等，2012）。当种植体植入尺寸不恰当的缺牙间隙时，可能造成患者口腔清洁的困难，损害相邻的牙龈乳头，造成持续炎症、骨丧失和疼痛（图 7.1）。

测量缺牙间隙时，重要的一点就是不仅要测量牙根之间的距离，而且要测量牙冠的间距。因为牙冠可能因倾斜而侵入缺牙间隙，从而阻碍手术仪器的正常使用。

预防与处理

使用诊断影像（例如，使用由诊断蜡型制成的放射导板）和研究模型正确进行术前计划就可防止将种植体植入在不足的空间中。如果没有足够的空间放置标准尺寸的种植体，可以考虑以下其他选择：

· 植入直径较小的种植体；

· 改用固定桥而非种植牙的方式修复缺失牙；

· 通过正畸移动相邻牙齿来增加空间。

如果最小距离是出现在牙冠之间，有时可以通过邻面磨改而获得足够空间以允许种植体的植入（Greenstein 和 Cavallaro，2010，第 406 页）。这样的磨改不仅可以使牙冠邻面的突度变平，加宽与种植牙之间的接触面积，而且可以减少食物嵌塞的发生。

美学区种植体的位置不当

种植体植入位置的不当会导致美学并发症。在美学区失牙时，临床医生必须评估多种因素（Belser、Bernard 和 Buser，2003）。

· 缺牙区的近远中径。要想在 2 颗相邻的种植体之间获得牙龈乳头比在 1 颗天然牙齿和 1 颗种植体之间要更难。故此，不建议在中切牙和侧切牙位置植入 2 颗彼此邻近的种植体。

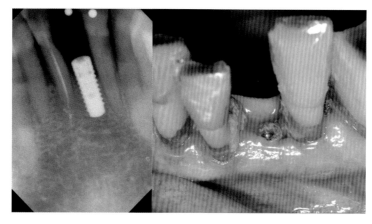

图 7.1 种植体与邻牙之间的距离小于 1.5mm，导致种植体与邻牙间的骨丧失。患者的口腔卫生不良也可能是骨丧失的原因

· 缺牙区三维影像。锥形束扫描的应用实现了对植入部位的三维影像学检查，其可以揭示唇侧骨厚度、骨密度、骨轮廓，邻牙的病症，以及相邻解剖结构，例如神经、血管、骨倒凹、上颌窦和鼻底。上述信息可以帮助术者制定完善的治疗计划并进行术前准备。

· 相邻牙齿（例如，牙齿尺寸，邻牙间骨水平，牙齿修复状态，牙髓病理状况，形态，位置和方向；牙周/牙髓状态；牙根长度；影响牙龈乳头填充程度的邻面骨水平；冠根比）。①有助于确定种植体的植入位置；②是否需要在种植术前进行植牙位点的骨增量？

· 颌间关系（例如，咬合的垂直距离，咬合间隙，选择螺丝固位还是粘接固位的修复体，以及相邻或对颌牙齿是否需要正畸）。

· 美学参数（例如，上唇笑线的高度，下唇线，𬌗平面，牙齿和面部对称性以及对侧同名牙的美学情况）。

· 患者期望。当患者不具有植牙的理想条件（例如骨质量）却仍然具有高期望时，就容易出现一些问题（Klokkevold，2006，第 1182 页）。

· 菌斑控制。

· 种植体所在部位或其附近的感染。

· 术后发生并发症的风险加大。

· 免疫低下患者（即任何降低机体对抗感染能力的健康问题）。

· 患者的前牙为三角形牙齿且伴薄牙龈生物型？由于牙齿唇侧牙龈退缩和龈乳头丧失的风险较大而较难治疗。由于种植体位置不正确而造成种植牙异常的腭侧轮廓，可能会导致一些语音问题（Klokkevold，2006，第 1189 页）。

预防

外科手术导板和 CT 扫描对于防止种植体植入位置不当至关重要（图 7.2）。在使用先锋钻预备后，可以将平行杆放置在预备的种植窝内拍摄 X 线片以确保种植体的角度正确。如果需要校正，可以在进行进一步钻孔之前进行校正。

在上颌前牙区，拔牙位点出现薄的颊侧骨壁（≤ 1mm）的情况很常见（Huynh-Ba 等，2010）。在大多数临床情况下，如果预测唇侧骨厚度小于 2mm，则需要骨增量手术以在种植体周围获得足够的骨轮廓（Chen 和 Buser，2010，第 142 页）。研究还发现，在美学区即刻种植同期进行软组织移植是有利的（Grunder，2011）。

种植体的定位

冠根向上，对于无牙龈退缩的患者，种植体应位于邻牙釉质牙骨质界根方 1mm（表7.1）或者种植修复冠最终颊侧龈边缘的根方 3mm 处。如果种植体位置太深，可能引发组织退缩，破坏牙龈美学。如果种植体位置太浅，可能导致金属边缘暴露。常常在即刻负载的情况下，医生为了获得足够的初期稳定性而将种植体植入过深。研究表明，即刻负载的种植体比早期负载的种植体植入深度约深 0.3mm（Ganeles 等，2008）。

种植体的位置不宜过于靠唇侧，以防止软组织退缩。如果种植体位置过于靠腭侧，那么上部修复的牙冠则需要盖嵴的设计，会造成患者口腔清洁的困难（Chen 和 Buser，2010，第 138 页）。在咬合允许时，外科医生在植入种植体时应当以邻牙的舌侧隆突而非切缘作为参考。比较明智的做法是在美学区避免宽径种植体，以减少退缩的可能性并且获得更美观的出龈形态。

治　疗

取决于种植体植入位置的偏差程度，轻度的可能更改其上部修复体的设计即可。如果种植体严重错位，最好是拔出种植体，重新植入并且告知患者很可能需要进行一次或多次组织再生手术以防止种植体的失败。

在种植体植入过浅的情况下，可使用可磨改的陶瓷基台。此基台可以将牙冠－种植体边缘放置到龈下位置，以弥补软组织厚度不足和不良出龈形态（Al-Faraje，2011，第74 页）。

如果发生组织退缩，可以进行结缔组织移植。然而，对于龈乳头丧失，目前仍没有可靠有效的方法使其再生。

张口受限

不考虑覆𬌗覆盖的影响，女性的正常

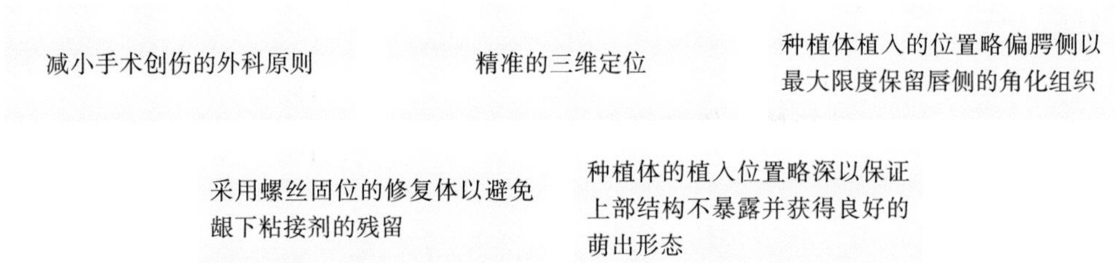

| 减小手术创伤的外科原则 | 精准的三维定位 | 种植体植入的位置略偏腭侧以最大限度保留唇侧的角化组织 |
| 采用螺丝固位的修复体以避免龈下粘接剂的残留 | 种植体的植入位置略深以保证上部结构不暴露并获得良好的萌出形态 | |

图 7.2　美学区防止出现种植体错误定位的原则（Termeie，2013）。经 Quintessence 出版公司允许引用

表 7.1　种植体植入位置过深或过浅的后果

植入过深（更常见）	植入过浅
由于负荷由较弱的骨小梁支撑会出现骨丧失和软组织退缩	不良萌出形态
冠高增加	冠高减少
龈乳头不足：当从牙齿的邻接点到牙槽嵴顶部的距离为 5mm 或更小时，龈乳头可以 100% 充填邻间隙。当种植体植入的位置低于牙槽嵴顶时（该距离 >5mm），邻间龈乳头可能无法形成（Tarnow 等，2003）	覆盖螺丝，种植体或基台的暴露→美学问题
去除粘接剂可能会很困难	
种植体上方的骨可能会阻碍上部修复部件的完全就位	

开口范围为 36~60mm，男性为 38~65mm
（Misch，2008，第 250 页）。颞下颌关节
紊乱可导致张口受限。髁突不能顺着关节隆
凸的高度向下向前移动，导致开口受限。牙
关紧闭症时由于咀嚼肌肉的痉挛，引起张
口受限。张口受限会使种植体植入手术变得
复杂，甚至无法开展。

处 理

在张口受限的情况下，将种植体略向
近中倾斜有可能方便牙医的操作。牙医可以
使用需要较少垂直空间的间接转移技术取模
（Greenberg 和 Prein，2002）。如果采用螺
钉固位上部修复体时没有足够的空间进行中
央螺丝的安置，则可以使用粘接固位的上部
修复体（Rosen 和 Gornitsky，2004）。

根据情况，可以考虑用热敷、非甾体抗
炎药和肌肉松弛药来控制颞下颌关节紊乱的
症状。在需要植入多颗种植体时，应该考虑
从最后一颗种植体开始，以防患者疲劳后开
口受限影响操作。

种植位点残留的根尖残片

根尖残片可导致感染和种植体周围炎
（Al-Faraje，2011），甚至种植体失败（图 7.3）。
然而，值得注意的是，在一项以狒狒为实验
动物的研究中发现，将种植体无意植入到有
根尖残片的牙槽窝中并未引起任何临床症状
或组织学上的炎症表现（Gray 和 Vernino，
2004）。但也有残留的根尖或片段造成骨愈
合不良，导致纤维性骨缺损这些严重的情况。
这将导致牙医被迫中止原来的植牙计划，种
植手术将被推迟 2~3 个月。

预 防

如果怀疑植牙位点有残留根片，应进行
CT 扫描以帮助确定其位置。在许多情况下，
种植体植入手术可以在根片被移除后 2~4 个

月进行。有时可以在去除根尖残片的同时
进行种植的预备和种植体植入（Al-Faraje，
2011，第 40 页）。

处理 / 治疗

如果种植体已经放置在根尖残片附近，
则必须监测种植体部位的炎症情况。

考虑因素如下。

· 如果残留根片已进行过根管治疗或显
示出根尖周病变的迹象，它应被取出、移植
和替换。

· 如果残留根片很小，也没有病变，尽
量保持种植窝预备区远离它；如果残片直接
在种植窝区域，则需取出根尖，如果可能的
话，同时植入种植体。

· 如果残留根片太接近神经，取出它
可能导致更多的并发症，那么就保存根尖在
原位。

牙周情况考量

骨质差

Leckholm 和 Zarb（Brånemark，1985；
Misch，2008，第 647 页）根据骨的质和量
对颌骨进行分类（表 7.2）。根据 Misch 骨
密度量表，有 5 种类型的骨（图 7.4）：

研究表明，种植失败最高发的情况是在
骨质最软的区域，特别是在上颌骨（Misch，
2008，第 645 页）。研究发现，种植体失败
的最高危险因素是上颌骨的 4 型骨（Hutton
等，1995 和 Goiato 等，2014）。另一项研
究报道，在 1054 颗种植体中有 10% 植于 4
型骨中，种植体失败率高达 35%（Jaffin 和
Berman，1991）。然而，另一项研究表明，
在种植体植入 1 年后，植入不同骨密度的种
植体其存留率和边缘骨水平均没有差异。
（Bergkvist 等，2010）

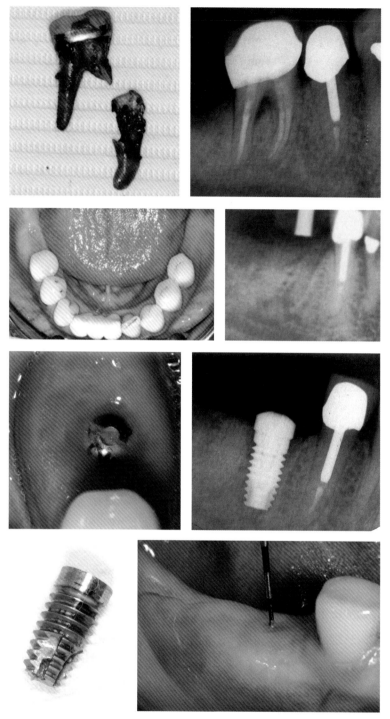

图 7.3　根残片导致种植体失败的病例。从左到右，从上到下。第 1 行：拔出 #46，由于拔牙过程中牙齿碎裂，最终牙齿被分为多块而取出。行牙槽嵴位点保存术将骨移植物放入到牙槽窝中。第 2 行：4 个月后，临床和影像学观察。植入种植体。第 3 行：种植术后 4 个月，种植体松动，并出现炎症，伴有骨丧失。第 4 行，左：种植体被移除，种植窝清创处理。第 4 行，右：愈合后持续有瘘管出现。随后的手术探查中发现在近中牙槽窝的颊侧面上有一个小的根残片。在移除该残片并愈合一段时间后，再次植入种植体，此次种植成功

表 7.2　骨量和质量的分类

骨量	骨质量
A：牙槽嵴完好无损	1：整个颌骨都是皮质骨
B：发生中等程度的牙槽嵴吸收	2：厚的皮质骨围绕致密骨小梁的核心
C：发生了严重程度的牙槽嵴吸收	3：薄层的皮质骨围绕致密骨小梁的核心
D：基底骨出现了轻度吸收	4：薄层的皮质骨围绕低密度的骨小梁
E：基底骨出现了严重吸收	

D1：非常致密的皮质骨—可能出现在下颌前部

·这种类型的骨允许种植体根尖 1/3 的应力降低，并且可以考虑使用短种植体

D2：牙槽嵴顶部为厚且致密的皮质骨，其内部为粗的骨小梁（下颌前部）

D3：薄且多孔的皮质骨，其内部为细小的骨小梁（下颌骨后部）

D4：细小的骨小梁（上颌前部）

D5：不成熟，未矿化的骨（上颌后部）

图 7.4　Misch 骨密度量表中 5 种类型的骨

骨质量差的可能原因如下：

·老年骨质疏松症患者；

·戴义齿导致上颌骨吸收的患者。

预　防

避免在种植窝预备过程中产热过度，保证在备洞中有足够的生理盐水冷却。使用内冷却钻头可以减少热量的产生。

治　疗

一项系统评价指出，粗糙表面处理的种植体比机械加工的光滑表面种植体的失败率低（Goiato 等，2014）。此外，也可以考虑在 4 型骨的情况下，植入更多的种植体。例如，如果原计划将病例恢复到上颌第一磨牙，临床医生可以考虑在上颌第二磨牙的位置再植入一颗种植体。

种植体周围的膜龈缺损

种植体周围的软组织移植是一个有争议的话题，如图 7.5 所示。

病因包括以下方面（Chu 和 Tarnow，2013）：

·错误的种植体位置；

·水平生物学宽度的建立；

·不正确的基台轮廓；

·种植体直径过大；

·薄牙龈生物型。

软组织缺陷在具有薄牙龈生物型的患者中很常见。图 7.6 描述了薄生物型的特征。

预　防

认识到患者具有薄牙龈生物型可以帮助临床医生合理制定治疗计划，比如微创拔牙，尽可能地保存牙槽嵴。不推荐在薄牙龈生物型患者中进行即刻种植。研究表明，具有薄牙龈生物型的位点与具有厚牙龈生物型的位点相比，唇侧牙龈水平的退缩变化更大（Kan 等，2011；Evans 和 Chen，2008）。

种植体应放置在颊侧表面距牙弓曲率 1.5mm 处（Chen 和 Buser，2010，第 151 页）。如果种植体植入位置过于偏唇侧，软组织移植也无法补救牙龈的退缩。

治　疗

结缔组织移植物加冠向复位瓣可用于校正种植体颊黏膜的退缩。研究显示该方法有显著的临床效果，但在 6 个月后，移植物覆盖范围平均缩小至原来的 66%（Burkhardt、Joss 和 Lang，2008）。另一个选择是去除种植体上部修复结构，并通过复位瓣来埋植种植体。待种植体上方软组织愈合后，可以通过小切口暴露种植体，更换基台和牙冠，并将多余的软组织推向颊侧（Chen 和 Buser，

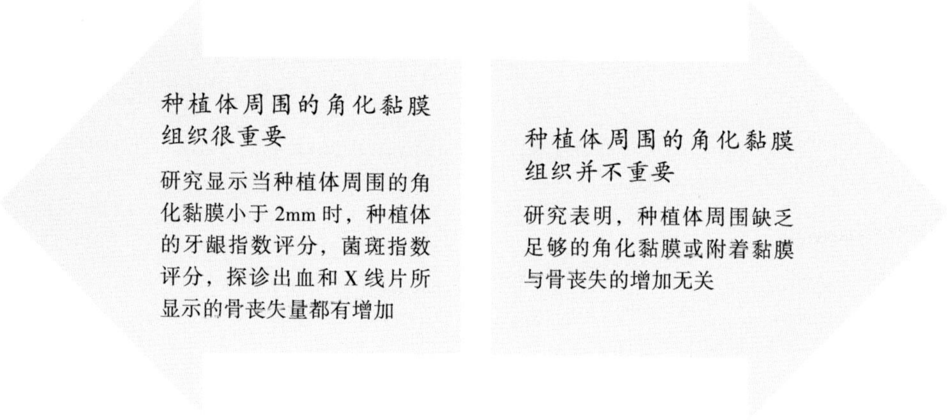

种植体周围的角化黏膜组织很重要
研究显示当种植体周围的角化黏膜小于 2mm 时，种植体的牙龈指数评分，菌斑指数评分，探诊出血和 X 线片所显示的骨丧失量都有增加
种植体周围的角化黏膜组织并不重要
研究表明，种植体周围缺乏足够的角化黏膜或附着黏膜与骨丧失的增加无关

图 7.5　角化黏膜组织在种植体周围的重要性。引自 Bouri 等（2008）和 Chung 等（2006）的数据

最小附着组织
骨小梁细小
牙龈乳头细长
术后软硬组织的形态轮廓难以预测
牙龈形态为扇贝样
薄牙龈生物型

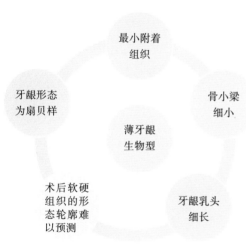

图 7.6　薄牙龈生物型的特征。引自 Al-Faraje 的数据，2011，第 72 页

2010，第 150 页）。为了长期将组织保持在健康、稳定的位置，基台 – 牙冠的轮廓应该是平的，甚至是凹陷的（Chu 和 Tarnow，2013）。

在薄牙龈生物型患者必须进行即刻种植时，推荐即刻种植与上皮结缔组织移植同时进行，并推荐利用临时冠成形技术以获得更美观的软组织轮廓（Kan、Rungcharassaeng 和 Lozada，2005）。

牙周炎患者

这个话题是有争议的。图 7.7 描述了关于这个主题的对立观点。

处　理

在侵袭性牙周炎患者中，应在整体治疗计划中考虑牙种植体（Klokkevold 和 Nagy，2006，第 700 页）。然而，接受侵袭性牙周炎治疗的患者，其种植体周的再生骨存在进行性骨吸收的可能（Mendel 和 Flores-de-Jacoby，2005）。无保留价值的牙可暂时用于种植位点的组织增量。对于缺乏龈乳头和骨量的患者，正畸医生可以使用压力牵张的方法达到骨和软组织增量的效果，该方法可以达到高达 70% 的骨再生效能，以及高达 60% 的软组织再生效能（Amato 等，2012）。

在对存在牙周附着丧失的患者进行种植体植入时，外科医生必须考虑以下因素（Rose 和 Minsk，2004，第 621 页）：

· 附着龈的丧失；
· 骨结构的变形；
· 软组织和硬组织的不良轮廓；
· 外展隙和牙龈乳头高度的变化。

患者依从性差

不良口腔卫生是种植失败的主要危险因素，并且应该在种植治疗之前解决这一情况。患者的口腔卫生影响种植体周围边缘骨的稳定性（Quiryne 和 Teughels，2003）。种植

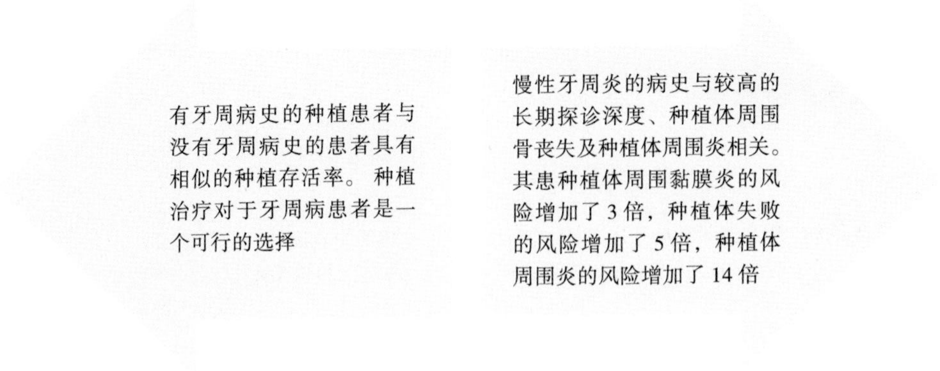

有牙周病史的种植患者与没有牙周病史的患者具有相似的种植存活率。种植治疗对于牙周病患者是一个可行的选择

慢性牙周炎的病史与较高的长期探诊深度、种植体周围骨丧失及种植体周围炎相关。其患种植体周围黏膜炎的风险增加了 3 倍，种植体失败的风险增加了 5 倍，种植体周围炎的风险增加了 14 倍

图 7.7　牙周病和种植体。引自 Baelum 和 Ellegaard（2004），Karoussis、Kotsovilis 和 Fourmousis（2007）以及 Swierkot 等（2012）的数据

牙长期成功的最重要因素之一是良好的口腔卫生和维护。通过患者手动或电动刷牙，以及一些专业干预（口腔卫生指导和机械清理）而进行的菌斑控制，在减少炎症的临床表征方面被证实是有效的（Jepsen 等，2015）。

处　理

对于不配合且不依从口腔卫生指导的患者，种植牙不应该作为其治疗选择。如果种植体已经植入到了不依从的患者中，其风险和后果必须向患者解释清楚并记录在病历中。患者必须了解并学习如何每天清洁和护理他们的种植体。牙医的责任是教导患者如何有效控制菌斑。如果患者已掌握控制菌斑的技能，但不进行常规实践，那么这是一个依从性的问题。定期维护检查对于龈下菌斑的清除是必要的。推荐每 3 个月进行一次复查，特别是难以自己执行必要的菌斑控制技能的患者（Armitage 和 Lundgren，2008，第 645 页）。

术中并发症

损伤相邻牙齿

当种植体碰到邻牙时，会带来毁灭性的并发症。这种情况不仅会损害牙齿，而且会损害种植体。这可能是由于种植体植入时缺乏平行度或定位错误引起的（Lamas Pelayo 等，2008）。邻牙可能会丧失牙髓活性，需要牙髓治疗，甚至需要拔除（Greenstein 和 Cavallaro，2010，第 405 页）。

预　防

基于手术导板和锥形束 CT 影像而制定的精细治疗计划可以帮助临床医生评估种植体植入所需的空间。很重要的一点是判断邻牙牙根是否倾斜进入预计种植体的植入空间中。此外，在种植体植入期间使用平行杆（5mm 深度）拍摄根尖的 X 线片可以帮助确定种植窝预备角度是否正确（Greenstein 和 Cavallaro，2010，第 406 页）。

治　疗

根据对邻牙的损伤程度，邻牙可能需要被调磨（平整，修复），牙髓治疗，或拔除。种植体需要去除并重新定位。

非翻瓣手术相关的并发症

非翻瓣手术的适应证如下：

· 角化黏膜充足；

· 无须移植骨；

·骨质量和骨量好（在允许评估其形态的情况下）。

外科医生必须了解非翻瓣手术的风险和益处，如图 7.8 所示（Brodala，2009）。

非翻瓣技术常常比常规手术方法对术者的要求更高（Brodala，2009）。因此，不推荐将非翻瓣手术作为日常实践中的"常规"程序。另一项研究发现，与翻瓣技术相比，非翻瓣手术植入的种植体其边缘骨吸收更多（Maló 和 Nobre，2008）。

预　防

建议外科医生使用手术导板和三维影像学检查，以防止不良临床结局的发生。术中，牙医应该探查并叩诊听到骨头的声音，以验证手术区域的骨骼是否具有良好的质量，不存在骨组织或软组织缺陷。术前应确保在种植体区域的所有三维维度上有充足的骨量，以避免非翻瓣植入引起骨开裂或种植体穿通。一个好的导板应确保在种植体周围各个方向上都有至少 2mm 的骨量。

处　理

在种植手术钻孔期间可能发生骨开裂或穿通。此时，应翻瓣并采用引导骨再生技术覆盖骨缺损。当存在影响美观或有移除种植体的指征时，种植体可能需要被移除或者采用埋入式植入（Wilson，2010，第 353 页）。

降低发病率和不适	无法直视观察到骨裂和穿通
不需要缝合	
无软组织退缩和骨吸收	无法查看解剖标志和重要结构
没有美观问题	不能改变种植体周围的角化附着组织以获得理想尺寸的角化黏膜
维持血供	
减少手术时间	

图 7.8　非翻瓣手术的风险和益处。引自 Brodala（2009）的数据

种植体损伤血管

在种植体植入期间以下动脉有被损伤的风险（Al-Faraje，2011，第 44 页）：

·腭大动脉；

·鼻腭 / 切牙管动脉；

·舌动脉；

·舌下动脉；

·面动脉；

·颏下动脉。

在口底部的动脉损伤通常是舌侧骨皮质穿孔的结果。

预　防

如前所述，三维影像学检查在病例计划和防止诸如植入后血管出血等的并发症是非常必要的。另外，需要注意的一点是，翻瓣时，骨膜剥离器的尖端应该总是放置在骨头上。

处　理

手术期间对于损伤动脉而引起出血的急救处理取决于外科医生的技能和经验。

动脉出血可以通过几种方式进行处理（Al-Faraje，2011，第 43 页）：

·压闭血管；

·压碎相邻骨进入动脉以减小动脉管腔的尺寸；

·电凝术；

·使用止血剂，如骨蜡等。

基本的处理是停止正在进行的一切操作，用纱布压迫出血部位，并安抚患者，使其不惊慌。很重要的一点是有一个训练有素的助理，不会乱说话造成患者恐慌。可以使用含有肾上腺素的局部麻醉剂（例如利多卡因）来暂时帮助止血。

口底部的大出血因为术者难以找到有效的通路达到舌下间隙的出血点，常常是有生命危险的（Al-Faraje，2011，第 47 页）：

·一旦出现肿胀的迹象，马上呼叫急救电话（可能会压迫呼吸道）；

·加压止血；

·向患者解释情况；

·对于埋藏于组织内的血管应该从离血管 6mm 的组织进针，从另一侧离血管约 3mm 的地方出针，对血管进行结扎；

·如果可以分离血管，可以通过缝线打结压闭管腔。

种植体损伤神经

神经损伤可以发生在手术中（例如，在种植窝预备或软组织操作中）或术后（例如，相邻组织的肿胀而造成的神经压迫）。术后神经损伤不需要立即干预（Pi-Anfruns，2014）。有 3 种类型的神经损伤（Greenstein 和 Cavallaro，2010，第 403 页）。

·神经失用症。预后最佳。神经受压迫之后，一般 1 个月后，感觉恢复。轴突是完整的。

·轴突断裂。神经结构没有改变，但有缺血，脱髓鞘和水肿。一些感觉可能会在 5~11 周内部分恢复，在未来 10 个月内有所改善。一些轴突可能被损坏。

·神经断裂。神经被改变（丧失连续性），没有信号可以通过神经传播。需要手术来修复神经。

以下是神经损伤的症状（Al-Faraje，2011，第 25 页）：

·感觉异常——非典型的感觉；

·感觉迟钝——感觉减退；

·感觉过敏——感觉增强；

·感觉混淆——非疼痛性刺激引起疼痛；

·感觉麻木——完全的感觉丧失。

在所有类型的口腔颌面部手术中，下牙槽神经是最常见的受损伤神经（64.4%），其次是舌神经（28.8%）（Tay 和 Zuniga，2007）。

其他症状包括以下 3 项：

·疼痛；

·咬颊或咬舌；

·流口水。

预　防

外科医生应在术前通过锥形束 CT 和对植入部位的解剖结构的了解制定合理的手术计划，以防止神经损伤。当重要的解剖结构在种植区域时，应当进行三维影像学检查。手术导板可用于防止在种植术区，种植体窝预备过深（Greenstein 和 Cavallaro，2010，第 403 页）。

舌神经：该神经可以出现在接近下颌第二和第三磨牙的远舌侧线角根方 5mm 的地方。很重要的一点是骨膜剥离器必须放置在舌侧骨板和软组织瓣之间。舌神经的任何损伤都可能导致同侧舌前 2/3 的感觉丧失（Rateitschak 和 Wolf，1995）。手术切口应位于磨牙后垫区域（咬合面），并且不应在第一磨牙远中的区域做任何舌侧垂直切口。

下牙槽神经：种植体应距离下牙槽神经管上方至少 2mm。以下是当决定拔牙和植入种植体时下牙槽神经管受累的一些指征（Farnad，2014）：

·牙片显示牙根变暗和有缺口的现象；

·在神经管区域牙根偏斜；

·牙根变窄；

·神经管的外部轮廓中断；

·神经管的正常走形偏移；

·神经管的外部轮廓缩窄。

颏神经：临床医生应该注意颏神经的前

祥。它可以出现在颏孔前 3mm 处（Al-Faraje，2011，第 27 页）。临床医生应避免在下颌前磨牙区的颊侧切口。

前腭 / 鼻腭神经：该神经出现感觉异常的情况较罕见；然而，临床医生应当避免在切牙乳头区域的切口并且在手术过程中用骨膜剥离子保护翻起的软组织瓣。

处　理

在神经损伤发生后，牙科医生需要进行以下测试：

- 2 点辨别测试；
- 静力触探测试；
- 笔触测试；
- 振动试验；
- 绘制受影响的位点图。

患者应在神经损伤的 3 周内找另外一位医生获得第二意见。如果患者麻木超过 16 周，神经可能被破坏并需要修复（Greenstein 和 Cavallaro，2010，第 403 页）。

需要进行必要的 CT 扫描，并且种植体必须被去除。在移除种植体后，要对患者进行全面监测（Greenwood 和 Corbett，2012）。如果外科医生决定保留种植体而不放置牙冠，则可能形成创伤性神经瘤，导致疼痛（Greenstein 和 Cavallaro，2010，第 403 页）。

颌骨骨折

以下是种植体植入后下颌骨骨折的症状（Al-Faraje，2011，第 81 页）：

- 无创伤骨折；
- 咬合改变；
- 肿胀；
- 疼痛。

一些研究发现，当下颌骨高度在 10mm 或更小（在下颌联合处测量）时，下颌骨骨折的发生率为 0.05%。其他造成种植体植入后 1 年或更长时间后才发生骨折的原因，包括种植体周围炎和创伤等（Soehardi 等，2011）。

预　防

对下颌骨萎缩的患者术前应进行锥形束 CT 扫描，以便能够确定种植部位骨的质量和数量。在预备种植窝后，应保证在种植窝的舌侧和唇侧仍有几毫米的皮质骨存留（Chrcanovic 和 Custódio，2009）。

可以在种植术前进行骨移植手术（例如，骨块移植或引导骨再生）以增加骨强度和体积。使用较短的基台可以减小对种植体的应力，并且外科医生应该避免对种植体施加过大的扭力（Al-Faraje，2011，第 81 页）。对于有显著水平吸收的牙槽嵴，应避免使用大直径种植体。

治　疗

外科医生在决定是否移除或保留种植体时必须考虑很多因素（Al-Faraje，2011，第 81 页）：

- 种植体的稳定性；
- 种植体对整体治疗计划的重要性；
- 是否感染；
- 折断骨块的动度（Greenstein 和 Cavallaro，2010，第 412 页）。

以下是下颌骨骨折的治疗选择（Soehardi 等，2011）：

- 闭合复位（固定）；
- 使用骨板进行坚固内固定；
- 进行骨移植及固定；
- 咬合恢复。

在种植体相关性骨折的患者中并发症

的发生高达48%。这些包括骨分离，骨髓炎，螺钉松动，骨板折断和骨开裂及伴随的感染（Soehardi等，2011）。由于血供的减少及骨活力的降低，这类骨折很难治疗（Chrcanovic和Custódio，2009）。

这些患者需要进行软饮食，并训练以减少下颌的运动（Al-Faraje，2011，第81页）。

种植体折断

种植体折断可发生在植入手术期间或术后。研究表明，种植体支持的局部固定义齿5年后种植体折断的发生率为0.4%（Pjetursson等，2004）。在天然牙/种植体联合支持的局部固定义齿中，5年后种植体折断的发生率为0.9%（Lang等，2004a，b）。

造成术后种植体折断的原因包括以下方面（Gealh等，2011）：

·种植体周围的骨丧失可导致种植体折断（在基台螺钉以下）。

·材料设计。牙冠的底层冠由非贵金属合金制成。

·创伤（例如，更多发生在陶瓷种植体中）（Spiekerman，1995）。

·上部修复体的非被动适合——错误就位或变形。

·生理性或生物力学过载（例如，磨牙症，紧咬牙或悬臂）。

·金制螺丝或基台的反复松动（Eckert和Salinas，2010）。

手术期间种植体折断的原因包括以下方面：

·种植体设计。在致密骨情况下，小直径内六角种植体可能无法承受种植体植入时所施加的扭矩（Al-Faraje，2011，第83页）。

·密质骨在植入前没有进行攻丝。

种植体折断相对不常见。有研究报道，

4045例种植体在植入后5年中有0.2%发生种植体折断（Balshi，1996）。所有发生种植体折断的患者都具有口腔异常功能性习惯。局部缺牙患者比无牙颌患者发生种植体折断的风险更高（Eckert和Salinas，2010，第108页）。

预　防

患有异常功能性习惯的患者应该在晚上佩戴咬合保护垫。此外，外科医生可以植入更多数量和更大直径的种植体来分散咬合力以防止种植体断裂。值得注意的是，当出现螺丝松动的情况时，医生应注意调整咬合的侧向力（Eckert和Salinas，2010，第104页）。

治　疗

在大多数情况下，折断种植体的2部分残端都必须用环钻去除。然而，如果仍然有足够的螺纹可用，可以使用反转工具。如果不考虑重新植入新的种植体，可以保留根尖部的断裂种植体以防止进一步的骨丢失（Spiekerman，1995）。位于骨水平以上的种植体部分可以通过磨除，使得其与骨水平齐平。然而，断裂的种植体可能发生感染，因此必须持续监测患者。

手术创伤

种植窝预备过程中因产热过度可能导致骨吸收和对骨骼的生理损伤。

预　防

·研究表明，在最大2000转/分钻速，应该使用大量无菌盐水冲洗防止骨过热。骨损伤的阈值为47℃持续1min（Eriksson和Albrektsson，1984）。

·始终使用锋利的钻针。钻针在1型骨中只能重复使用1~3次。在2型骨中可使用约10次。在3型骨中可使用约40次。而对于4型骨，钻针可重复使用约100次或更多次（Al-Faraje，2011，第 49 页）。

· 当预备种植窝时，外科医生应做上下提拉的动作，以保证冷却灌注的水可以到达钻针的切削刃。

体征与症状（Piatelli 等，1998）

· 种植体周围无骨再生。

· 死骨形成。

· 种植体周围的骨坏死和细菌。

· 种植体和骨之间发生炎症反应。

· 种植体周围无骨块形成。

· 种植体周围出现成熟且致密的骨。

治　疗

需要去除种植体和坏死骨。如果存在感染，患者可能需要抗生素和止痛药。3~4 个月后，植骨同期行种植术（Al-Faraje，2011，第 50 页）。

挤压坏死

挤压坏死是种植体植入的过程中对周围骨的过度挤压而造成的挤压性坏死。尺寸未预备到位的种植窝可能会导致挤压性骨坏死。致密骨区域发生这种并发症的风险高。挤压性坏死发生在植入后第 1 个月内，组织学将显示炎性肉芽组织和有细菌定植的死骨片（Bashutski、D'Silva 和 Wang，2009）。

20（N·cm）的初始扭矩是实现骨整合的理想选择。然而，对于即刻负重的种植体，为了能使其承受来自临时冠的应力，常推荐 30~45(N·cm)的扭矩(在 1 型或 2 型骨质时，较高的扭矩可能导致骨坏死)（Al-Faraje，2011，第 85 页）。

预　防

· 按正确的顺序使用钻针。

· 在密质骨中使用攻丝钻。

· 在种植体未完全就位之前，建议使用手动棘轮来更好地控制扭矩水平。

器械分离

虽然器械折断的情况很少见，但这是可能的，并可能成为一个严重的并发症。由于一些器械经常需要被磨尖和反复进行灭菌的处理，可能导致器械折断分离。

治疗与处理

如果无法找到小碎片，则需要拍片检查。有特殊的磁性仪器，可以用于吸引和取出碎片。如果存在有碎片已被患者吸入的风险，则需要拍胸片。如果碎片被患者误吞，则需要定期监测粪便以确保其通过消化道排出。

术后并发症

种植体周围黏膜炎

种植体周围黏膜炎是指在牙种植体周围的软组织中存在炎症，尚未出现任何支持骨丧失的迹象（图 7.9）。这是一种可治疗的并且可逆性的牙菌斑引起的炎症反应。一项系统评价发现种植体周围黏膜炎出现在约 63.4% 的受试者和 30.7% 的种植体中。在 18.8% 的受试者和 9.6% 的植入部位中发现了种植体周围炎。与不吸烟者相比，吸烟者（36.3%）的种植体周围疾病的发病率更高（Atieh 等，2013）。对种植体的维护治疗可以降低种植体周围疾病的发生率（Atieh 等，2013）。在一项长达 5 年的系统研究中，6.3% 的种植体在 5 年观察期内出现超过 2mm 的骨丧失，并且在种植体所支持的单冠中有近 9.7% 的情况发生种植体周围炎和软组织并发症（Jung 等，2008）。

临床体征

· 炎症。

· 探诊出血（BOP）。

· 脓肿形成。

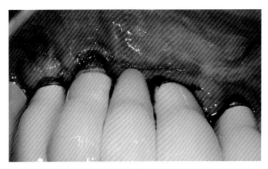

图 7.9　上颌前部种植修复体周围出现的种植体周围黏膜炎。注意前庭深度和角化附着黏膜的不足，使口腔卫生的维持很困难

　　·种植体周围大于 4mm 的探诊深度。

可能的病因

　　·细菌。研究发现牙龈炎有关的细菌与种植体黏膜炎相关的细菌具有相似性（Lang、Wilson 和 Corbet，2000；Pontoriero 等，1994）。

　　·促进细菌定殖和存留的位点包括种植体 – 基台连接处和种植体表面（Fletcher，2014）。此外，使用与种植体不同厂商生产的上部修复基台会加大不良就位的风险。

　　·过量或残余的粘接剂（Wilson，2009）。

　　·缺乏角化龈（Block 等，1996）。

　　一项共识报告（Lindhe 和 Meyle，2008）认定以下几种危险因素：

　　·不良口腔卫生；

　　·牙周炎病史；

　　·糖尿病；

　　·吸烟。

预　防

　　需要专业人员和患者本身维持良好的口腔卫生以使细菌负载量最小化。早期诊断种植体周黏膜炎，可以使患者得到早期治疗。种植体周黏膜炎可以通过非手术方法治疗。种植体周围炎由于暴露的粗糙种植体表

面和螺纹表面很难达到去污染，而更难治疗（Khammissa 等，2012）。维持治疗应根据患者的易感性进行。

处　理

　　患者的口腔卫生必须得到严格的监测。图 7.10 描述了用于治疗种植体周围黏膜炎和种植体周围炎的 (序列阻断支持) 治疗。

　　主要目标如下：

　　·破坏菌斑生物膜的定植；

　　·稀释细菌负载；

　　·通过机械和化学方法来处理种植体表面（如刮匙、超声波、打磨、激光、盐水、柠檬酸和氯己定）（Fletcher，2014）。

　　研究表明机械非手术治疗和抗微生物漱口水可以有效地治疗种植体周围黏膜炎病变。然而，在种植体周围炎病变中，非手术治疗是无效的（Renvert、Roos-Jansåker 和 Claffey，2008）。

机械清创术（方案 A）

　　·刮匙。必须轻柔，因为金属刮匙会严重损坏种植体表面。碳纤维刮匙既足够坚硬可以除去结石，也不会损害种植体表面（Eckert 和 Salinas，2010，第 104 页）。

　　·超声波清洗。可造成粗糙表面反而吸引菌斑黏附（Rapley 等，1990）；然而，其他研究发现，对于经过抛光喷砂和大颗粒酸蚀刻处理的种植体表面上采用非金属尖端的超声波清洗，可以获得积极的效果（Louropoulou，Slot 和 Van der Weijden，2014）。

　　·激光。一些研究发现它们比常规治疗更有优势，另一些研究发现没有差异（Kreisler 等，2003）。一篇综述中报道到在 12 个月和 24 个月的随访期中，使用盐水浸泡的小球和使用 Er：YAG 激光治疗种植体周围炎在探诊深度（BOP）、临床附着

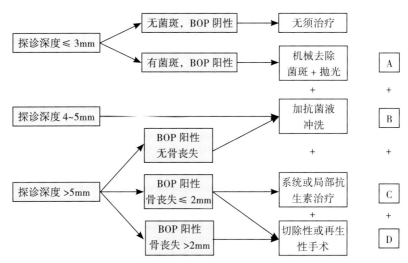

图 7.10 黏膜炎和种植体周围炎的治疗（Lang 等，2004a）。经 Quintessence 出版公司允许引用。方案（累积截断支持治疗）是不断累加的，随着探诊深度增加和炎症进展的迹象出现，不断添加额外的治疗

水平及骨缺损填充方面均没有显着差异，（Valderrama 和 Wilson，2013）。

· 空气研磨。体外研究表明它是一种可行的种植体表面清洗的治疗方法，可用于种植体周围炎的治疗（Tastepe 等，2012）。

· 钛刷。这种刷子由钛刷毛和不锈钢柄组成，可以插入种植手机中。建议在使用钛刷之前应先拧入覆盖螺丝或愈合基台以保护种植体的内部连接。它仅供单个患者使用。研究发现这种方法比刮匙清除种植体表面更温和，且能更有效地去除菌斑（John、Becker 和 Schwarz，2014）。目前，仍需要随机对照研究来进一步评价钛刷的治疗效果。

化学治疗（防腐方案 B）（Fletcher，2014）

· 氯己定。它具有高亲和性，但在龈沟内无效。研究发现接受氯己定冲洗的患者与另一组不接受任何治疗的患者在 8 周的观察期内没有差异（Lavigne 等，1994）。另一项研究发现，与单纯机械清创术相比，氯己定（冲洗和凝胶）结合机械清创术组并没有改善治疗效果（Porras 等，2002）。

· 0.25% 次氯酸钠冲洗。与水相比，采用 0.25% NaOCl 冲洗可以降低细菌内毒素 80 倍，并减少牙龈炎症和龈上生物膜附着（De Nardo 等，2012）。并且次氯酸不会腐蚀钛。

· 柠檬酸。一篇综述报道柠檬酸可以有效降低存在于机械加工表面种植体和羟基磷灰石涂层种植体上的脂多糖数量，但对钛等离子体喷涂表面处理的种植体无效（Valderrama 和 Wilson，2013）。另一项研究发现，采用柠檬酸处理种植体周围炎患者的种植体表面可以改善纳米羟基磷灰石混合的凝块在钛种植体表面的附着（Gamal、Abdel-Ghaffar 和 Iacono，2013）。仍需要更多随机对照研究来评价柠檬酸的临床意义。

抗生素（方案 C）

· 米诺环素微球是一种生物可吸收的局部使用的抗生素。已经发现这种方法可以改善种植体周围感染时的出血指数和平均探诊深度（5.0~4.1mm）（Renvert 等，2004 和 Salvi 等，2007）。

· 系统性使用抗生素。当与机械清创术

联合使用时，全身性使用抗生素可以减少龈下细菌附着并可以靶向针对存在于种植体周围炎患者中的厌氧菌（Mombelli 和 Lang，1992; Renvert，Roos-Jansåker 和 Claffey，2008 年）。然而，单纯进行抗生素的全身给药并不会去除生物膜，所以该方法不太可能是治疗种植体周围疾病的充足干预措施。

如果患者有 4mm 的探诊深度并伴有探诊出血或有 5mm 的探诊深度伴有或不伴有探诊出血，则推荐使用清创联合次氯酸钠冲洗。如果在治疗 3 个月后没有缓解，则进行重复治疗并使用米诺环素微球，并且去除和清洁修复体（去除菌斑，清洗平台和螺丝开口处）（Lang 等，2004a，2004b; Fletcher，2014）。建议患者在家使用抗菌漱口剂和三氯生牙膏。虽然仍需要关于种植体周围疾病的长期研究，但已有研究表明，通过该治疗，患者的菌斑指数，牙龈指数和出血指数都有降低（Ciancio 等，1995; Sreenivasan 等，2011）。

再生或切除治疗（方案 D）

一旦感染已被控制并且已经尝试了治疗方案 A、B 和 C，则可以考虑手术治疗。要根据缺损的形态特征和大小，来选择再生治疗或切除治疗（Lang 和 Tonetti，2010，第129 页）。

· 再生治疗。

△生物介质（例如，釉基质衍生物和血小板衍生生长因子）：它们的作用仍存在争议，但研究表明生长因子对种植体骨整合具有积极作用（Qu 等，2011; Froum、Froum 和 Rosen，2012）。

△缺损的形态可能对再生的效果有很大的影响。天然骨矿物质和胶原膜的联合治疗

对于环形骨内缺陷似乎非常有效。但对于伴有颊侧骨开裂（例如，环周或半周长）的缺损的修复却效果不佳（Schwartz 等，2010）。

· 切除治疗。非常重要的一点是采用切除治疗时一定要告知患者，特别是在美学区域，可能会出现不良的美学结果。研究表明，切除治疗后的疗效反应与初始骨丧失量的程度有关。出现积极健康的治疗反应（探诊深度减小及骨改建）的百分比在初始骨丧失较小的位点（在手术期间评价为 2~4mm 骨损失）为 74%，在初始骨丧失较高的位点（≥ 5mm）仅为 40%（Serino 和 Turri，2011）。

· 切除和再生的联合治疗方案。研究表明，种植体成形术（即去除受种植体周围炎所累的种植体的骨上部螺纹），与脱蛋白牛骨矿物质和胶原膜结合的联合治疗是成功的。从影像学检查到的种植体周围骨填充情况及探诊深度减小的角度而言，该联合治疗方案对于种植体周围组织缺损，在术后 12 个月后产生了积极的治疗效果（Matarasso 等，2014）。

另一项研究发现，种植体成形术的切除治疗对涉及有炎症的牙种植体的存活有积极影响（Romeo 等，2005）。

种植体周围炎

种植体周围炎是一种破坏性的炎症反应，影响软组织和硬组织，并且它可以从种植体周围黏膜炎发展而来。种植体周围炎的特点是种植体冠方的出血、脓肿、骨结合丧失及探诊深度增加。其治疗结局的可预测性极差（Khammissa 等，2012）。牙周炎和种植体周围炎的危险因素相似。从种植体周围黏膜炎到种植体周围炎的进展与牙龈炎进展

到牙周炎的情况也非常相似。然而，种植体周围炎存在快速进展期，并且会比慢性牙周炎的情况更严重（Heitz-Mayfield 和 Lang，2010）。在大多数情况下，种植体周围炎相关的骨丧失的特征是非线性进展，骨丧失率随时间而增加（Fransson 等，2010）。种植体周围炎和牙周炎之间的一些差异见表 7.3（图 7.11）。

危险因素

· 遗传学。基因多态性，已经表明 IL-1 基因型和种植体周围炎之间存在潜在的相关性（Dereka 等，2012）。

· 口腔卫生。研究表明，细菌可以从牙周袋传播到种植体周围区域（Sumida 等，2002）。诸如不良口腔卫生和吸烟之类的牙周炎增强因素也增加了种植体周围炎的风险（Quirynen、De Soete 和 van Steenberghe，2002）。

· 牙周病史。与牙周健康患者相比，具有慢性牙周炎病史的患者其种植体边缘骨质丧失，探诊深度的长期增加及种植体周围炎的发病率都更高（Karoussis、Kotsovilis 和 Fourmousis，2007；Heitz-Mayfield 和 Lang，

2010）。种植体周围炎在有牙周病史和粘接剂残留的患者中更为常见（Linkevicius 等，2012）。

· 吸烟。与不吸烟者相比，吸烟者的种植体周围探诊深度和脓肿出现率更高（Fransson、Wennström 和 Berglundh，2008）。

· 糖尿病。有证据表明糖尿病与种植体周围炎有关（Daubert 等，2015）。糖尿病被认为是种植体周围炎的危险指标（Lindhe 和 Meyle，2008）。

病因学

· 细菌。种植体周围黏膜炎如果不及早治疗可以发展成种植体周围炎。细菌可能是以下情况的一个因素：①种植体植入前已受污染（Al-Faraje，2011，第 108 页）；②手术时预先存在的细菌（例如，来自先前感染的细菌）引起逆行性感染（Quirynen 等，2005）；③修复体的适合性：种植体和上部修复体之间的间隙应该最小化。

· 过量粘接剂。已经证实过量的牙科粘接剂与种植体周围疾病有关联。研究发现，除去过量粘接剂后，74% 的种植体周围的炎症反应消失（Wilson，2009）。

表 7.3　牙周病和种植体周围炎之间的相似性和差异

	牙周病	种植体周围炎
结构	牙釉质和牙本质	陶瓷，塑料，金属
是否需要生物膜	需要	需要
微生物	革兰氏阴性菌	革兰氏阴性菌和金黄色葡萄球菌可能是引起种植体周围炎的重要细菌。最近的一项研究（Aoki 等，2012）发现，与对侧同名牙和对颌牙相比，种植体龈沟上的细菌定植受到邻近牙齿的龈缝隙中的微生物的影响。
宿主反应	炎症反应	持续的生物膜可能引起更显著的炎症反应；可能更早波及牙槽骨（可能由于血管分布和成纤维细胞与胶原蛋白比例的差异）
治疗	抗感染治疗	由于种植体表面特性和微生物的侵入限制，可能需要更频繁和更早地进行抗感染的外科手术干预

引自 Heitz-Mayfield 和 Lang 的数据，2010

·种植体植入位置错误。种植体的边缘位置越深,残留的粘接剂的量越多。需要注意的是,不应使用牙科放射学影像评估残留粘接剂(因为该方法不可靠)(Linkevicius 等,2013)。

·局部因素。修复体的外形过突会使菌斑控制困难,并导致菌斑积累。

图 7.12 列举了粘接固位修复体的优点和缺点。

分　类

表 7.4 描述了基于疾病严重程度的另一种种植体周围炎的分类系统。该分类结合了探诊深度、种植体周围的射线照相所显示的骨缺失程度、探诊出血和(或)脓肿形成来划分种植体周围炎的严重性(Froum 和 Rosen,2012)。

处　理

图 7.10 描述了处理种植体周围炎的方案。需要指导患者采用与在天然牙列上使用的类似方法进行良好的口腔卫生控制。必须去除过量的粘接剂,并进行种植体表面去污。

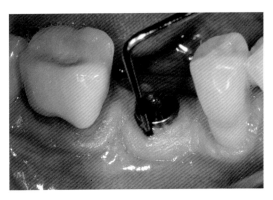

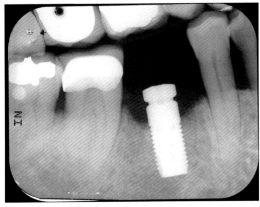

图 7.11　经过部分牙周炎治疗的患者的种植体周围炎。本例患者还有其他种植体脱落的病史

1. 容易制备	1. 螺丝固位冠比粘接固位冠更有利于种植体周围的软组织反应
2. 对技工的要求更低	
3. 临时冠的制备容易	2. 可能出现粘接剂相关并发症
4. 对种植体之间的平行度的要求不高	3. 螺丝固位在有限的颌间距离和有限的近远中宽度的情况下,固位力更好
	4. 不容易拆除

图 7.12　粘接固位冠的优点和缺点(Weber 等,2006)

表 7.4　种植体周围炎的分类

	早期	中期	晚期
探诊深度 在种植体的 2 个或多个部位检查到的出血和(或)脓肿	种植体周袋深度大于 4mm	种植体周袋深度大于 6mm	种植体周袋深度大于 8mm
骨丧失 通过测量戴牙时的 X 线片及当前的 X 线片而获得骨丧失量。如果没有戴牙时的 X 线片,应使用戴牙后最早可用的 X 线片。	骨丧失量小于种植体长度的 25%	骨丧失量约为种植体长度的 25%~50%	骨丧失量大于种植体长度的 50%

引自 Froum 和 Rosen 的数据,2012

在存在膜龈缺损的情况下，如果认为再生是必要的，则可以进行软组织移植。一些研究发现，在大多数情况下，非手术治疗与更复杂的治疗的结果相似（Byrne，2012）（图7.13）。

术后出血

请参见牙周并发症中的术后出血。

二期手术时骨覆盖种植体覆盖螺丝

出现这种并发症可能有以下原因（Al-Faraje，2011，第106页）：

·种植体植入过深，位于牙槽嵴根方；

·二期手术在一期手术后8个月或更长时才完成。

当移除覆盖在覆盖螺丝表面的多余骨时，外科医生必须非常小心，以防止损伤种

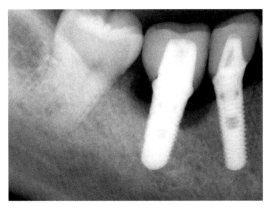

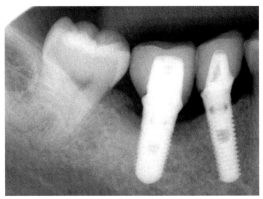

图7.13　用机械清创术、0.12％氯己定和口腔卫生指导治疗的种植体周围炎的病例。下方的X线片显示在仅5周的治疗后种植体周的骨量增加

植体的平台。

治疗／处理

始终确保种植体的顶部一定有覆盖螺丝以保护其顶部。可用骨磨头或小凿子去除过度生长的骨质（Al-Faraje，2011，第106页）。拍牙片以确保愈合基台和种植体／平台之间没有空隙。

全口4颗植牙（all-on-four）修复方案中最后一颗种植体的失败

有许多可能导致最后一颗种植体失败的危险因素。根据Parel和Phillips（2011年）的研究，包括以下方面。

·对颌为天然牙列。在各种失败的情形中，对颌为下颌天然牙列（80％）和骨密度差的情况（85％）呈现出最高的百分比。

·骨密度差（例如，上颌后部）。

·男性患者。男性种植失败的概率为女性的3倍。

·磨牙症。在这项研究中约半数的失败病例有磨牙症。然而，没有1例患者仅仅是由于磨牙症而导致的种植体失败。

·吸烟。患者对戒烟的依从性对最终失败的发生率具有重要作用。

·骨体积。在计划上颌植入治疗时，通过CT扫描评估骨体积和骨密度是非常重要的。

·悬臂。即使临时义齿的远端延伸悬臂长度有所减小时，置于前磨牙–磨牙悬臂区域中的种植体仍要承受更高的咬合负载。

预　防

如果患者有一个或多个上文列出的危险因素，应植入额外的种植体或采用延迟负载方案。因为种植体在上颌中失败率更高，所以考虑在上颌多植入1个或2个种植体。也可以将种植体植入到蝶骨翼突处以获取更多的稳定性，而不需要骨增量手术（Parel和

Phillips，2011）。同样重要的是外科医生应限制悬臂的长度，交错种植体（例如，种植体不应该被植入在一条直线上），在磨牙部位使用宽径的种植体，更频繁地进行术后检查（Goodacre 和 Kattadiyil，2010，第 183 页）。有磨牙病史的患者应该使用咬合保护垫。

治疗 / 处理

应该移除失败的种植体，并且在充分的骨愈合之后重新植入种植体，大约需要 6 个月（Wang 等，2015）。在外科医生确保新植入的种植体已完成骨整合之前，不应该对新种植体有任何的负载。

种植体松动

种植体失败被定义为种植体在植入后不能达到骨整合的状态。失败可以发生在早期（即在骨整合之前和通常在第 1 年期间）或晚期（即在修复治疗期间和之后）（Rosenberg 等，2010，第 111 页）。种植体植入时的初期稳定性对于确保成功的骨结合是必要的。一项综合分析发现，5 年内种植体的失败率为 7.7%（不包括骨移植）（Esposito 等，1998）。另一项研究（Berglundh、Persson 和 Klinge，2002）发现，种植体负载后，其失败率为 2%~3%，种植体支持的固定义齿的失败率也为 2%~3%。覆盖义齿的患者在 5 年期间有 5% 的失败率。对比不同种植系统，未发现植体存活率有显著差异（Eckert 等，2005）。

种植体松动的可能原因

· 感染。

· 宿主因素（吸烟，自身免疫性疾病）。

· 咬合和负载。

· 骨质差。

· 不良的上部修复体设计（Rosenberg 等，2010，第 111 页）。

· 外科医生无法达到初期稳定性。

· 组织创伤（挤压和过热所造成的骨坏死）（Rosenberg 等，2010，第 112 页）。

· 牙周炎的既往病史。

表 7.5 描述了由感染或创伤所引起的种植体松动的特征。

预　防

必须尽快诊断引起失败的原因并解决故障，尽一切努力扭转并发症（Rosenberg 等，2010，第 111 页）。外科医生必须做完善彻底的治疗计划（例如，锥形束 CT，诊断蜡型，以及系统和局部危险因素的排查）。

治　疗

当种植体松动时，它需要被移除。如果骨量足够且感染范围也非常有限，则可以考虑彻底去除肉芽组织后立即重新植入一颗植体。可能需要植入一颗更大的种植体并同期进行骨移植，配合使用抗生素（Rosenberg 等，2010，第 116 页）。研究（Machtei 等，2008）发现，在先前失败部位重新植入种植体的存活率仅为 83.5%，比在原始部位植入

表 7.5　失败病例的特征用于确定病因

情况	感染	创伤
疼痛	是	是 / 否
组织炎症	是	否
种植体部件折断或冠破裂	否	是
种植体松动	是	是
探诊出血	是	否
化脓	是	否
探诊深度增加	是	否
牙龈指数	高	低
菌斑指数	高	低
影像学种植体周暗影	是	是
种植体拔除时周围存在肉芽组织	是	否

种植体的存活率要低。

相邻天然牙齿相对于种植牙冠的变化

当牙齿和种植体共存并且发生微小的成人面部生长时，可能发生并发症。成年期间有牙齿漂移和牙弓长度的变化。相邻前牙的持续萌出可能导致种植体的美学风险和（或）影响种植体的功能。对于正常面型的患者，种植植入手术可以适当推迟，直到生长结束。对于长面型或者短面型的患者，相邻牙齿的持续萌出会在即便 20 岁以后仍然发生，这类人群会有严重的此类风险（Heij 等，2006）。当这种继发于成人生长而引起的牙齿位置相对于种植修复体的位置发生变化时，可能引起难以治疗的并发症（Daftary 等，2013）。

即刻种植并发症

拔牙后立刻植入种植体，称为即刻种植。即刻种植更为复杂，发生并发症的风险也更高，是一种特殊的临床挑战。本节讨论了与即刻种植相关的常见并发症的预防和处理指南。用于预防和处理常规种植并发症的概念和指南仍然适用于即刻种植；因此，本节将讨论关于即刻种植的特有并发症。

即刻种植失败

尽管即刻种植具有高存活率，但是一些研究显示与延期种植方案相比，即刻种植的失败率更高。一项纳入 7 项随机对照试验的荟萃分析显示，即刻种植与即刻延期种植和延期种植的种植体存活率没有统计学差异，但该分析得到了无统计学意义的数个初步结论，其中一个结论为即刻种植的失败风险可能更高（Esposito 等，2010）。单项随机对照试验有的显示种植体存活率没有差异（Siegenthaler 等，2007），有的显示即刻种植的失败率更高（Schropp 等，2005；Lindeboom、Tjiook 和 Kroon，2006），这些研究中种植体的存活率只有 91%。另外，一项横断面分析也指出即刻种植是种植体失败的一个危险因素（Daubert 等，2015）。

预　防

一些研究显示即刻种植的失败率也较高。因此，为了防止这些并发症推荐尽量使用非即刻种植方案。

以下要点，可以避免并发症，保证即刻种植的成功（Wagenberg 和 Froum，2010）：①必须彻底清除拔牙窝中的感染物；②骨和软组织量充分；③足够的初期稳定性；④患者可以良好地配合术后维护；⑤种植体可以在根方或侧向获得稳定性；⑥残余感染物的去除；⑦对患者期望的精细评估；⑧对于愈合后最终结果的考量。

上颌前牙牙面中部的牙龈退缩

Chen 和 Buser（2014）的一项系统综述显示，虽然即刻种植可以实现上颌前牙区的美观，但是其美学效果不确定，并且同延期种植相比，其牙面中部的牙龈退缩率明显升高。一篇文献综述提到即刻种植中牙面中部的牙龈退缩约为 0.5~0.9mm（Chen 和 Buser，2009）。

危险因素

牙龈退缩的 2 个已明确的主要危险因素是种植体位置偏颊侧和薄牙龈生物型（Chen 等，2009）。通常，拔牙窝的位置相对于理想种植体的位置是偏颊的，所以在种植窝预备和种植体植入时，就容易滑向空缺的拔牙窝，造成即刻种植时的颊向错位。

正确的诊断和治疗计划可以避免出现不良的美学结果。需要重点考量以下因素：患者的身体状况，吸烟习惯，患者的美学期望，笑线，组织生物型，牙冠形状，植入部位的感染，相邻牙齿的骨水平，相邻牙齿的修复状态，缺牙区域的宽度，软组织和骨组织的解剖情况。

预　防

上颌前牙区的理想种植体植入位置是在牙冠切缘的腭侧，如此，才能保证种植体唇侧的软硬组织有较厚的厚度（图7.14），而上部牙冠修复体有轻微的颊侧悬臂。

其预防首先涉及基于三维影像（能显示骨的体积和位置）而制定的缜密的术前治疗计划。临床医生必须在拔牙之前决定将种植体植入理想植入位点能否获得足够的稳定性。理想的情况是，在上颌前牙区的即刻种植位点在拔牙窝的根方有5mm的骨量以稳固种植体。

如果种植体可以安全地植入拔牙窝中，使用锥形种植体可以更容易控制种植体的角度以获得适当的种植体头部的腭侧萌出形态。锥形种植体的较窄的根部减少了种植窝预备过程中造成上颌前部骨倒凹区出现骨穿通的风险和严重性，并且增加了种植体的初期稳定性。

为了防止颊向错位，外科医生通常必

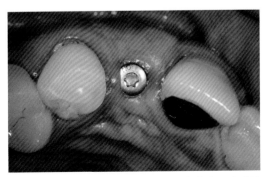

图7.14　为了避免牙龈退缩，需要将前牙区的种植体植入到切缘偏腭侧的位置

须在上颌拔牙窝的腭侧骨壁开始预备。可以使用尖锐的先锋钻来为初始麻花钻的理想定位创造一个良好的切入点。也可以使用Lindemann侧切钻头（Al-Faraje，2011，第13页）。

如果患者的骨或软组织薄，则可以在植入手术的同期进行骨和（或）结缔组织移植以增厚组织。新月形软组织移植已被应用在非翻瓣病例中（Han和Jeong，2009）。必须强调的是骨和（或）软组织移植并不能补偿种植体的颊侧错位。

治　疗

如果种植体不能在理想植入位置获得稳定性，则不应该进行即刻种植。在拔牙窝和种植窝内填充骨移植物进行牙槽嵴位点保存，以减少在愈合过程中牙槽嵴的吸收，这个过程需要3~6个月。延期种植已被证明是可预测和成功的（Buser等，2013）。

如果种植体已经进行了上部牙冠修复并且出现了牙冠中部的软组织退缩，临床医生必须分析造成退缩的病因，并确定是否能通过重塑基台或牙冠来逆转软组织的萎缩。如果是由于种植体定位不当而引起的退缩，则必须将种植体移除。

一般来说，通过软组织移植来处理种植体周围的黏膜牙龈缺陷是不可预测的（Levine，Huynh-Ba和Cochran，2014），并且该方法不能解决由于种植体定位错误而造成的软组织退缩。

上颌窦底骨移植并发症

上颌后部缺牙部位，常因为有限的垂直骨高度而不能植入牙种植体。窦底骨移植（通常称为上颌窦提升）是通过升高上颌窦的底部并用骨移植物填充空间来增加用于植入种植体垂直骨高度的可靠方法。

上颌窦是上颌骨中的金字塔形的含空气的空腔结构，位于上颌后牙牙根根部上方，体积约 10~15ml。它由 Schneiderian 膜衬里，是一层 0.45~1.40mm 的薄层结缔组织的假复层纤毛柱状上皮（Katsuyama 和 Jensen，2011，第 14 页）。窦口引流在上颌窦内侧壁上。

有 2 种进入上颌窦底进行提升的方法：一种是通过上颌窦的侧壁，另一种是经牙槽嵴种植预备窝洞顶部。

这些程序属于高难度的外科手术，只应由经过适当培训并且有经验的外科医生进行。读者通过本章的介绍，了解如何预防和处理最常见的窦底骨移植并发症。外科医生可以使用本章作为指导来处理上颌窦提升中出现的并发症。

上颌窦外侧壁提升

上颌窦侧向提升方法包括在上颌窦的外侧骨壁中制备开口，以允许向上提升 Schneiderian 膜。将骨移植物置于 Schneiderian 膜和骨壁之间，将屏障膜放置在骨窗上，以闭合该部位。如果有足够高度的天然骨可以保障种植体的初期稳定性，则可以在上颌窦外侧壁提升的同期植入种植体。侧向提升方法适用于大型骨移植，需要显著增加骨的垂直高度时，需要有良好的窦内手术视野（图 7.15）。

上颌窦侧向提升是一种可以有效增加上颌后部垂直骨高度以利于种植体植入的方法。并且，通过该方法植入到窦内骨移植物中的种植体具有高的可预测性和大于 95% 的长期存活率（Del Fabbro、Wallace 和

Testori，2013；Wallace 和 Froum，2003；Aghaloo 和 Moy，2007）。以下是窦底骨移植中更常见的并发症。

膜穿孔

上颌窦侧向提升最常见的术中并发症是 Schneiderian 膜的穿孔，发生率约为 10%（范围 4.8%~56%）（Chiapasco、Casentini 和 Zaniboni，2009）。Wallace（Wallace，2010）估计，经验丰富的外科医生使用旋

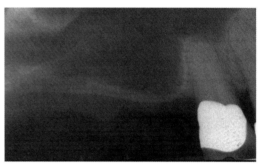

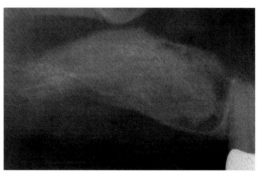

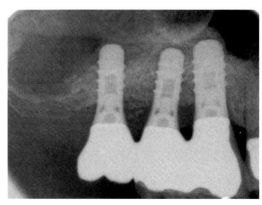

图 7.15　一例上颌窦侧壁提升的病例（中间图片），植入种植体后 10 年随访（下方图片）。经 S.Nelson，San Mateo，CA. S.Nelson 允许引用

转仪器开窗时的穿孔率约为 25%。如果未修复，穿孔可导致移植材料的损失，移植物感染，成骨量减少和种植体存活率的下降（Proussaefs 等，2004）。

窦膜的穿孔可发生在侧向窗口的制备过程中，或在用手持仪器剥离提升窦膜时，或在移植材料的放置和挤压过程中，甚至在骨壁过薄或缺失时翻瓣的过程中就可造成窦膜的损伤（Wallace，2010）。薄的 Schneiderian 膜更容易穿孔，另外，复杂的窦解剖结构，如骨中隔，也与膜穿孔相关联（Wallace，2010，第 286~287 页）。

预　防

通过三维射线照相术（例如锥形束 CT 扫描）对骨窦解剖结构进行适当的术前评估，可以帮助外科医生更好地计划手术（图 7.16）。使用只能切割骨而不切割软组织的超声骨刀装置制备侧向窗口可将穿孔率降低到 7%（Wallace 等，2007）。如果使用旋转仪器制备骨窗，金刚砂钻头优于硬质合金钻头（Wallace，2010）。预备足够大的窗口以方便器械直接进入窦内和预备窗口时避开上颌窦骨中隔也可以防止穿孔（Wallace，2010，第 287 页）。Wallace（2010）建议窗口的预备应距离窦底部 3mm，距离窦前缘 3mm，高度为 15mm。当提升膜时，最关键的是提升器械保持与骨接触。超声骨刀可以去除上颌窦骨中隔而不撕裂其上附着的薄膜。

处　理

小穿孔可以用胶原膜修复。如果穿孔足够小，它可以自然闭合。如果穿孔发生在膜完全提升到位之前，应该特别注意提升过程要小心地完成，而不扩大穿孔。虽然很困难，但可以尝试使用可吸收缝线来修复较大的穿孔。屏障膜的稳定和移植物的密封是 Schneiderian 膜修补手术的重要决定因素。已有文章报道了处理大穿孔情况的技术（Testori 等，2008）。如果不能实现移植物的容纳和稳定性，则应放弃该治疗计划，待患者自体愈合 2~4 个月后，尝试下一次手术。但这种情况是一种罕见的并发症，发生率不到 1%（Chiapasco、Casentini 和 Zaniboni，2009）。

术中出血

上颌窦外侧壁的血供来自上颌动脉的骨内和骨外分支，特别是上颌后动脉、腭大动脉和眶下动脉（Solar 等，1999）。在上颌窦侧窗的制备中可能导致窦侧壁的出血。这种出血通常是轻微的并且持续时间相对较

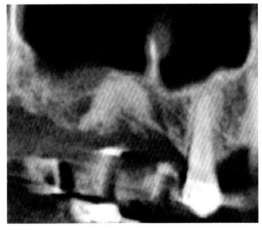

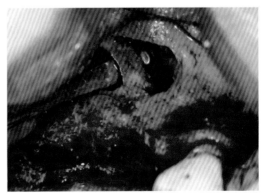

图 7.16　1 例在右上颌窦中突出的窦中隔的 X 线片和临床照片

短，但有时可能是大量且难以控制的出血（Wallace，2010，第 284 页）。

预　防

应进行术前病史评估以确定患者是否服用抗凝剂或是否有凝血障碍。锥形束 CT 扫描可以识别侧壁的骨内血管，基于此，医生可以更合理地进行窗口位置和手术技术的术前计划（图 7.17）。Elian 等的研究（2005）显示，53% 的上颌窦具有通过 CT 扫描可见的骨内血管，并且在这些病例中有 20% 的病例其血管位于很有可能在侧壁开窗制备中被切割或损伤的位置。超声骨刀可以通过减少软组织损伤来降低术中出血的发生率和严重程度。有了这些知识，外科医生可以预先设计窗口位置和手术技术，以降低血管损伤的概率。

处　理

发生在侧向窗口制备和膜提升中的出血，通常是易控的（Wallace，2010，第 243 页）。使用超声骨刀并无菌盐水灌洗，可以使视野更清晰。如果出血严重，可能需要其他措施，例如对出血部位的直接加压，使用局部血管收缩剂、骨蜡，或夹碎骨内血管的周围骨以夹闭骨内血管（Wallace，2010）。

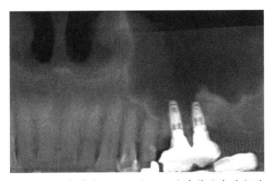

图 7.17　3 年前由一位经验不足的外科医生进行的 #26 和 #27 种植体的锥形束 CT 扫描。种植体已经穿透上颌窦的底部，并且骨移植物颗粒已经向远端种植体的后方迁移

术后感染

据报道，上颌窦侧壁提升后的感染发生率为 2%~5.6%（Testori 等，2012）。大多数感染发生在术后早期，但一些感染可以出现在数月后。

预　防

Testori 等（2012）推荐术前 24h 开始使用抗生素阿莫西林 875mg 及克拉维酸 125 mg，每天 2 次；术后持续使用 7d，每天 3 次。青霉素过敏患者推荐术前 24h 开始服用克拉霉素 250mg，每天 2 次；甲硝唑 250mg，每天 3 次；手术后持续使用 7d。

使用无菌外科技术可以减少感染。

术前对于鼻窦炎，特别是微生物来源的鼻窦炎的评估和治疗可以帮助预防感染，特别是在穿孔发生的情况下。

处　理

一旦出现术后感染，必须马上用抗生素治疗。如果不成功，考虑转诊至耳鼻喉科医生和（或）手术清创受感染的组织。

术后鼻窦炎

已有报道指出在上颌窦侧壁提升术后发生鼻窦炎的情况，出现轻度不适以及鼻塞和鼻呼吸困难的症状（Wallace，2010，第 305 页）。据报道术后鼻窦炎的平均发病率为 2.5%，不同研究报道的范围为 0~27%（Chiapasco、Casentini 和 Zaniboni，2009）。术后鼻窦炎与术前慢性鼻窦炎、窦膜增生以及拔牙后多久进行手术的时间相关（Timmenga 等，1997）。上颌窦提升后出现中度至重度的鼻窦炎最有可能的原因是窦口的阻塞，阻碍了窦分泌物的正常排出（Wallace，2010，第 305 页）。鼻窦炎在性质上可以是炎性或感染性的，可以由术后水肿、窦穿孔出血和移植物颗粒剥落到窦中而引起。图 7.18 显示了由于种植体穿过 Schneiderian 膜而引起的鼻窦炎的病例。

预 防

由于许多术后鼻窦炎事件与术前鼻窦炎相关，所以术前对窦健康状况的正确医学评估是非常重要的。如果患者有任何鼻窦病理情况，或者如果 X 线片或三维成像显示鼻窦有病理变化，应谨慎地参考耳鼻喉科医生的评估和治疗。可能需要抗生素和（或）抗炎药物的治疗。

其次，正确的手术处理对于避免术后鼻窦炎的发生也是必要的。如果发生穿孔，对穿孔的修复必须是稳定的。

治 疗

减充血剂和盐水冲洗可以控制轻度的术后鼻窦炎。如果病因是微生物性的，可能需要抗生素。更严重的鼻窦炎病例应转诊到耳鼻喉科医生。

冲顶式／经牙槽嵴顶的上颌窦提升术并发症

经牙槽嵴顶的上颌窦提升术，最初由 Tatum（1986）提出随后由 Summers（1994）改进的上颌窦提升术式，涉及先将种植体植入窝准备到接近窦底部 1mm 内，然后通过对窦底骨冲击造成骨折顶入窦内，同时提升窦底黏膜软组织，同期植入种植体。后来的

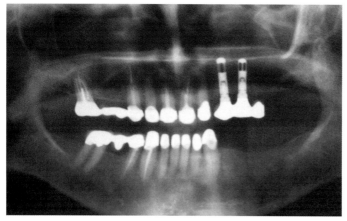

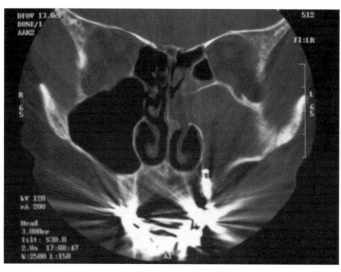

图 7.18　一位 83 岁女性由于种植体植入到了上颌窦内而引起的严重上颌窦炎。种植体已在拍摄此 X 线片之前在患者体内放置了 12 年。患者的整个左上颌窦闭塞

改良技术包括将骨移植物填塞到预备后的种植窝内，通过专用的骨凿对骨移植物进行冲击以提升窦底黏膜（图7.19）。最新的一些技术改良包括采用不同的方法到达窦底和提升窦膜。

经牙槽嵴顶的上颌窦提升术比侧壁提升术的侵入性小，但是该术式无法直视到窦底黏膜并且该方法可以达到的骨高度的提升量有限。Fugazzotto（2005）报道，经牙槽嵴顶的上颌窦提升术的最大可预测骨高度为 $2x-2$（mm），其中 x 是术前骨高度。一些作者建议至少存在5mm的骨高度才能够保证同期植入的种植体的初期稳定性（Rosen，2010；Summers，1994）。

这种技术的主要缺点是不能直视 Schneiderian 膜的穿孔。

有学者建议，只有经过适当训练并可完成上颌窦侧壁的外科医生才可尝试进行经牙槽嵴顶的上颌窦提升术（Katsuyama 和 Jensen，2011，第6页）。

穿 孔

Schneiderian 膜穿孔是经牙槽嵴顶的上颌窦提升术最常见的术中并发症（Fugazzotto、Melnick 和 Al-Sabbagh，2015）。Tan 等 的系统性综述（2008）显示穿孔的发生率为 0~21.4%，平均为3.8%。穿孔可由膜的过度提升，种植窝洞预备超过窦底部，或者诸如窦中隔等特殊的窦解剖结构的存在而引起。

预 防

预防穿孔的措施包括以下几点：合适的病例选择（牙槽嵴高度最小5mm，窦底平坦）；根据 $2x-2$ 定律（Fugazzotto，2005）进行合理的高度提升以防止窦膜的过度拉伸；采用锥形束 CT 扫描以评估上颌窦的解剖；术中通过放射学影像确保种植窝的预备到达窦底以下约1mm的距离；精湛轻柔的手术技术和提升技术。

处 理

在种植窝制备和窦底提升之后，可以嘱患者进行瓦氏动作以检查是否存在穿孔。如果患者呼气时，有空气从上颌窦进入种植术区，则证明存在穿孔，并且必须使用组织纤维蛋白胶（Pjetursson 等，2004），或通过打开侧向窗口进行修复，或通过允许该部位自行愈合4~6个月，然后再次尝试手术提升和种植体植入。

初期稳定性不足

在上颌后牙区由于有限的骨高度及疏松

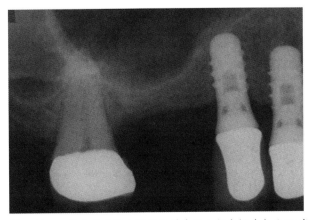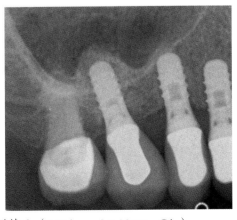

图7.19 X线片显示了1例经牙槽嵴顶上颌窦提升术后12年的情况（S.Nelson，San Mateo，CA.）

多孔的 4 型骨质，种植体的初级稳定性常常不足。具有较小初期稳定性的种植体失败的风险更高（Rosen，2010）。

预　防

适当的病例选择，具有足够的颊舌向骨宽度和至少 5mm 的天然垂直骨高度，是种植体稳定性所必需的。使用锥形种植体或郁金香形种植体有助于提高种植体的初期稳定性。如果骨质疏松多孔，可以通过种植床的差级预备以改善初级稳定性。最后，临时修复体在愈合期间不能与种植体有任何接触。

患者体验不佳和眩晕

经牙槽嵴顶的上颌窦提升术最常使用的技术是通过敲击冲顶以达到上颌窦底的提升，这一过程会使患者产生较为明显的不适和恐惧，使患者体验不佳（Diserens 等，2006）。这种槌击技术与良性阵发性体位性眩晕（BPPV）相关，患者失去平衡，出现眩晕、头晕和恶心的症状。BPPV 不是进行性的，通常其症状在 6 个月内消退或消失（Rosen，2010，第 316 页）。

预　防

预防患者出现上述不良经历的措施包括患者宣教（Rosen，2010，第 319 页）、镇静（Fugazzotto、Melnick 和 Al-Sabbagh，2015）以及合理的将敲击减到最小的手术计划，包括将种植窝预备到距窦底 1mm 内的位置，尽量采用钻头而非骨凿进行去骨。Fugazzotto、Melnick 和 Al-Sabbagh（2015）推荐采用温和且间歇式的槌击技术进行上颌窦的提升。最新的一些技术和产品，通过使用不切割软组织的超声骨刀进行手术，可以减少或避免通过敲击造成窦底部骨折。

处　理

BPPV 的处理应包括转诊至耳鼻喉科医生处进行评估。耳鼻喉科医生可能对其进行 Epley 操作。

感　染

经牙槽嵴顶的上颌窦提升术后出现感染的情况是较罕见的，据报道其发病率为 0~2.5％，平均发病率为 0.8％（Tan 等，2008）。最可能的感染原因是口腔卫生差，种植体或骨移植物在植入过程中的污染，或来自穿孔的 Schneiderian 膜的感染，特别是当存在未经治疗的鼻窦炎时（Rosen，2010，第 311 页）。预防包括解决已存在的鼻窦疾病，采用无菌手术技术，以及术前和术后使用抗生素（Testori 等，2012）。术后感染的处理包括系统性抗生素的使用。

致　谢

感谢 Richard Kao 博士、Paul Fugazzotto 博士、Gary Armitage 博士、Mark Ryder 博士和 Melanie Nelson 夫人审阅本章。

参考文献

[1] Aghaloo, T.L. and Moy, P.K. Which hard tissue augmentation techniques are the most successful in furnishing bony support for implant placement? Int J Oral Maxillofac Implants, 2007,22 (suppl):49–70

[2] Al-Faraje, L. Surgical Complications in Oral Implantology, Chicago, IL: Quintessence,2011

[3] Amato, F., Mirabella, A.D., Macca, U., et al. Implant site development by orthodontic forced extraction: a preliminary study. Int J Oral Maxillofac Implants,2012,27:411–420

[4] Aoki, M., Takanashi, K., Matsukubo, T.,et al. Transmission of periodontopathic bacteria from natural teeth to implants. Clin Implant Dent Relat Res,2012, 14:406–411

[5] Armitage, G.C. and Lundgren, T. Risk assessment of the implant patient//J. Lindhe, N.P. Lang and T. Karring. Clinical Periodontology and Implant Dentistry. 5th ed. Oxford:Blackwell Munksgaard,2008:634–651

[6] Atieh, M.A., Alsabeeha, N.H., Faggion, C.M., Jr,et al. The frequency of peri-implant diseases: a systematic review and meta-analysis. J Periodontol,2013,84:1586–1598

[7] Baelum, V. and Ellegaard, B. Implant survival in periodontally compromised patients. J Periodontol, 2004,75:1404–1412

[8] Balshi, T.J. An analysis and management of fractured implants: a clinical report. Int J Oral Maxillofac Implants,1996,11:660–666

[9] Bashutski, J.D., D'Silva, N.J. and Wang, H.L. Implant compression necrosis: current understanding and case report. J Periodontol,2009,80:700–704

[10] Belser, U.C., Bernard, J.-P. and Buser, D. Implants in the esthetic zone// J. Lindhe, N.P. Lang and T. Karring. Clinical Periodontology and Implant Dentistry. 5th ed. Oxford: Blackwell Munksgaard, 2003: 1146–1174

[11] Bergkvist, G., Koh, K.J., Sahlholm, S., et al. Bone density at implant sites and its relationship to assessment of bone quality and treatment outcome.Int J Oral Maxillofac Implants,2010,25:321–328

[12] Berglundh, T., Persson, L. and Klinge, B. A systematic review of the incidence of biological and technical complications in implant dentistry reported in prospective longitudinal studies of at least 5 years. J Clin Periodontol, 2002, 29: 197–212

[13] Block, M.S., Gardiner, D., Kent, J.N.,et al. Hydroxyapatite-coated cylindrical implants in the posterior mandible: 10-year observations. Int J Oral Maxillofac Implants, 1996,11: 626–633

[14] Bouri, A., jr, Bissada, N., Al-Zahrani, M.S.,et al. Width of keratinized gingiva and the health status of the supporting tissues around dental implants. Int J Oral Maxillofac Implants, 2008, 23: 323–326

[15] Bråemark, P.I. An introduction to osseointegration// P.-I. Bråemark and T. Albrektsson. Tissue-integrated Prostheses: Osseointegration in Clinical Dentistry. Chicago, IL: Quintessence,1985:11–53

[16] Brodala, N. Flapless surgery and its effect on dental implant outcomes. Int J Oral Maxillofac Implants, 2009, 24:118–125

[17] Burkhardt, R., Joss, A. and Lang, N.P. Soft tissue dehiscence coverage around endosseous implants: a prospective cohort study. Clin Oral Implants Res,2008,19: 451–457

[18] Buser, D., Chappuis, V., Bornstein, M.M., et al. Long-term stability of contour augmentation with early implant placement following single tooth extraction in the esthetic zone: a prospective, crosssectional study in 41 patients with a 5-to 9-year follow-up.J Periodontol, 2013,84 (11): 1517–1527

[19] Byrne, G. Effectiveness of different treatment regimens for peri-implantitis. J Am Dent Assoc, 2012, 143: 391–392

[20] Chen, S. and Buser, D. ITI Treatment Guide// D. Buser, D. Wismeijer and U. Belser.Implant Placement in Post-Extraction Sites: Treatment Options. Chicago, IL:Quintessence,2009

[21] Chen, S.T. and Buser, D. Esthetic complications due to implant malpositions: etiology, prevention, and treatment// S.J. Froum. Dental Implant Complications: Etiology, Prevention and Treatment. Hoboken, NJ:Wiley-Blackwell, 2010:134–155

[22] Chen, S.T. and Buser, D. Esthetic outcomes following immediate and early implant placement in the anterior maxilla: a systematic review. Int J Oral Maxillofac Implants, 2014,29(suppl): 186–215

[23] Chen, S.T., Darby, I.B., Reynolds, E.C.,et al. Immediate implant placement postextraction without flap elevation. J Periodontol, 2009,80 (1):163–172

[24] Chiapasco, M., Casentini, P. and Zaniboni, M. Bone augmentation procedures in implant dentistry. Int J Oral Maxillofac Implants, 2009,24 (suppl):237–259

[25] Chrcanovic, B.R. and Custódio, A.L. Mandibular fractures associated with endosteal implants. Oral Maxillofac Surg, 2009,13:231–238

[26] Chu, S.J. and Tarnow, D.P. Managing esthetic challenges with anterior implants. Part 1: Midfacial recession defects from etiology to resolution. Compend Contin Educ Dent,2013, 34: 26–31

[27] Chung, D.M., Oh, T.J., Shotwell, J.L.,et al. Significance of keratinized mucosa in maintenance of dental implants with different surfaces. J Periodontol, 2006, 77: 1410–1420

[28] Ciancio, S.G., Lauciello, F., Shibly, O., et al. The effect of an antiseptic mouthrinse on implant maintenance: plaque and peri-implant gingival tissues. J Periodontol,1995, 66: 962–965

[29] Daftary, F., Mahallati, R., Bahat, O.,et al. Lifelong craniofacial growth and the implications for osseointegrated implants. Int J Oral Maxillofac Implants,2013, 28:163–169

[30] Daubert, D.M., Weinstein, B.F., Bordin, S., et al. Prevalence and predictive factors for peri-implant disease and implant failure: a cross-sectional analysis. J Periodontol,2015,86 (3):337–347

[31] De Nardo, R., Chiappe, V., Gómez, M., et al. Effects of 0.05% sodium hypochlorite oral rinse on supragingival biofilm and gingival inflammation. Int Dent J, 2012, 62: 208–212

[32] Del Fabbro, M., Wallace, S.S. and Testori, T. Longterm

implant survival in the grafted maxillary sinus: a systematic review. Int J Periodontics Restorative Dent,2013, 33 (6): 773–783

[33] Dereka, X., Mardas, N., Chin, S., et al. A systematic review on the association between genetic predisposition and dental implant biological complications.Clin Oral Implants Res, 2012, 23: 775–788

[34] Diserens, V., Mericske, E., Schäppi, P.,et al. Transcrestal sinus floor elevation: report of a case series. Int J Periodontics Restorative Dent,2006,26 (2): 151–159

[35] Eckert, S.E. and Salinas, T.J. Implant fractures: etiology,prevention, and treatment, in Dental Implant Complications:Etiology, Prevention, and Treatment, Chichester: Wiley-Blackwell, 2010

[36] Eckert, S.E., Choi, Y.G., Sánchez, A.R.,et al. Comparison of dental implant systems: quality of clinical evidence and prediction of 5-year survival. Int J Oral Maxillofac Implants, 2005,20:406–415

[37] Elian, N., Wallace, S., Cho, S.C., et al. Distribution of the maxillary artery as it relates to sinus floor augmentation. Int J Oral Maxillofac Implants, 2005,20(5): 784–787

[38] Eriksson, R.A. and Albrektsson, T. The effect of heat on bone regeneration: an experimental study in the rabbit using the bone growth chamber. J Oral Maxillofac Surg, 1984, 42:705–711

[39] Esposito, M., Hirsch, J.M., Lekholm, U., et al. Biological factors contributing to failures of osseointegrated oral implants. (I). Success criteria and epidemiology. Eur J Oral Sci, 1998, 106: 527–551

[40] Esposito, M., Grusovin, M.G., Polyzos, I.P., et al. Interventions for replacing missing teeth: dental implants in fresh extraction sockets (immediate, immediate-delayed and delayed implants). Cochrane Database Syst Rev,2010,8 (9): CD005968

[41] Evans, C.D. and Chen, S.T. Esthetic outcomes of immediate implant placements. Clin Oral Implants Res,2008,19: 73–80

[42] Farnad, F. Oral Surgery Complications. Los Angeles, CA, USA.:Lecture in Alpha Omega Conference, 2014

[43] Fletcher, P. Diagnosis, Prevention and Treatment of Peri-Implant Disease. Los Angeles, CA, USA: Lecture in Peri-implantitis,2014

[44] Fransson, C., Wennström, J. and Berglundh, T. Clinical characteristics at implants with a history of progressive bone loss. Clin Oral Implants Res, 2008, 19: 142–147

[45] Fransson, C., Tomasi, C., Pikner, S.S., et al.Severity and pattern of peri-implantitis-associated bone loss. J Clin Periodontol,2010,37:442–448

[46] Froum, S.J. and Rosen, P.S. A proposed classification for peri-implantitis. Int J Periodontics Restorative Dent, 2012,32: 533–540

[47] Froum, S.J., Froum, S.H. and Rosen, P.S. Successful management of peri-implantitis with a regenerative approach: a consecutive series of 51 treated implants with 3-to 7.5-year follow-up. Int J Periodontics Restorative Dent,2012,32:11–20

[48] Fugazzotto, P.A. Treatment options following singlerooted tooth removal: a literature review and proposed hierarchy of treatment selection. J Periodontol, 2005,76 (5): 821–831

[49] Fugazzotto, P., Melnick, P.R. and Al–Sabbagh, M. Complications when augmenting the posterior maxilla. Dent Clin North Am, 2015,59 (1): 97–130

[50] Gamal, A.Y., Abdel-Ghaffar, K.A. and Iacono, V.J. A novel approach for enhanced nanoparticle-sized bone substitute adhesion to chemically treated peri-implantitis-affected implant surfaces: an in vitro proof-of-principle study.J Periodontol,2013,84:239–247

[51] Ganeles, J., Zöllner, A., Jackowski, J., et al. Immediate and early loading of Straumann implants with a chemically modified surface (SLActive) in the posterior mandible and maxilla: 1-year results from a prospective multicenter study. Clin Oral Implants Res,2008,19:1119–1128

[52] Gealh, W.C., Mazzo, V., Barbi, F.,et al. Osseointegrated implant fracture: causes and treatment.J Oral Implantol, 2011, 37: 499–503

[53] Goiato, M.C., dos Santos, D.M., Santiago, J.F., Jr, et al. Longevity of dental implants in type IV bone: a systematic review. Int J Oral Maxillofac Surg,2014,43 (9): 1108–1116

[54] Goodacre, C.J. and Kattadiyil, M.T. Prosthetic–related dental implant complications: etiology, prevention, and treatment// S.J. Froum. Dental Implant Complications: Etiology, Prevention and Treatment. Oxford: Wiley, 2010:172–196

[55] Gray, J.L. and Vernino, A.R. The interface between retained roots and dental implants: a histologic study in baboons. J Periodontol, 2004, 75: 1102–1106

[56] Greenberg, A.M. and Prein, J. Craniomaxillofacial Reconstructive and Corrective Bone Surgery: Principles of Internal Fixation Using the AO/ASIE Technique. New York: Springer-Verlag, 2002

[57] Greenstein, G. and Cavallaro, J.S. A potpourri of surgical complications associated with dental implant placement: 35 case reports-common problems, avoidance, and management//S.J. Froum,Dental Implant Complications: Etiology, Prevention and Treatment. Hoboken, NJ: Wiley-Blackwell, 2010: 388–414

[58] Greenwood, M. and Corbett, I. Dental Emergencies. Oxford: Wiley-Blackwell, 2012

[59] Grunder, U. Crestal ridge width changes when placing implants at the time of tooth extraction with and without soft tissue augmentation after a healing period of 6 months: report of 24 consecutive cases. Int J Periodontics Restorative Dent, 2011, 31: 9–17

[60] Han, T. and Jeong, C.W. Bone and crescent shaped free gingival grafting for anterior immediate implant placement:technique and case report. The Journal of Implant & Advanced Clinical Dentistry, ,2009,July/ August: 23–32

[61] Heij, D.G., Opdebeeck, H., van Steenberghe, D., et al. Facial development,continuous tooth eruption, and mesial drift as compromising factors for implant placement. Int J Oral Maxillofac Implants,2006,21:867–878

[62] Heitz-Mayfield, L.J. and Lang, N.P. Comparative biology of chronic and aggressive periodontitis vs. peri-implantitis.Periodontology, 2010, 53: 167–181

[63] Hutton, J.E., Heath, M.R., Chai, J.Y.,et al. Factors related to success and failure rates at 3-year follow-up in a multicenter study of overdentures supported by Brånemark implants. Int J Oral Maxillofac Implants, 1995,10: 33–42

[64] Huynh-Ba, G., Pjetursson, B.E., Sanz, M., et al. Analysis of the socket bone wall dimensions in the upper maxilla in relation to immediate implant placement. Clin Oral Implants Res, 2010, 21: 37–42

[65] Jaffin, R.A. and Berman, C.L. The excessive loss of Branemark fixtures in type IV bone: a 5-year analysis. J Periodontol, 1991, 62: 2–4

[66] Jepsen, S., Berglundh, T., Genco, R., et al. Primary prevention of peri-implantitis: managing peri–implant mucositis. J Clin Periodontol,2015,42 (Suppl 16): S152–S157

[67] John, G., Becker, J. and Schwarz, F. Rotating titanium brush for plaque removal from rough titanium surfaces: an in vitro study. Clin Oral Implants Res,2014, 25 (7): 838–842

[68] Jung, R.E., Pjetursson, B.E., Glauser, R., et al. A systematic review of the 5-year survival and complication rates of implant-supported single crowns. Clin Oral Implants Res,2008,19: 119–130

[69] Kan, J.Y., Rungcharassaeng, K. and Lozada, J.L. Bilaminar subepithelial connective tissue grafts for immediate implant placement and provisionalization in the esthetic zone. J Calif Dent Assoc, 2005, 33: 865–871

[70] Kan, J.Y., Rungcharassaeng, K., Lozada, J.L.,et al. Facial gingival tissue stability following immediate placement and provisionalization of maxillary anterior single implants: a 2–to 8-year follow-up. Int J Oral Maxillofac Implants,2011,26:179–187

[71] Karoussis, I.K., Kotsovilis, S. and Fourmousis, I. A comprehensive and critical review of dental implant prognosis in periodontally compromised partially edentulous patients. Clin Oral Implants Res, 2007,18: 669–679

[72] Katsuyama, H. and Jensen, S.S. ITI Treatment Guide// S. Chen, D. Buser and D. Wismeijer. Sinus Floor Elevation Procedures. Chicago, IL: Quintessence, 2011

[73] Khammissa, R.A., Feller, L., Meyerov, R.,et al. Peri–implant mucositis and peri-implantitis: clinical and histopathological characteristics and treatment. S Afr Dent J, 2012, 67(122): 124–126

[74] Klokkevold, P.R. Implant-related complications and failures,in Carranza's Clinical Periodontology.10th ed. St.,Louis, MO: Elsevier,2006

[75] Klokkevold, P.R. and Nagy, R.J. Treatment of aggressive and atypical forms of periodontitis// N. Takei and K. Carranza. Carranza's Clinical Periodontology. 10th ed. St., Louis, MO: Elsevier, 2006: 700

[76] Kreisler, M., Kohnen, W., Marinello, C.,et al. Antimicrobial efficacy of semiconductor laser irradiation on implant surfaces. Int J Oral Maxillofac Implants,2003, 18: 706–711

[77] Lamas Pelayo, J., Peñarrocha Diago, M., Martí Bowen, E.,et al. Intraoperative complications during oral implantology. Med Oral Patol Oral Cir Bucal, 2008,13: E239–E243

[78] Lang, N.P. and Tonetti, M.S. Peri-implantitis: etiology, pathogenesis, prevention, and therapy//S.J.Froum. Dental Implant Complications: Etiology, Prevention and Treatment. Hoboken, NJ: Wiley-Blackwell, 2010: 119–133

[79] Lang, N.P., Wilson, T.G. and Corbet, E.F. Biological complications with dental implants: their prevention, diagnosis and treatment. Clin Oral Implants Res, 2000,11 (Suppl 1):146–155

[80] Lang, N.P., Pjetursson, B.E., Tan, K.,et al. A systematic review of the survival and complication rates of fixed partial dentures (FPDs) after an observation period of at least 5 years. II. Combined toothimplant-supported FPDs. Clin Oral Implants Res, 2004a, 15: 643–653

[81] Lang, N.P., Berglundh, T., Heitz-Mayfield, L.J., et al. Consensus statements and recommended clinical procedures regarding implant survival and complications. Int J Oral Maxillofac Implants, 2004b, 19:150–154

[82] Lavigne, S.E., Krust-Bray, K.S., Williams, K.B., et al. Effects of subgingival irrigation with chlorhexidine on the periodontal status of patients with HAcoated integral dental implants. Int J Oral Maxillofac Implants, 1994,9:156–162

[83] Levine, R.A., Huynh-Ba, G. and Cochran, D.L. Soft tissue augmentation procedures for mucogingival defects in esthetic sites. Int J Oral Maxillofac Implants, 2014, 29 (suppl):155–185

[84] Lindeboom, J.A., Tjiook, Y. and Kroon, F.H. Immediate placement of implants in periapical infected sites: a prospective randomized study in 50 patients. Oral Surg Oral Med Oral Pathol Oral Radiol Endod, 2006, 101 (6): 705–710

[85] Lindhe, J. and Meyle, J. Group D of European Workshop on Periodontology. Peri-implant diseases: consensus report of the Sixth European Workshop on Periodontology. J Clin Periodontol, 2008, 35: 282–285

[86] Linkevicius, T., Puisys, A., Vindasiute, E., et al. Does residual cement around implant-supported restorations cause peri-implant disease? A retrospective case analysis. Clin Oral Implants Res,2012, 24:1179–1184

[87] Linkevicius, T., Vindasiute, E., Puisys, A., et al. The influence of the cementation margin position on the amount of undetected cement. A prospective clinical study. Clin Oral Implants Res,2013,24:71–76

[88] Louropoulou, A., Slot, D.E. and Van der Weijden, F. The effects of mechanical instruments on contaminated titanium dental implant surfaces: a systematic review. Clin Oral Implants Res,2014,25:1149–1160

[89] Machtei, E.E., Mahler, D., Oettinger-Barak, O., et al. Dental implants placed in previously failed sites: survival rate and factors affecting the outcome.Clin Oral Implants Res,2008,19:259–264

[90] Maló, P. and Nobre, M.D. Flap vs. flapless surgical techniques at immediate implant function in predominantly soft bone for rehabilitation of partial edentulism: a prospective cohort study with follow-up of 1 year. Eur J Oral Implantol, 2008, 1: 293–304

[91] Matarasso, S., Iorio Siciliano, V., Aglietta, M., et al. Clinical and radiographic outcomes of a combined resective and regenerative approach in the treatment of peri-implantitis: a prospective case series. Clin Oral Implants Res,2014,25:761–767

[92] Mengel, R. and Flores-de-Jacoby, L. Implants in regenerated bone in patients treated for generalized aggressive periodontitis: a prospective longitudinal study. Int J Periodontics Restorative Dent,2005,25: 331–341

[93] Misch, C.E. Contemporary Implant Dentistry. 3rd ed. St Louis, MO: Mosby Elsevier, 2008

[94] Mombelli, A. and Lang, N.P. Antimicrobial treatment of peri-implant infections. Clin Oral Implants Res,1992,3: 162–168

[95] Parel, S.M. and Phillips, W.R. A risk assessment treatment planning protocol for the four implant immediately loaded maxilla: preliminary findings. J Prosthet Dent, 2011, 106: 359–366

[96] Pi-Anfruns, J. Complications in implant dentistry. Alpha Omegan, 2014, 107: 8–12

[97] Piattelli, A., Piattelli, M., Mangano, C., et al. A histologic evaluation of eight cases of failed dental implants: is bone overheating the most probable cause? Biomaterials,1998,19: 683–690

[98] Pjetursson, B.E., Tan, K., Lang, N.P., et al. A systematic review of the survival and complication rates of fixed partial dentures (FPDs) after an observation period of at least 5 years. Clin Oral Implants Res,2004,15: 625–642

[99] Pontoriero, R., Tonelli, M.P., Carnevale, G., et al. Experimentally induced peri-implant mucositis. A clinical study in humans. Clin Oral Implants Res,1994,5: 254–259

[100] Porras, R., Anderson, G.B., Caffesse, R., et al. Clinical response to 2 different therapeutic regimens to treat peri-implant mucositis. J Periodontol, 2002,73: 1118–1125

[101] Proussaefs, P., Lozada, J., Kim, J.,et al. Repair of the perforated sinus membrane with a resorbable collagen membrane: a human study. Int J Oral Maxillofac Implants, 2004, 19 (3): 413–420

[102] Qu, Z., Andrukhov, O., Laky, M., et al. Effect of enamel matrix derivative on proliferation and differentiation of osteoblast cells grown on the titanium implant surface. Oral Surg Oral Med Oral Pathol Oral Radiol Endod, 2011,111: 517–522

[103] Quirynen, M. and Teughels, W. Microbiologically compromised patients and impact on oral implants. Periodontology, 2003, 33: 119–128

[104] Quirynen, M., De Soete, M. and van Steenberghe, D. Infectious risks for oral implants: a review of the literature.Clin Oral Implants Res, 2002, 13: 1–19

[105] Quirynen, M., Vogels, R., Alsaadi, G., et al. Predisposing conditions for retrograde peri-implantitis, and treatment suggestions. Clin Oral Implants Res, 2005, 16: 599–608

[106] Rapley, J.W., Swan, R.H., Hallmon, W.W., et al. The surface characteristics produced by various oral hygiene instruments and materials on titanium implant abutments. Int J Oral Maxillofac Implants, 1990, 5: 47–52

[107] Rateitschak, K.H. and Wolf, H.F. Color Atlas of Dental

Medicine, Stuttgart: Thieme, 1995

[108] Renvert, S., Lessem, J., Lindahl, C.,et al. Treatment of incipient peri-implant infections using topical minocycline microspheres versus topical chlorhexidine gel as an adjunct to mechanical debridement. J Int Acad Periodontol, 2004,6: 154–159

[109] Renvert, S., Roos-Jansåker, A.M. and Claffey, N. Nonsurgical treatment of peri-implant mucositis and periimplantitis: a literature review. J Clin Periodontol, 2008, 35:305–315

[110] Romeo, E., Ghisolfi, M., Murgolo, N., et al. Therapy of peri-implantitis with resective surgery. A 3-year clinical trial on rough screw–shaped oral implants. Part I: Clinical outcome. Clin Oral Implants Res, 2005, 16: 9–18

[111] Rose, L.F. and Minsk, L. Dental implants in the periodontally compromised dentition//L.F. Rose and B.L. Mealey Periodontics Medicine,Surgery, and Implants. St. Louis MO: Elsevier,2004

[112] Rosen, P.S. Complications with the bone–added osteotome sinus floor elevation: etiology, prevention, and treatment//S.J. Froum. Dental Implant Complications: Etiology, Prevention and Treatment. Hoboken,NJ: Wiley-Blackwell, 2010: 310–324

[113] Rosen, H. and Gornitsky, M. Cementable implant–supported prosthesis, serial extraction, and serial implant installation: case report. Implant Dent, 2004, 13: 322–327

[114] Rosenberg, E.S., Evian, C.I., Stern, J.K.,et al. Implant failure: prevalence, risk factors, management, and prevention//S.J. Froum.Dental Implant Complications: Etiology, Prevention and Treatment. Oxford: Wiley,2010:110–118

[115] Salvi, G.E., Persson, G.R., Heitz-Mayfield, L.J., et al. Adjunctive local antibiotic therapy in the treatment of peri-implantitis II: clinical and radiographic outcomes. Clin Oral Implants Res, 2007, 18: 281–285

[116] Schropp, L., Kostopoulos, L., Wenzel, A.,et al. Clinical and radiographic performance of delayed-immediate single-tooth implant placement associated with peri-implant bone defecs. A 2-year prospective, controlled, randomized follow-up report. J Clin Periodontol, 2005, 32: 480–487

[117] Schwarz, F., Sahm, N., Schwarz, K., et al. Impact of defect configuration on the clinical outcome following surgical regenerative therapy of peri-implantitis.J Clin Periodontol, 2010, 37: 449–455

[118] Serino, G. and Turri, A. Outcome of surgical treatment of peri-implantitis: results from a 2-year prospective clinical study in humans. Clin Oral Implants Res, 2011, 22: 1214–1220

[1119] Siegenthaler, D.W., Jung, R.E., Holderegger, C., et al. Replacement of teeth exhibiting periapical pathology by immediate implants: a prospective, controlled clinical trial. Clin Oral Implants Res, 2007, 18 (6): 727–737

[120] Soehardi, A., Meijer, G.J., Manders, R.,et al. An inventory of mandibular fractures associated with implants in atrophic edentulous mandibles: a survey of Dutch oral and maxillofacial surgeons. Int J Oral Maxillofac Implants, 2011, 26: 1087–1093

[121] Solar, P., Geyerhofer, U., Traxler, H., et al. Blood supply to the maxillary sinus relevant to sinus floor elevation procedures. Clin Oral Implants Res, 1999, 10 (1): 34–44

[122] Spiekerman, H. Implantology. Stuttgart:Thieme,1995

[123] Sreenivasan, P.K., Vered, Y., Zini, A., et al. A 6-month study of the effects of 0.3% triclosan/copolymer dentifrice on dental implants. J Clin Periodontol,2011, 38: 33–42

[124] Sumida, S., Ishihara, K., Kishi, M., et al. Transmission of periodontal disease-associated bacteria from teeth to osseointegrated implant regions. Int J Oral Maxillofac Implants,2002,17:696–702

[125] Summers, R.B. A new concept in maxillary implant surgery: the osteotome technique. Compendium, 1994,15 (2):152–158

[126] Swierkot, K., Lottholz, P., Flores-de-Jacoby, L.,et al. Mucositis, peri-implantitis, implant success, and survival of implants in patients with treated generalized aggressive periodontitis: 3-to 16-year results of prospective long-term cohort study. J Periodontol,2012, 83:1213–1225

[127] Tan, W.C., Lang, N.P., Zwahlen, M., et al. A systematic review of the success of sinus floor elevation and survival of implants inserted in combination with sinus floor elevation. Part II: Transalveolar technique. J Clin Periodontol, 2008,35 (suppl): 241–254

[128] Tarnow, D., Elian, N., Fletcher, P., et al. Vertical distance from the crest of bone to the height of the interproximal papilla between adjacent implants. J Periodontol,2003,74: 1785–1788

[129] Tastepe, C.S., van Waas, R., Liu, Y., et al. Air powder abrasive treatment as an implant surface cleaning method: a literature review. Int J Oral Maxillofac Implants,2012,27: 1461–1473

[130] Tatum, H. Maxillary and sinus implant reconstructions. Dent Clin North Am, 1986, 30: 207–229

[131] Tay, A.B. and Zuniga, J.R. Clinical characteristics of trigeminal nerve injury referrals to a university centre.

Int J Oral Maxillofac Surg, 2007,36:922–927

[132] Termeie, D. Periodontal Review. Chicago,IL: Quintessence, 180

[133] Testori, T., Wallace, S.S., Del Fabbro, M., et al. Repair of large sinus membrane perforations using stabilized collagen barrier membranes: surgical techniques with histologic and radiographic evidence of success. Int J Periodontics Restorative Dent, 2008, 28 (1): 9–17

[134] Testori, T., Drago, L., Wallace, S.S.,et al. Prevention and treatment of postoperative infections after sinus elevation surgery: clinical consensus and recommendations. Int J Dent,2012:1–5

[135] Timmenga, N.M., Raghoebar, G.M., Boering, G.,et al. Maxillary sinus function after sinus lifts for the insertion of dental implants. J Oral Maxillofac Surg, 1997,55(9): 936–939

[136] Valderrama, P. and Wilson, T.G., Jr. Detoxification of implant surfaces affected by peri-implant disease: an overview of surgical methods. Int J Dent, 2013,740: 680

[137] Vela, X., Méndez, V., Rodríguez, X., et al. Crestal bone changes on platform-switched implants and adjacent teeth when the tooth-implant distance is less than 1.5 mm. Int J Periodontics Restorative Dent, 2012, 32: 149–155

[138] Wagenberg, B.D. and Froum, S.J. Implant complications related to immediate implant placement into extraction sites//S.J. Froum. Dental Implant Complications: Etiology, Prevention and Treatment. Hoboken, NJ: Wiley-Blackwell, 2010: 325–340

[139] Wallace, S.S. Complications in lateral window sinus elevation surgery//S.J. Froum. Dental Implant Complications: Etiology, Prevention and Treatment. Hoboken, NJ: Wiley-Blackwell,2010: 284–309

[140] Wallace, S.S. and Froum, S.J. Effect of maxillary sinus augmentation on the survival of endosseous dental implants: a systematic review. Ann Periodontol,2003,8(1): 328–343

[141] Wallace, S.S., Mazor, Z., Froum, S.J.,et al.Schneiderian membrane perforation rate during sinus elevation using piezosurgery: clinical results of 100 consecutive cases. Int J Periodontics Restorative Dent,2007,27(5): 413–419

[142] Wang, F., Zhang, Z., Monje, A.,et al. Intermediate long-term clinical performance of dental implants placed in sites with a previous early implant failure: a retrospective analysis. Clin Oral Implants Res, 2015, 26 (12):1443–1449

[143] Weber, H.P., Kim, D.M., Ng, M.W., et al. Peri-implant soft-tissue health surrounding cementand screw-retained implant restorations: a multi-center, 3-year prospective study. Clin Oral Implants Res, 2006,17: 375–359

[144] Wilson, T.G., Jr. The positive relationship between excess cement and peri-implant disease: a prospective clinical endoscopic study. J Periodontol,2009,80:1388–1392

[145] Wilson, T.G. Complications associated with flapless surgery//S.J. Froum. Dental Implant Complications: Etiology, Prevention and Treatment. Hoboken, NJ: Wiley-Blackwell, 2010: 341–354

第8章

儿童口腔并发症与挑战

Rebecca L. Slayton, Elizabeth A. Palmer
Department of Pediatric Dentistry, University of Washington School of Dentistry, Seattle, WA, USA

龋齿治疗相关的常见并发症

术后并发症

患儿自身造成的唇、舌或颊部创伤

儿童局部麻醉药物的使用，尤其是对年龄较小或有特殊健康护理需求的儿童使用局部麻醉药物，会增加患儿唇、舌或颊部创伤的风险。研究证实（College 等，2000），13% 的儿童在接受下牙槽神经阻滞麻醉后会发生牙科治疗术后的软组织创伤。儿童咬伤自己的原因很多，如儿童在局部麻醉后咬唇时不会感到疼痛，他们可能会对局部麻醉后异常的感觉感到好奇。当局部麻醉后软组织还处于麻醉状态时，有的儿童在进食或睡眠时会无意识地咬到自己（图 8.1）。

预 防

应明确告知监护人在牙科治疗后的注意事项，如何观察并发现孩子的咬唇、咬颊以及吮唇吮颊等行为。应告知监护人治疗后预计麻醉效果的持续时间。提前向家长描述发生这类创伤时的表现，有助于家长在出现这种情况时不会过度担忧。对于下牙槽神经阻滞麻醉，使用不含血管收缩药物的 3% 甲哌卡因或 4% 普鲁卡因，与含 1∶100 000 肾上腺素的 2% 的利多卡因相比，不会明显减少软组织麻醉的持续时间。所以，不建议把使用 3% 甲哌卡因和 4% 普鲁卡因作为减少软组织自伤时的选择（Hersh 等，1995）。与行单侧下牙槽神经阻滞麻醉相比，同时行双侧下牙槽神经阻滞麻醉不会增加儿童自身软组织创伤的风险（College 等，2000）。作者猜想儿童在单侧接受麻醉时可能更容易造成自身软组织损伤，因为这一侧会感觉"不同"，而在双侧接受麻醉时，两侧感觉一致。实际发现在 4 岁以下儿童中，单侧下颌阻滞麻醉和双侧下颌阻滞麻醉相比，软组织创伤的发病率的确更高。使用下颌浸润麻醉代替下颌神经阻滞麻醉并不能有效减少软组织的麻醉时间；然而可能会降低组织的麻醉量。值得注意的是，下颌浸润麻醉与下牙槽神经阻滞麻醉相比，并不能很有效地达到深度麻醉（Oulis、Vadiakas 和 Vasilopoulou，1996）。在完成牙科治疗后，在麻醉侧上下颌牙齿间放置棉卷可以提醒患者，同时作为阻挡物防止发生咬伤（图 8.2）。

治 疗

虽然有出血及感染的可能性，多数自身软组织创伤具有自限性且无并发症。患儿

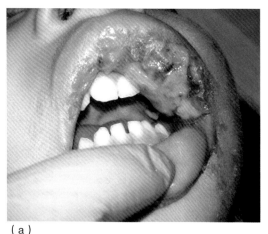 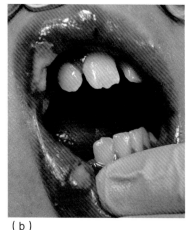

（a） （b）

图8.1 （a，b）局部麻醉下口腔治疗后发生的唇咬伤

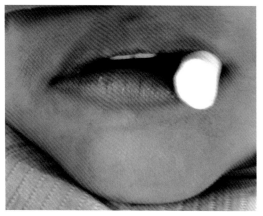

图8.2 在局部麻醉部位牙齿和嘴唇间放置棉卷

可以使用一些非处方镇痛药以减轻疼痛。保持受伤区域的清洁有利于伤口愈合。可以给患者使用不含酒精的葡萄糖酸氯己定（0.12%）：每天1~2次，用棉棒涂抹至患处。除非有明显的软组织感染指征，一般不建议使用抗生素。创伤愈合过程可能需要持续数周（Chi等，2008）。

镍过敏

在儿童牙科治疗中，牙科镍合金材料常应用于修复和正畸中。但是，镍是一个已知的过敏原。研究报道（Kerusuo等，1996）Finnish青少年斑点测试中有30%的女孩及

3%的男孩出现了镍过敏。这种性别差异证实与男女佩戴耳饰的情况有关。受试者中，有31%的女孩佩戴耳饰，而只有2%的男孩佩戴耳饰。如果某人对镍过敏，口腔牙科材料中释放的少量的镍就可能引起Ⅳ型变态反应，临床上可能表现为牙龈增生、口角炎及唇脱皮（Setcos等，2006）。

预 防

当准备使用含镍的修复及正畸材料时，检查患者的过敏原是非常重要的。如果已知患者对镍过敏，则必须选择不含镍的材料进行治疗（Pazzini等，2011）。

治 疗

治疗可疑或确定的镍过敏需要去除致敏原并替换成不含镍的材料，症状可能会持续一段时间。

乳牙早失

乳牙可能因龋病、外伤或恒牙异位萌出等若干原因过早脱落。乳牙早失会使牙弓产生间隙，引起邻牙的近远中移位及倾斜，影响继承恒牙的萌出。因此，乳牙早失可能会引起一些牙齿排列的问题包括牙列拥挤、异

位萌出、阻生牙、反殆以及中线偏移（Laing
等，2009）。

预　防

预防龋病的发生以及及时修复龋坏牙齿
的正常形态，对降低间隙丧失的风险是很重
要的。当乳牙早失无法避免时，应及时制作
间隙保持器。如果全科牙医无法加工制作合
适的间隙保持器，建议及时转诊至儿童口腔
专科医生。

治　疗

根据美国儿童口腔医学会（AAPD，2014b）
指南，在确定治疗方案和时机时需考虑以下
因素：

- ·缺牙位置；
- ·缺牙时间；
- ·缺牙前的咬合情况；
- ·准确的间隙评估；
- ·继承恒牙牙根发育的情况；
- ·继承恒牙上方覆盖的牙槽骨量；
- ·患者的身体情况；
- ·患者的配合度；
- ·口腔习惯；
- ·口腔卫生情况。

对于感染风险较高的患儿，例如免疫
功能低下或有患亚急性感染性心内膜炎风险
者，不建议进行间隙保持治疗。接受间隙保
持治疗的患者必须定期复诊。并且患儿应能
配合每一步的治疗，包括制作、试戴、调整
和移除间隙保持器。由于佩戴间隙保持器进
食时会造成食物碎屑残留，保持良好的口腔
卫生也很重要。

当计划为患儿实行间隙保持治疗时，应
选择适当的间隙保持器，间隙保持器存在潜

在的不良影响，主要包括（Brothwell，1997）：

- ·脱落，破损及丢失；
- ·菌斑堆积；
- ·龋病；
- ·损伤或影响继承恒牙萌出（图 8.3）；
- ·不良牙齿移位；
- ·限制牙槽骨生长；
- ·软组织创伤；
- ·疼痛。

如果患者的全身情况、口腔卫生状况以
及配合度较好，可接受间隙保持治疗，接下
来就应考虑患者牙齿发育、咬合以及缺牙的
情况。例如，多数乳前牙早失不需要间隙保
持治疗。除第一乳磨牙在第一恒磨牙萌出后
缺失，且第一恒磨牙呈 I 类关系时可不行间
隙保持治疗，多数情况下乳磨牙早失应考虑
间隙保持治疗。此外，当继承恒牙接近萌
出并有足够的萌出间隙时，不需要做间隙
保持器。最后，间隙保持治疗最有效的时机，
是在拔除乳牙时或在乳牙脱落不久，相邻牙
齿还没有出现大量移位时。

因此，对于建议进行间隙保持治疗的
患儿，口腔医生需在权衡了不进行间隙保
持治疗可能会带来的正畸问题以及进行间
隙保持治疗可能带来的不良影响后，再做
出决定（图 8.4）。

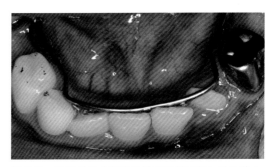

图 8.3　下颌舌弓式间隙保持器阻挡了侧切牙的萌出

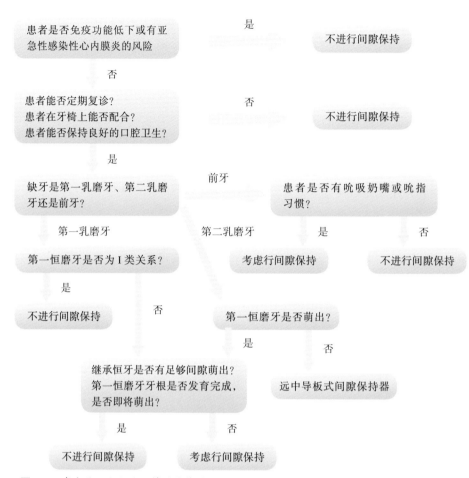

图 8.4 考虑是否行间隙保持的决策树

行为诱导相关的常见并发症

通常，儿童以及有特殊医疗保健需求的患者无法配合在传统牙椅上的牙科治疗。儿童口腔医学培训包括药物治疗和非药物治疗技术，通过应对或引导患儿的行为，使治疗可以安全有效的实施。诊所或医院的全科医生和其他专科医生可以选择将患者转诊给儿童口腔科医生，或使用本章节后面描述的方法对患者进行行为诱导。

转诊至专科医生

如果牙医没有把握在保证安全的情况下为患者提供标准治疗，正确的做法是将患者转诊给儿童口腔科医生。转诊时应提供患儿的个人相关信息、病史及转诊目的。如果有可用的影像学资料，应随转诊一起发送，避免患者再次接受影像学检查。如果转诊患者只是转科接受某一特定治疗，并期望由初诊牙科医生继续为患者提供后续的治疗，应在转诊表格上注明。在多数专科医生的网站上可以找到转诊表格，可以在线填写表格或通过电子邮件及传真传送到他们的办公室。

N_2O 相关并发症

针对儿童和青少年对牙科治疗的焦虑，氧化亚氮（N_2O，笑气）镇痛是缓解焦虑非常有效的工具（AAPD，2014a）。已知的使用笑气的禁忌包括维生素 B12（钴胺素）不足，5,10- 亚甲基四氢叶酸还原酶（MTHFR）缺乏症、慢性阻塞性肺疾病和妊娠早期（Selzer 等，2003；Sanders、Weimann 和 Maze，2008；AAPD，2014a）。高浓度的 N_2O 可能引起恶心或呕吐，研究报道吸入 $100\%N_2O$ 可引起窒息并导致死亡（Winek、Wahba 和 Rozin，1995）。虽然笑气在临床和牙科已经应用数十年，仍一直有人质疑其安全性，尤其是它可能与大脑的发育及老化有关（Baum，2007；Sanders、Weimann 和 Maze，2008）。对年轻及成年大鼠的研究表明，N_2O 对大鼠大脑有神经毒性作用（Baum，2007）。人类大脑的成熟速度比啮齿类动物慢，目前尚无研究证实 N_2O 对人类有类似作用，这是一个有待研究的领域。

预　防

在存在禁忌证时应避免使用 N_2O。由于患者可能不知道自己缺乏维生素 B12 或亚甲基四氢叶酸还原酶，所以回顾家族史非常重要。素食者缺乏维生素 B12 的可能性更大。询问患者的日常饮食可发现缺乏维生素 B12 的情况。N_2O 的配送系统（Pawlak、Lester 和 Babatunde，2014）应进行测试和校准，在首次安装时和至少每年度维护中，应确保仪表读数可准确反映输送给患者的 N_2O 和 O_2 量，并确保废气处理系统正常有效地工作。在一个可防止故障的 N_2O 输送系统中，N_2O 的输送一直是与 O_2 混合的，该系统不能够提供低于 30% 浓度的 O_2。儿童使用 N_2O 的安全范围从 20% 到 50%。一个合适的鼻罩将减少流失到周围空气中的 N_2O，减少医生和助手吸入 N_2O 的可能。美国一些州委员会推荐在使用 N_2O 的过程中使用脉搏血氧仪监测血氧饱和度。美国有些州还规定使用 N_2O

需要有特殊的许可证。强烈推荐开展正确使用和监测 N_2O 的培训。

治　疗

N_2O 与 O_2 通过特定的容器混合滴定以达到理想的镇痛水平。在治疗结束后，让孩子呼吸 100% 的 O_2 5min，以从他们的肺中清除残留的 N_2O。当患儿有呼吸困难、兴奋、恶心或呕吐的指征时，应停止 N_2O 的输入并输送 100% 的 O_2。

镇静的并发症

镇静状态是由镇静方式或镇静水平定义的。最近，多数专业组织和国家牙科委员会在不考虑给药途径的情况下定义了镇静水平（最小、中度和深度）。对任何年龄的患者进行镇静治疗前，医生均需接受进一步的教育和培训，以掌握适当的药物剂量及正确监测生命体征的方法，做好应对任何并发症的准备。对于健康的儿童，多数镇静相关并发症是由气道不畅引起的。选择合适的患者并遵守美国儿童牙科学会（AAPD）（2014b）和美国儿科学会（AAP）指南是必要的，可降低风险并使成功率最大化。在年幼儿童中，有效的镇静可能会使牙医尝试进行过多的牙科治疗，导致局部麻醉剂过量或疼痛控制不佳。局部麻醉药物的用量应基于患儿的体重，2% 利多卡因与 1∶100 000 肾上腺素不应超过 4.4mg/kg。口服镇静药物也是基于体重并且一旦施用不应加用。急救药物和逆转剂应常备于临床并随时保持药物的有效性。

镇静可能引起的并发症有镇静药物过量，局部麻醉药物过量，保护性反射减弱引起的异物吸入以及由头部位置不当、不明药物过敏引起的气道阻塞。任何对患者实施镇静治疗的医生必须经过专业的教育和培训，当发生这些潜在的并发症时能够及时治疗和抢救患者。

全身麻醉

对于幼儿、儿童和有严重焦虑或特殊医疗需求的年轻人，常需在病房或门诊手术中心进行全身麻醉下的治疗。只有通过麻醉学和相关执照培训，获得执业许可证的麻醉医生才能够为患者施行全身麻醉。在大多数情况下，所有需要的牙科治疗都可以在一次手术中完成，因为术中一般无须使用局部麻醉药物，因此不会因局部麻醉药物剂量而限制牙科操作的数目。AAPD 指南建议年龄 24 个月以上且美国麻醉医师协会（ASA）分级 I 或 II 级（AAPD，2014B，2014c）的儿童可在诊室内进行全身麻醉治疗。然而，最终判断哪些患者是安全的，适合在诊室内进行全身麻醉，依赖于麻醉师的临床评估和判断。

保护性固定或医疗固定

这种行为诱导方法可能涉及束缚板的使用（被动约束）或一个或多个人固定患者的手或头（主动约束）。这类行为控制的目的是针对不能或不愿意配合的患者，在短时间内完成特定的、紧急的治疗（AAPD，2014d）。最常见的是幼龄儿童牙外伤或感染的紧急处理，以及需要口腔检查或应急处理的发育残障患者。在某些情况下，保护性固定也在患者麻醉时使用。我们的目标是尽量减少对患儿及医务人员的不良影响并以安全的方式进行检查和治疗。患儿家长/监护人在术前签署使用束缚板的知情同意书是必不可少的。

知情同意

知情同意可以通过书面或口头的方式告知患者或其家属。考虑到法律效力，最好是有书面知情同意文件（AAPD，2014e）。知情同意的目的是告知患者或家长/监护人（未成年患者）诊断和治疗方案等信息，使他们可以做出知情的治疗决定。知情同意书还应包括所有治疗方案的潜在益处和风险，包括不接受治疗的风险。对于第一语言不是英语的家庭，必须有译员在场以患者和父母的主要语言解释知情同意文件。

发育异常常见的并发症

根据定义，发育异常不能预防。牙齿和颌骨的发育异常受基因影响或受基因和环境共同影响。及时和适当的治疗可以最大限度地减少后期的并发症。

多生牙

多生牙相关的并发症包括影响恒牙的萌出，异位萌出或造成牙列拥挤（Cameron 和 Widmer，2003）（图 8.5a,b）。出现多个多生牙通常与锁骨颅骨发育不全或 Gardner 综合征等综合征相关(Slayton，2013)(图 8.6）。

治　疗

多生牙通常通过影像学检查发现（图 8.5a）。在某些情况下，多生牙萌出在正常牙弓内或轻微偏离于牙弓腭侧及颊、舌侧（图 8.5b）。多生牙的拔除时机取决于他们的位置、发育阶段，以及相邻牙齿的发育情况。重要的是要尽量减少对相邻发育中恒牙的损伤。为了帮助确定手术入路，可从不同角度拍摄根尖片（SLOB 法则：舌侧物体与球管方向相同，而颊侧则相反）或应用锥形束 CT 对多生牙进行三维定位。

先天缺牙

先天缺牙是儿童常见疾病。先天缺牙是用来描述一个或多个牙缺失的术语，其在乳牙列的发生率小于1%，而其在恒牙列的发生率介于 1.5%~10%（不包括第三磨牙）（Slayton、Brickhouse 和 Adair，2011）。

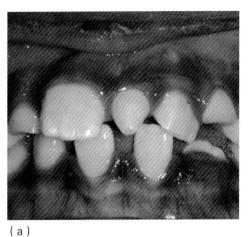

（a）

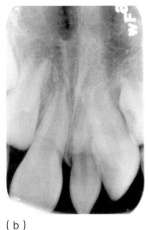

（b）

图 8.5　（a，b）萌出多生牙的口内照和 X 线片

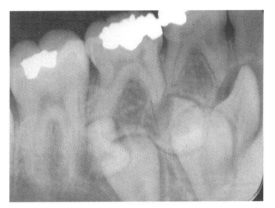

图 8.6　多个多生牙

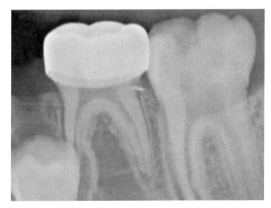

图 8.7　前磨牙先天缺失

最常见的先天缺牙发生于第三磨牙，其次是下颌第二前磨牙（图 8.7）、上颌侧切牙，然后是上颌第二前磨牙。先天缺牙可单独出现或为综合征的一部分，如外胚层发育不良（图 8.8）、口 – 面 – 指综合征或 Williams 综合征等。目前研究已发现有超过 150 个已知基因模式的不同类型的外胚层发育不良。一个或多个恒牙缺失的并发症包括美观问题、过大的牙间隙和牙槽骨丧失。

治　疗

　　患者的年龄，缺牙的数目和位置，以及是否存在其他全身疾病是治疗先天缺牙需考虑的重要因素。当前磨牙缺失时，应该尽可能地保持乳磨牙直到患者成年可以考虑进行

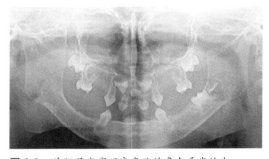

图 8.8　外胚层发育不良患儿的多个牙齿缺失

种植修复。由于没有继承恒牙胚的乳磨牙容易发生牙固连，所以应定期检查这些牙齿。发育性牙齿缺失的治疗包括对生长发育期患儿行可摘局部义齿修复，用正畸方法将牙齿移动到缺牙位置（例如用尖牙替代侧切牙），固定义齿修复，或待患儿生长发育完成后行

种植修复。对由于外胚层发育不良导致多个牙缺失的患儿，当孩子能够承受取模时就可以行可摘局部义齿修复。对于年幼的患儿，修复的主要目的是改善美观，上颌义齿比下颌义齿更容易被接受。因为对于外胚层发育不良的儿童，下颌牙槽嵴往往发育不良，制作功能性下颌义齿是有挑战性的。当外胚层发育不良的患儿生长发育完成后，可以进行种植义齿或种植覆盖义齿修复，这类患儿种植前通常需要植骨以增加牙槽嵴高度。建议转诊至口腔修复医生。也可以从美国国家外胚层发育不良基金会（The National Foundation for Ectodermal Dysplasias）找到更多资料（www.nfed.org）。

牙内陷

这种结构异常是由于内釉上皮内陷引起的，会导致口腔环境和患牙牙髓之间的龋坏交通（Cameron 和 Widmer，2003；Slayton、Brickhouse 和 Adair，2011）。最常见于上颌恒侧切牙，也可发生于恒尖牙和前磨牙（图8.9）。由于解剖形态的改变，口腔内细菌和牙髓组织之间出现交通，使患牙有发生不可逆性牙髓炎和牙髓坏死的风险。

治疗

这种异常通常是在常规检查时发现的。如果在患牙出现不可逆性牙髓炎、牙髓坏死之前发现，建议使用封闭剂充填牙髓和口腔微生物环境之间的缝隙。如果患牙已经有不可逆牙髓炎或牙髓坏死的症状，对于根尖闭合的患牙应行根管治疗术，对于根尖未完全闭合的患牙可行牙髓再生治疗（Cohenca、Paranjpe 和 Berg，2013）。牙髓再生治疗是一个相对较新的方法，旨在促进牙根未发育完成的牙齿的牙根继续生长发育，并恢复牙髓的健康组织促进根尖周围组织生长。这

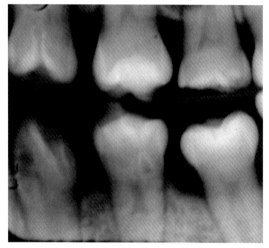

图8.9　尖牙和第一前磨牙牙内陷的X线片（同时存在长冠牙）

种治疗适用于牙髓坏死而根尖未发育完成的牙齿。它是一种替代根尖诱导成形术的治疗方法。牙髓再生治疗过程包括根管消毒，然后使出血充满根管内，刺激恒牙根尖牙乳头未成熟的干细胞，帮助牙根继续生长发育（Cohenca、Paranjpe 和 Berg，2013；Hargreaves、Diogenes 和 Teixeira，2013）。如需了解更多的信息以及病例数据库可浏览美国牙体牙髓病学会网站（http://www.aae.org/regeneration/）。

畸形中央尖

这种形态异常有多种名字包括釉质结节、牙瘤、牙釉珠以及内陷型牙瘤（Levitan 和 Himel，2006）。Oehlers、Lee 等推荐首选的术语是畸形中央尖（DE）（Oehlers、Lee 和 Lee，1967）。这种发育异常是由釉质上皮外翻导致牙髓腔延伸到额外的牙尖引起的（Cameron 和 Widmer，2003；Slayton、Brickhouse 和 Adair，2011）。最常见于下颌前磨牙（图8.10），发生率介于0.5%~4%，女性和亚裔人更常见（Cameron 和 Widmer，2003；Levitan 和 Himel，

2006）。突起的牙尖很容易发生磨损或断裂，随后可能发生不可逆性牙髓炎、牙髓暴露或牙髓坏死。

治　疗

根据首诊时患牙的不同状况决定治疗方法。Levitan 和 Himel（2006）描述了 6 种类型畸形中央尖及每种类型的具体治疗建议。每种类型的描述包括牙髓状态（正常、炎症或坏死）和根尖的发育情况（成熟或不成熟的）。牙髓活力正常的牙齿，建议使用复合树脂在突起牙尖周围进行加固，并根据对颌牙齿情况调整咬合。当患牙牙髓感染或坏死，且根尖发育完成时，建议行活髓切断术或根管治疗术。通常，这种发育异常直到牙髓坏死后才被检测到。当牙髓感染或坏死发生在根尖未发育完成的患牙时，可能的治疗方式有根尖诱导成形术，牙髓再生术及牙拔除术。根尖诱导成形术包括清理坏死的牙髓组织，随后放置氢氧化钙。应每 3 个月对患者进行一次观察评估并更换氢氧化钙直到牙根发育完成。根尖诱导成形术平均可能需要 8 个月以上时间，需要密切监测临床和影像学表现（Rafter，2005）。一旦根尖钙化屏障形成，即可进行传统的根管治疗。牙髓再生在"牙内陷"部分和第 3 章（牙髓并发症）已进行介绍。对于畸形中央尖的治疗，曾经建议对额外牙尖釉质部分进行逐步调磨法，通过刺激修复性牙本质的形成减少牙尖折断引起牙髓暴露的风险（Levitan 和 Himel，2006）。目前支持这种方法的证据有限，且此方法会显著增加微观牙髓暴露的风险。

釉质发育不全

釉质发育不全描述了釉质数量的缺陷，但有时也用来描述釉质质量的缺陷。有许多获得性、系统性的因素会引起釉质发育不全，包括产前营养不良，产前及围生期感染（风疹胚胎病、梅毒、巨细胞病毒）、早产，除此之外还有牙外伤（Mast 等，2013；Nelson 等，2013）。也有的釉质发育不全是由遗传因素和特定的遗传综合征引起，如唐氏综合征、结节性硬化症，大疱性表皮松解症和颅骨锁骨发育不全综合征等（Wright、Carrion 和 Morris，2015）。

治　疗

釉质发育不全的患牙患龋齿的风险增加，受刺激的敏感性升高，若釉质发育不全发生在前牙，会影响到美观（图 8.11）。根

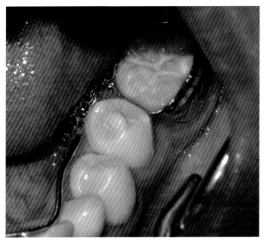

图 8.10　前磨牙畸形中央尖的口内照

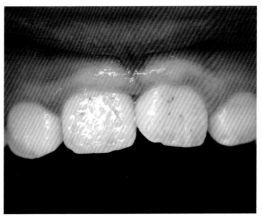

图 8.11　切牙釉质发育不全

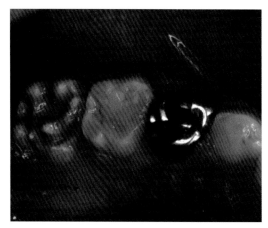

图 8.12 磨牙釉质发育不全

据缺损的程度和釉质质量，选择合适的修复治疗可降低患龋风险，降低患牙的敏感性，改善前牙美观。在少量釉质缺失，釉质质量尚可时，可尝试使用封闭剂或复合树脂修复。如果是广泛性的缺损且牙釉质呈白垩色，可进行全冠覆盖修复（图 8.12）。对于年轻恒磨牙，推荐使用合适的不锈钢预成冠进行修复，从而使对牙齿的调磨最小化（Croll，2000）。当诊断为釉质发育不全的患牙尚未完全萌出时，可使用玻璃离子进行暂时修复直至牙齿完全萌出。对于年长的青少年或年轻的成年人，建议行永久性冠修复。通常，

对于釉质发育不全的磨牙，采用局部麻醉难以获得较好的麻醉效果。完成治疗可能需要镇静或全身麻醉的配合。

舌系带过短

也称为"袢舌"，这种发育异常在新生儿和儿童中比较常见。当舌系带短于正常，可能会限制舌尖的运动，此时称为舌系带过短。在婴儿，这可能会影响婴儿吮吸母亲乳头的能力，影响有效的母乳喂养（Cameron 和 Widmer，2003；Kupietsky 和 Botzer，2005）。在儿童时期，严重的舌系带过短可能会影响语言清晰度（Webb、Hao 和 Hong，2013），并可能会限制食物残渣从颊侧前庭和牙齿周围排溢的能力（图 8.13a,b）。

治　疗

对母乳喂养困难的婴儿，推荐行舌系带切开术（Power 和 Murphy，2015）。由于最初几个月舌系带具有非常薄且相对血管少的特性，这是一个相对简单的手术。这个过程包括使用无菌纱布固定舌体、然后用无菌手术剪刀小心切开舌系带。可以使用局部麻醉剂但不要求必须使用，因为该手术很少产生不适，并且必须考虑到婴儿使用苯佐卡因的

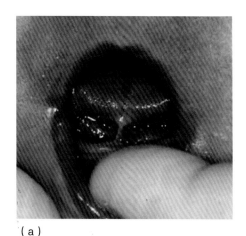

（a）

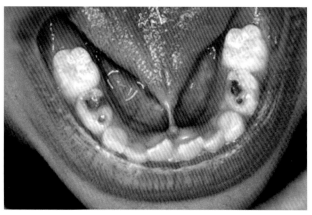

（b）

图 8.13 （a 和 b）新生儿和幼儿的舌系带过短

风险（Ovental 等，2014）。

成骨不全

成骨不全（OI）是一种常染色体显性遗传模式的异质性疾病，会引起骨质疏松。目前研究发现有 7 种不同表现的成骨不全，总体患病率为 1/20 000~1/15 000（Patel 等，2015）。大多数患者是由于 COL1A1/COL1A2 基因突变，导致 I 型胶原的数量和质量缺陷引起的（Willing 等，1996）。在某些情况下，成骨不全与牙本质发育不全（DI）——一种牙本质发育缺陷性疾病——相关（后文讨论）。成骨不全可有多种表现，包括围生期的致死性，骨质极度脆弱，轻度成骨不全表现为较低的骨折风险。

治　疗

对于 OI 患者常规的预防性牙科护理为尽可能降低患龋齿和需修复治疗的风险。轻度 OI 患者（I 型），可以在传统的牙科设备下进行治疗。重度 OI 患者（III 型或 IV 型）常常不能行走，需要在轮椅上进行治疗或者由熟悉患儿承受能力的家人小心地帮助患儿转移到牙椅上进行治疗。当 OI 患儿同时患有牙本质发育不全（DI）时，患龋齿和牙槽脓肿的风险升高。同时患 DI 和 OI 的患病率并没有准确记载，但最近的一项多中心横向研究发现，DI 可出现在所有类型的 OI 患者中，最常见于 III 型 OI（Patel 等，2015）。在这种情况下，建议由熟悉这种情况的儿童口腔医生或口腔颌面外科医生在全身麻醉下对患儿进行治疗。拔牙时颌骨骨折的风险以及插管或移动患儿时全身骨骼骨折的风险较高（Slayton，2013）。通常，OI 患者静脉注射二膦酸盐治疗能增加骨密度，降低骨折风险。一些研究证实了这种疗法对增加骨密度的有效性（Kusumi 等，2015）。到目前

为止，还没有证据表明使用二膦酸盐治疗儿童 OI 会增加颌骨坏死的风险（Maines 等，2012）。

牙本质发育不全

牙齿形成过程中的发育异常不常见，但也并不罕见。DI 是由调控牙本质发育的基因缺陷引起的，属于常染色体显性遗传。文献报道基因突变最常见于牙本质涎磷蛋白（DSPP）（Li 等，2012）。通常，一个家族几代人中多个成员可能同时患有这种疾病。在某些情况下，它与 OI 关联。DI 在不同个体的表现差别很大。在有些情况下，DI 患者牙齿的大小和形状正常，但颜色呈浅蓝色或灰白色。在有些情况下，牙釉质几乎消失，暴露出黄棕色的牙本质(图 8.14a,b)。由于 DI 患者牙齿硬度低，耐磨性差，发生严重磨损会导致患者垂直距离损失，牙齿敏感，并会增加牙槽脓肿的风险。

治　疗

牙本质发育不全的患者在乳牙列和恒牙列期通常都需要全覆盖修复。在乳牙列期，有咬合磨损的迹象时建议尽快对后牙进行不锈钢预成冠修复。由于患牙累及全牙列并且患儿的年龄较小（2~3 岁），通常必须在全身麻醉下进行治疗。如果前牙有足够的剩余牙齿组织，可以使用美容冠进行修复。对儿童来说，这些选择包括美容树脂饰面的不锈钢预成冠或氧化锆全瓷冠。当患牙过度磨损时，可能无法进行恢复。可临时解决美观问题的方案包括可摘局部覆盖义齿（图 8.15）或拔除患牙后义齿修复。恒切牙可采用树脂贴面暂时修复，待患者儿长大后行全瓷冠修复。

釉质发生不全

釉质发生不全（AI）是一种遗传性牙

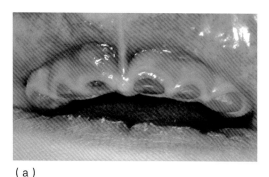

（a）

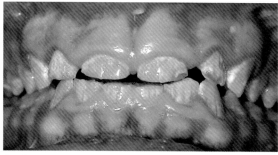

（b）

图 8.14 （a，b）乳牙、恒牙牙本质发育不全的口内照

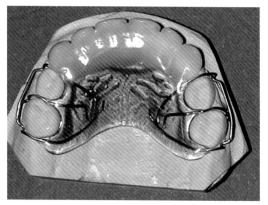

图 8.15 （a，b）局部覆盖义齿为牙本质发育不全的小女孩提供美学修复

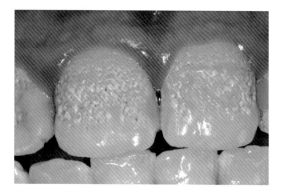

图 8.16 釉质发育不全的一种，切牙点蚀

齿发育异常。主要有 3 个类型和 14 个亚型（Slayton，2013）。到目前为止，已经确定了 10 个相关基因，AI 的遗传模式包括常染色体显性遗传、常染色体隐性遗传、X 连锁隐性遗传（Wright、Carrion 和 Morris，2015）。这些表型有很大差异，但通常都会引起牙釉质的质量或数量不足。牙齿呈现黄色或褐色，以及可能出现凹痕或白垩色纹理（图 8.16、图 8.17）。通常情况下 AI 患牙是非常敏感的，患儿难以舒适地进食或保持良好的口腔卫生。这些患者经常出现龋齿，我们应该认识龋坏的原因是患者特殊的口腔环境导致其不易及时清除牙面的菌斑。

治 疗

治疗方案的选择取决于釉质发生不全

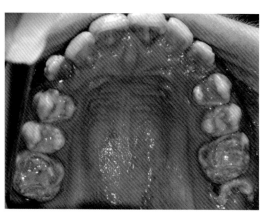

图 8.17 釉质发育不全，牙釉质明显损失，患牙呈棕色

的类型和患儿的症状。美观问题是所有类型 AI 的主要问题，通常需要后牙全冠和前牙贴面或全冠修复。在乳牙列期，治疗的目标应该是通过使用后牙不锈钢预成冠和前牙饰面冠或氧化锆预成冠，减少后牙敏感和患

龋风险以及改善前牙美观。在恒牙列期，不锈钢冠可以作为磨牙的临时性修复体，但对于年长的青少年和年轻的成年人，建议直接行永久性冠修复。对于青少年，如果釉质质量足够获得有效的树脂修复材料的粘接，前牙使用树脂贴面修复是不错的选择。如果釉质质量较差，可能需要进行全冠修复。专业的口腔修复医生处理这类问题会更有优势（Millet 等，2015）。

牙齿萌出异常的常见并发症

恒牙异位萌出及阻生

恒切牙、尖牙和磨牙，可能表现出异常的萌出模式与截然不同的病因。准确鉴别异位萌出或阻生的原因从而制定恰当的治疗计划是非常重要的。早期治疗异位萌出的目标是希望尽量降低后期错𬌗畸形的程度。然而，即使局部的问题已经得到解决，患者后期可能仍然需要全面的正畸治疗。

恒切牙异位萌出及阻生

上颌恒切牙发生异位萌出或阻生的原因很多。上前牙区多生牙可以改变继承恒牙的萌出路径。由外伤或龋坏引起的乳切牙牙髓坏死也可能影响继承恒牙的萌出（图 8.18）。此外，研究发现，乳切牙行牙髓摘除术治疗后，继承恒牙有 20% 的概率出现腭向萌出或反𬌗（Coll 和 Sadrian，1996）。

预　防

应该定期对受过创伤和乳切牙接受过根管治疗以及发现有多生牙的患者进行随访。切牙不对称萌出是牙齿异位萌出的一种，提示前牙区可能有阻生牙和(或)多生牙的存在。

治　疗

一旦诊断为上颌切牙异位萌出，应通过

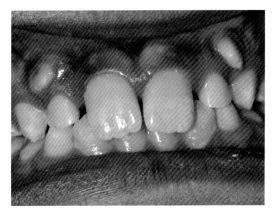

图 8.18　异位萌出的上颌侧切牙

解决病因减少对继承恒牙潜在的影响。如果发现存在阻挡恒切牙萌出的多生牙（已萌或未萌出），应及时拔除。如果发现乳牙牙髓坏死，牙髓感染或存在乳牙滞留，应该及时拔除乳牙。当恒切牙萌出后，可以使用活动或固定矫治器将异位萌出牙齿移动到正常位置。

恒尖牙异位萌出及阻生

上颌尖牙阻生的发病率为 1%~2%。尖牙阻生，85% 发生于腭侧，15% 发生于颊侧（Richardson 和 Russell，2000）。上颌尖牙阻生具有遗传倾向。上颌尖牙颊向阻生通常与牙弓长度不足（牙齿拥挤）相关，通常垂直向位于颊侧牙槽骨较高的位置。腭侧阻生的上颌尖牙与其他牙齿异常相关，例如先天缺牙、过小牙或侧切牙缺失。腭侧阻生的上颌尖牙如果未进行干预，可能导致恒切牙牙根吸收甚至无法保留（图 8.19）。

预　防

通过临床和影像学检查，可以早期有效地发现阻生的恒尖牙。通过临床检查，若发现 9~10 岁的儿童不能触及明显的尖牙膨隆，存在不对称的尖牙萌出形式，有滞留乳尖牙，恒侧切牙远中倾斜，以及其他例如侧切牙缺失等牙齿异常，应提示临床医生可能存在尖

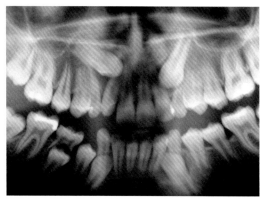

图 8.19　腭侧阻生尖牙的 X 线片

牙异位萌出。影像学检查可以通过全景片、2 张根尖片或 CT 来定位阻生尖牙在牙槽骨中的位置以及其与邻牙的毗邻关系。

治　疗

如果确定是上颌尖牙颊侧或腭侧萌出，或者有可能阻生的迹象，在 11 岁以前选择拔除乳尖牙是一种预防性矫治（Ericson 和 Kurol，1988；Bedoya 和 Park，2009）。如果 X 线显示由于恒尖牙异位萌出引起了上颌恒切牙牙根吸收，应立刻拔除乳尖牙。研究发现，拔除乳尖牙后，68%~78% 的恒尖牙会正常萌出（Ericson 和 Kurol，1986；Power 和 Short，1993）。然而，如果 12 个月后恒尖牙的萌出路径仍然没有改善，这时应考虑手术暴露恒尖牙进行正畸牵引帮助其正常萌出。在此过程中应随时与正畸医生会诊。

恒磨牙异位萌出及阻生

第一恒磨牙异位萌出可能发生在牙槽骨垂直和近中方向。萌出中的第一恒磨牙可能会造成第二乳磨牙远中牙根的吸收，受第二乳磨牙远中牙体组织的阻挡而阻生。第一恒磨牙异位萌出在儿童中的发病率大约为 3%，在唇腭裂患者中更为常见（Barberia-Leasche、Suarez-Clus 和 Seavedra-Ontiveros，2005）。

通常情况下，除非引起乳磨牙龋坏或牙髓病变导致牙槽脓肿，第一磨牙异位萌出不会引起疼痛或不适。66% 异位萌出的第一恒磨牙会自发向远中移动最终在 7 岁左右萌出到正确位置。在有些情况下，恒磨牙可能被"卡"在乳磨牙牙冠下方不再萌出（Yaseen、Naik 和 Uloopi，2011）。恒磨牙异位萌出常常因为两侧磨牙不对称萌出或在咬合翼片及全景 X 线片影像学检查时发现。异位萌出的第一恒磨牙如果没有及时发现及治疗，可能引起第二乳磨牙的大面积牙根吸收，导致牙齿早失以及潜在的 6~8mm 的间隙丧失。

预　防

早期发现和监测第一恒磨牙生长情况，以防止第二乳磨牙早失的可能（图 8.20）。如果异位萌出的第一恒磨牙在 7 岁时没有自我纠正并萌出到正确位置，应及时进行治疗。此外，如果第二乳磨牙有不锈钢冠修复，第一恒磨牙可能萌出至牙冠下方无法自我纠正。

治　疗

治疗的目标是使异位萌出的牙齿远离发

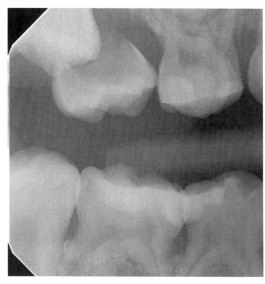

图 8.20　恒磨牙异位萌出

生根吸收的乳牙，使其能够正常萌出，并保留第二乳磨牙。根据第二乳磨牙牙根吸收的程度，恒磨牙可见部分的大小确定适当的治疗方案。轻微阻生的第一恒磨牙可以通过在第二乳磨牙和第一恒磨牙间放置正畸分牙圈进行治疗。严重的阻生可能需要使用铜丝或正畸矫治器使第一恒磨牙向远中移动。发现第一恒磨牙被卡在第二乳磨牙不锈钢冠下方时，应去除不锈钢冠。在最严重的情况下，必须拔除第二乳磨牙，并在第一恒磨牙萌出时使用正畸方法使其向远中移动。

牙固连

牙固连是由于牙根局部缺乏牙周膜（PDL）引起的牙槽骨和根周牙骨质的联合。发生牙固连的患牙临床上以低殆、叩诊时高声调的金属声（与之相对，牙周膜完整的正常牙叩诊时有缓冲的声音）以及缺乏生理性动度进行诊断。影像学检查可见发生牙固连的牙齿缺乏牙周膜的影像。

乳牙固连

乳牙固连最常发生于下颌乳磨牙，其次是上颌乳磨牙。McKibben 和 Brearlley（1971）报道乳牙固连的发病率为 7%~14%。此外，发生牙固连的儿童除了主诉患牙外，有半数以上还发现有其他牙齿发生了牙固连。乳磨牙牙固连可能伴有牙弓长度丧失、牙槽骨缺损以及咬合干扰等并发症；然而，这些可能都是短暂的，一旦继承恒牙萌出就会消失（图 8.21、图 8.22）。

治疗

在近期一篇系统性综述（Tieu 等，2013）中，作者认为大多数固连乳牙会自行吸收和脱落，因此建议在预计脱落期前 6~12 个月开始定期观察固连乳磨牙。但是，如果继承恒牙出现异位萌出或邻牙向固连牙

倾斜而阻挡继承恒牙的萌出时，应考虑拔除固连乳牙。当没有牙列拥挤、固连牙没有继承恒牙时，可进行保留和修复。除非患牙与相邻牙齿的垂直骨高度显著降低，在这种情况下，应拔除患牙并进行适当的正畸或修复治疗。当牙列拥挤时，也可能考虑拔除没有继承恒牙的固连乳磨牙，以减轻牙列拥挤。此外，当乳前牙发生牙固连影响继承恒牙萌出时应考虑拔除（Ekim 和 Hatibovic-Kofman，2001）。

恒牙固连

恒牙固连最常发生在外伤脱位牙中。

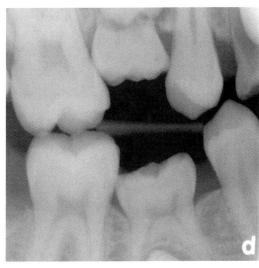

图 8.21　发生牙固连的上下颌第二乳磨牙

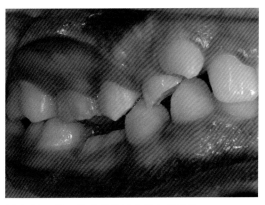

图 8.22　第二乳磨牙牙固连引起的低殆

最常见的部位是前牙区。这种类型的牙固连也被称作替代性吸收。外伤后发生牙固连的患牙，牙根结构被牙槽骨迅速或逐渐取代。这种改造过程可能是暂时的，也可能是永久性的，最终可能会导致牙齿缺失（Lin 等，2014）。如果恒牙固连发生在萌出中的患牙或者发生在持续生长的上颌骨前端，在这种情况下邻牙会继续萌出，而患牙会保留在原来的位置。最终，固连牙和邻牙的位置会出现明显差异（图 8.23）。

预　防

由于替代性牙根吸收最常发生于外伤脱位牙，为了减少潜在的替代性牙根吸收的风险，对外伤牙进行及时和适当的治疗是必要的（见"恒牙牙外伤"部分）。

治　疗

当恒牙出现替代性吸收，对患牙的相应治疗选择包括：监控，拔除，截冠。截冠的过程包括翻开龈瓣暴露牙冠和牙槽骨。同时移除牙冠及之前充填的根充材料。用无菌盐水冲洗根管，使用器械刺破根尖组织，使血液从根尖区进入到根管中。缝合龈瓣覆盖暴露的牙根。定期进行临床和影像学检查以监测替代性牙根吸收是否继续发生（Cohenca

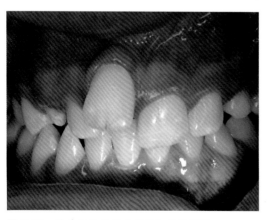

图 8.23　牙外伤引起的上颌恒切牙牙固连

和 Stabholz，2007）。同时应制定短期和长期的修复及正畸治疗计划。

牙外伤的常见并发症

儿童牙外伤的风险从孩子们迈出第一步开始持续到青春期。在 0~6 岁儿童中，18% 的损伤都涉及口腔和牙齿的外伤（Malmgren 等，2012）。在学龄儿童中，25% 的儿童会经历牙外伤（DiAngelis 等，2012）。在 1~3 岁的儿童中，大部分的口腔损伤是由于摔伤引起的（Malmgren 等，2012），而在大一点的儿童中，运动伤，交通事故，和受到攻击是常见原因（kambalimath 等，2013）。

外伤性牙齿损伤治疗的时效性和恰当性是远期预后良好的关键。由国际牙外伤学会出版的指南，是治疗乳恒牙牙外伤的标准（http://www.iadt-dentaltrauma.org/）。

乳牙牙外伤

口腔损伤是 0~6 岁儿童所有躯体伤害中第二常见的类型，占 18%（Glendor 等，1996；Petersson 等，1997；Glendor 和 ersson，2007）。上颌中切牙是最容易受外伤的牙齿；覆盖较大及切牙前突的儿童，切牙创伤的概率是正常儿童的 2~3 倍。乳牙列牙槽突创伤可能导致一个或多个影响继承恒牙的潜在问题，包括牙齿变色、发育不全、阻生、萌出异常等（Andreasen 等，1971；Holan 和 Ram，1999；do Espirito Santo Jacomo 和 Campos，2009）。另外，外伤脱位的乳牙，可能出现暂时性或永久性变色，如黄色、棕色、粉红色或灰色（Borum 和 Andreasen，1998）（图 8.24）。

预　防

在牙科定期检查时为不同家庭提供适合

儿童年龄的辅导，包括牙外伤的预防和治疗。在婴儿开始学习走路时，应为每个家庭提供相关指导，指导儿童相关防护的方法，以防止幼儿摔倒或嘴巴撞到低矮的桌上。发现原因不明或不符合父母或监护人描述的外伤，应进行进一步调查以排除虐待儿童的可能。

治　疗

治疗乳牙牙外伤应遵循国际牙外伤协会（IADT）的指南（表 8.1）。

在处理任何硬组织和软组织损伤之前，重要的是要回顾患者的病史，包括破伤风免疫的状态，执行完善的头颈部检查，如果有任何全身系统的问题应及时转诊。此外，制定诊疗计划时应考虑到患者的配合能力，并拍 X 线片。IADT 建议对乳牙外伤的治疗旨在最大程度减少对继承恒牙损伤的风险。完全脱位的乳牙不进行再植。较轻的乳牙脱位损伤，如果不会引起咬合干扰可以不进行干

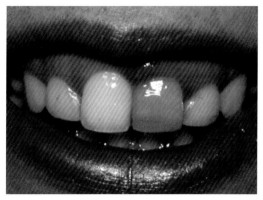

图 8.24　牙外伤引起的上颌乳切牙变色

预。造成严重咬合干扰的脱位乳牙可进行复位（可能需要固定）或拔除。简单冠折可以进行复合树脂修复或不做处理进行观察。发生复杂牙冠折（牙髓暴露）的牙齿必须进行牙髓处理后再修复或行牙拔除术。

向患儿和监护人强调口腔卫生的维护是非常重要的，以促进受伤组织的愈合。可以推荐患者使用葡萄糖酸氯己定（0.12%）：

表 8.1　乳牙外伤治疗概要

乳牙	症状	治疗	随访
牙震荡	轻微的动度，牙龈周围出血	观察，禁食硬物 1 周，拍 X 线片排除根折	1 周，6~8 周
移位	牙齿侧向或切向移位	复位患牙或拔除，不进行固定	1 周，2~3 周[a]，6~8 周[a]，1 年[a]
嵌入	牙齿向根方移位，可能表现为缺失	咬合片，观察等待其自行萌出，如果牙槽骨板消失则拔除	1 周，6~8 周[a]，6 个月[a]，1 年[a]
外脱位	牙齿从牙槽窝部分脱出	咬合片，若轻度脱位（<3mm）则复位，重度脱位则拔除。1 周内禁硬食	1 周，6~8 周[a]，6 个月[a]，1 年[a]
简单冠折	冠折位于牙釉质或牙本质，不一定伴松动	修复牙体组织，抛光尖锐的边缘，拍片排除根折	3~4 周
复杂冠折	冠折导致牙髓暴露	牙髓治疗，修复或拔除患牙，观察是否感染	1 周，6~8 周[a]，1 年[a]
根折	牙根折断，轻至重度松动	咬合片，若根颈 1/3 根折则拔除	1 周，2~3 周，6~8 周[a]，1 年[a]
牙齿完全脱出	完全脱出牙槽窝	不进行再植，拍片以排除牙齿嵌入	1 周，6 个月，1 年，每年

a 临床及影像学随访。在治疗选择为拔除患牙时，每隔 1 年进行临床和影像学检查，直到继承恒牙萌出

每天 1~2 次，用棉签取适量于患处。不推荐使用系统性抗生素，除非患儿身体状况不佳或软组织伤口是感染或污染伤口。

由于外伤发生变色的乳牙，只要没有牙髓感染的症状，可以进行观察。

恒牙牙外伤

恒牙外伤从轻（牙震荡）到重（牙脱位）的表现不同，包括仅限于牙釉质或牙本质的冠折，冠折露髓，根折，牙齿嵌入、移位和完全脱位。如果没有进行适当的治疗，恒牙外伤的预后可能会很严重，包括牙髓坏死、脓肿、骨吸收或严重的全身感染。表 8.2 总结了恒牙外伤的类型及推荐治疗方法。

预　防

虽然不可能完全预防牙外伤的意外发生，但可以采取预防措施降低牙外伤的风险。应该鼓励儿童参加体育运动时佩戴运动护牙托以及头盔、面罩等其他护具。应调查原因不明或与家长或照顾者提供的描述不符的外伤，以排除虐待儿童的可能。

治　疗

大多数牙外伤是牙科急症，应尽快处理。恒牙完全脱位是所有牙外伤中最紧急的一种。脱位牙在 30min 内再植可大大改善牙齿的远期预后（Andersson 等，2012）。如果脱位恒牙不能立即再植，应该放置在适当的存储介质中，如 Hank's 平衡盐溶液、冷的脱脂牛奶或唾液中。应避免储存在自来水中。应该使用标准步骤评估外伤情况，包括外伤部位，在哪里，何时，以及如何发生外伤的；破伤风免疫状况；有无意识丧失；口腔内外的检查和记录外伤情况。使用标准化表格记录外伤患者的情况是电子健康记录的一部分，或可从 AAPD（http://www.aapd.org/media/policies_guidelines/r_acutetrauma.pdf）下载并存储作为患者医疗记录的一部分。如果患者失去意识或受到其他更严重的损伤，应首先由急诊或全科医生进行全面检

表 8.2　恒牙外伤治疗概要

恒牙	症状	治疗
牙震荡	轻微的动度，牙龈周围出血	观察，禁食硬物 1 周，拍 X 线片排除根折
移位	牙齿侧向或切向移位，松动	拍片，复位患牙，固定 2 周
嵌入	牙齿向根方移位，可能表现为缺失	咬合片，观察等待其自行萌出，手术或正畸复位，根管治疗术
简单冠折	冠折位于牙釉质或牙本质，不一定伴松动	修复牙体组织，抛光尖锐的边缘，拍片排除根折
复杂冠折	冠折导致牙髓暴露	牙髓治疗，修复患牙，观察是否感染，可能需要根管治疗
根折	牙根折断，轻度到重度松动	咬合片，松牙固定，可能需根管治疗，若根颈 1/3 根折可能需拔除
牙齿完全脱出	完全脱出牙槽窝	30min 内再植，脱位牙建议保存在 Hank's 平衡液、冷牛奶及生理盐水中。拍片，再植，固定 ASAP。系统性抗生素，稀软食物，氯己定，密切随访，3~7d 内行根管治疗
牙槽骨骨折	牙齿松动，多个牙整体移动	复位牙齿及牙槽骨段，半刚性夹板固定 4 周，软流食，氯己定，密切回访

查。确定患者在外伤后是否应马上进行牙科治疗，主治医生应依据外伤患者的表现进行判断：疼痛程度，出血状况，肿胀的情况，伤害是否影响孩子的睡眠和进食能力（图8.25、图8.26）。通常，建议先对患儿进行快速检查，评估伤情，视情况提供完善的治疗或应急治疗措施，并制定应急治疗后的复诊治疗方案和随访计划。表8.2总结了各类外伤的推荐治疗，更多细节可参考IADT制定的牙外伤指南（Andersson 等，2012；DiAngelis 等， 2012）。

软组织创伤

口腔颌面创伤可引起口腔软组织的严重损伤。可能有开放性伤口、擦伤、烧伤和挫伤。牙龈组织的损伤情况与受伤的牙齿相关，因外伤时的出血情况，系带是否撕裂，是否有大面积撕裂伤，是否有唇颊部穿透伤等表现而不同。

预　防

口腔医生应该根据儿童的年龄和发育阶段，在常规口腔检查时告知家长包括预防牙外伤在内的预防性指导。对于年幼的孩子，告知家长低龄儿童咀嚼带电电线造成口腔烧伤的风险非常重要。应提醒家长使用儿童汽车安全座椅和座椅安全带的重要性。牙医还应告知监护人儿童在各种体育活动中佩戴防护罩和（或）头盔的重要性。随着孩子长大，谨慎提醒家长可能发生口腔穿通伤。

治　疗

软组织创伤的治疗由外伤的类型和程度决定。伤口必须得到充分的清洁。清创、压迫或缝合应按照标准执行。重要的是要检查患者的破伤风免疫状态，如果未处于有效状态应及时将患者转诊至内科医生。我们不能想当然地认为，儿童都接种了疫苗，因为现在美国越来越多的父母拒绝为他们的孩子接种疫苗。如果怀疑有异物嵌入到软组织中，应对软组织区域拍摄 X 线片。为了看到唇部的异物，胶片应放置于嘴唇和牙齿间的口腔前庭。软组织胶片的曝光时间应是正常曝光时间的 25%。也可使用 50% 正常曝光时间拍摄外侧位片以更好地显示异物的位置。根据软组织损伤的程度和位置，视情况与口腔颌面外科医生或整形外科医生一起参与患者的护理。可以推荐患者使用葡萄糖酸氯己定（0.12%）：每天 1~2 次，取适量用棉签涂于患处。除非孩子健康状况不佳，软组织伤口被外源性细菌污染或伴有其他相关的创

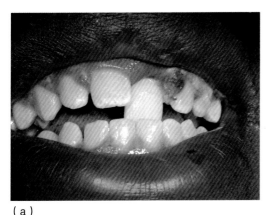

（a）

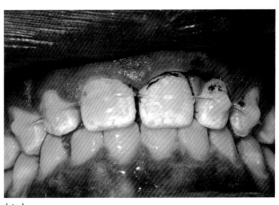

（b）

图 8.25　（a，b）外伤脱位牙固定术前及术后

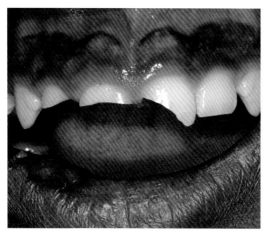

图 8.26　需要紧急处理的上颌切牙复杂冠折

伤，如开放性骨折或关节损伤，使感染的风险增加，这时可使用系统性抗生素，否则不推荐使用。

牙槽骨骨折

牙槽骨的骨折可能发生在一个或多个牙齿严重侧向脱位的情况下，造成牙根穿过颊侧或舌侧骨板。牙槽骨骨折常见的表现是一个完整区域的多颗牙齿受影响出现整体移动。常发生咬合紊乱。

治　疗

治疗牙槽骨骨折合并牙齿脱位首先需要复位移位的部分，并用夹板固定至少 4 周（DiAngelis 等，2012）。应嘱患者 2 周内进食软食，避免有身体接触的剧烈运动，保持良好的口腔卫生，每天用氯己定漱口液含漱 2 次。患牙后期可能需要行根管治疗。应定期进行临床和影像学监测。

特殊需要或发育障碍患者的常见并发症

胃造口术喂养

不能通过经口摄食满足营养需求的儿童常需要通过胃造口术喂养，这大大增加了

口腔卫生不良的风险。尤其是会积累大量牙石，引起牙龈炎症（Jawadi 等，2004；Thikkurissy 和 Lal，2009）。通常情况下需要进行胃造口术的儿童常伴有其他发育障碍，他们很难或无法进行口腔卫生的维护，需要定期由专业人员清除牙石（图 8.27）。

治　疗

能够接受在牙椅上常规治疗的患儿需定期进行洁治术以去除龈上和龈下牙石。治疗时要让患儿保持适当直立的体位以尽可能减少牙石误入气道的风险。无法在牙椅上配合治疗的患儿，应在全身麻醉下进行治疗，全身麻醉手术时应保护呼吸道以防止细菌、唾液和牙石的吸入。当儿童 100% 使用胃造口术喂养时，患龋齿的风险显著下降。然而，全身麻醉手术治疗为患儿提供了获得口内 X 线片和进行牙科治疗的条件。

口腔厌恶

口腔厌恶，或称口腔过度敏感，与几个不同的全身诊断相伴随。在医学上与胃造口术喂养史的孩子并发。口腔厌恶发生在很少有机会口腔进食的儿童，因为这些儿童口腔受到刺激的机会较少（Dyment 和 Casas，1999；Davis、Bruce 和 Mangiaracina，2009）。有胃造口术喂养史的儿童，在进食

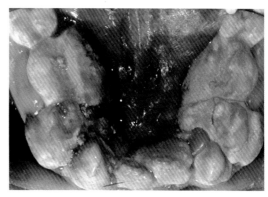

图 8.27　胃造口术喂养患儿口内大量的牙石沉积

或受到其他口腔刺激如刷牙时，可能出现身体或心理的不适。口腔厌恶也常见于患有神经发育障碍的儿童，如孤独症儿童。受到过度侵入性接触，如有与不同质地食物接触或刷牙的经历，可能会导致神经发育障碍的儿童出现身体或心理创伤。

治　疗

虽然预防口腔厌恶不太可能，但是最好在早期帮助患儿家庭制定一个计划，指导家长每天做一些工作，比如让孩子使用餐具吃饭和每天帮他们刷牙，以减少口腔过度敏感的症状。这些患儿中许多人同时会接受专业治疗师的治疗，个性化口腔保健计划可为患儿提供最佳的治疗效果（Zangen 等，2003）。

严重的夜磨牙症

夜磨牙症常见于睡眠期间。夜磨牙症会导致𬌗创伤，表现为牙齿的异常磨损模式甚至牙折。它会引起牙龈萎缩和牙齿脱落。磨牙症像睡眠障碍和错𬌗畸形一样，在残障患儿中发病率较高。研究显示患自闭症谱系障碍（ASD）的儿童发生夜磨牙症的体征加重（DeMattei、Cuvo 和 Maurizio，2007）。脑瘫儿童和成人患者磨牙症的发病率增加，引起恒牙的严重磨损，并由夜磨牙症引起颞下颌关节和肌肉的酸痛和疼痛。

酸蚀症

酸蚀症是牙齿受酸或化学溶液侵蚀，硬组织出现进行性丧失的一种疾病。最常见的是，由胃食管反流（GERD）、暴食症或频繁进食酸性饮料引起的牙釉质酸蚀症（图8.28a，b）。

预　防

识别患者的病因是预防酸蚀症的先决条件。如果患者否认了所有可能的原因，这将成为一个难题。口腔医生应定期详细了解患者的饮食，包括柑橘类水果和碳酸饮料的摄入。需要注意的是，低龄儿童可能会有无法识别或准确描述的胃食管反流病的症状。一个经常消化不良或常有"打嗝"史的孩子可由初级保健提供者进一步检查评估。有频繁的反流病史也应进行医学检查。当确定酸蚀症不是由饮食原因引起的，应建议由孩子的初级保健医生为孩子进行胃食管反流病的彻底检查。

治　疗

治疗酸蚀症最重要的第一步是识别和消除的病因。如果孩子患有胃食管反流病，遵医嘱用药往往会控制症状。如果怀疑儿童或青少年患暴食症，应转诊至保健专家进

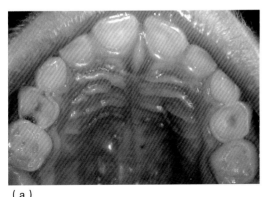

（a）

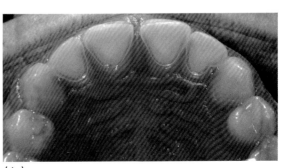

（b）

图 8.28　（a，b）后牙酸蚀症及前牙酸蚀症

行专业的饮食失调的治疗。当怀疑饮食是主
要病因，应鼓励患者去除或减少食谱中酸性
饮料和其他可能含酸食物的进食频率。当酸
性物质经常出现在口腔中，可使用碳酸氢钠
漱口或咀嚼抗酸药片来中和 pH 值，同时使
用含氟牙膏或含氟漱口水帮助平衡釉质损失
（Barron 等，2003）。在牙体结构损失严重
的情况下，可能需行全冠修复。

唇腭裂

　　唇裂和腭裂是最常见的颅颌面畸形，
是由于胚胎结构在子宫生长发育过程中合并
或融合失败引起的。唇腭裂可同时或分别出
现，可单侧或双侧发生（Stanier 和 Moore，
2004）。唇腭裂的出现与遗传易感性有关，
受致畸因素或其他不明原因的影响。此外，
唇腭裂可以独立发生或作为复杂综合征的一
部分症状出现。

　　唇腭裂患儿可能出现多个牙齿异常，由
唇腭裂本身引起的错𬌗畸形或手术治疗后继
发的错𬌗畸形。唇腭裂患儿可能出现多生
牙或牙齿缺失，最常发生于上颌侧切牙和乳
磨牙（图 8.29）。侧切牙和尖牙可能发生异
位萌出和扭转。此外，唇腭裂患儿可发生牙
齿形态学异常，如釉质发育不全、过小牙、
过大牙、融合牙以及牙齿形态的改变。唇腭
裂患者上颌第一恒磨牙异位萌出的可能性增
加。唇腭裂患儿可能伴有多个口腔畸形，并
且易受唇腭裂治疗时其他因素的影响，因此
唇腭裂患儿的患龋风险增加。

处　理

　　从唇腭裂患儿出生到成年，患儿从出生
开始就需要接受来自不同团队的专家的评估
和治疗。包括儿童口腔医学、听力学、遗传
学、护理、治疗、口腔颌面外科、口腔正畸
学、耳鼻喉科、头颈外科、整形外科，心理

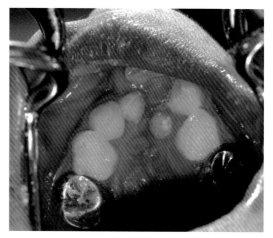

图 8.29　唇腭裂患儿多生牙及错𬌗畸形

学，社会学以及语言病理学。患儿可能需要
接受复杂的正畸治疗和多种手术干预。作为
颅面畸形患儿的牙科医生，必须为患儿提供
预防性咨询和龋齿控制，以保持孩子的口腔
健康。口腔医生应该讨论唇腭裂患儿可能出
现的牙齿畸形。当牙科治疗计划涉及裂缝或
裂缝相邻牙齿时，寻求的颌面外科团队的帮
助是非常重要的。最好保留由于唇腭裂引起
的多生牙或异位萌出的牙齿，以维持牙齿周
围的牙槽骨量。

自闭症谱系障碍

　　自闭症谱系障碍（ASD）是一种发育障
碍性疾病，特征包括在社会交往能力，语
言，行为和认知功能损伤。双胞胎和家庭研
究表明疾病的病因存在遗传联系（Szatmari
等，1998）。男性患病率是女性的 3~4
倍。学者们认为 ASD 患者不同的临床表现
是由于环境因素和多个基因存在广泛的变
异与不同组合引起的（Johnson、Myers 和
American Academy of Pediatrics Council on
Children with Disabilities，2007；Vierck 和
Silverman，2015）。

　　ASD 患儿可能有以下 1 个或多个特征：

·社会交往障碍，如缺乏眼神接触；

·言语和非言语交流受损；

·受限、重复的行为模式；

·身体知觉迟钝、笨拙；

·感觉输入障碍，如味觉或触觉敏感性、口腔厌恶和自伤行为。

ASD 患儿应在早期诊断和强化教育干预下进行医学管理（Myers、Johnson 和 American Academy of Pediatrics Council on Children with Disabilities，2007）。也可以用药物治疗、干扰与干预特殊行为，例如，使用抗抑郁药氟西汀（百忧解）可减少患儿强迫行为和自伤行为。

口腔处理

自闭症谱系障碍儿童的患龋率与正常人群类似。对于自闭症谱系障碍的儿童，口腔卫生可能很难维持。由于对自闭症谱系障碍患儿食物选择的限制，食谱会很有限。自闭症谱系障碍患儿可能会有磨牙症或酸蚀症的表现，而且由于协调性较差或可能有自伤行为，身体检查可见由摔伤引起的瘀血及瘢痕（Friedlander 等，2006）。

患有自闭症谱系障碍的儿童最好在固定的牙科医生、工作人员和治疗室接受治疗。父母的配合对自闭症谱系障碍儿童的治疗非常有效。在父母陪伴下多次短暂的重复就诊，可以帮助患儿逐渐减少牙科治疗的紧张情绪，使孩子更容易接受治疗（Luscre 和 Center，1987）。对于有口腔健康问题且无法配合治疗的患儿，可能需要在全身麻醉下进行牙科治疗。对自闭症谱系障碍儿童口腔健康的长期治疗包括指导患儿家属如何维持患儿口腔健康和预防疾病（Klein 和 Nowak，1999）。

结　论

口腔科在诊治儿童患者时可能遇到的难题和挑战不同于成人患者。当治疗难度超过普通牙医的接诊范围时，建议转诊至儿童口腔医生等专科医生进行治疗。

致　谢

作者感谢编辑为本章所做的贡献，也感谢评论人提供的完善本章整体内容的有益建议。

参考文献

[1] American Academy of Pediatric Dentistry (AAPD). Guideline on the use of nitrous oxide for pediatric dental patients. Pediatr Dent, 2014a, 36: 204–208

[2] AAPD. Guideline for monitoring and management of pediatric patients during and after sedation for diagnostic and therapeutic procedures. Pediatr Dent, 2014b, 36: 209–225

[3] AAPD. Guideline on use of anesthesia personnel in the administration of office-based deep sedation/general anesthesia to the pediatric dental patient. Pediatr Dent, 2014c, 36: 226–229

[4] AAPD.Guideline on protective stabilization for pediatric dental patients. Pediatr Dent, 2014d, 36: 192–196

[5] AAPD. Guideline on informed consent. Pediatr Dent, 2014e, 36: 310–312

[6] Andersson, L., Andreasen, J.O., Day, P., et al, and International Association of Dental Traumatology. International Association of Dental Traumatology guidelines for the management of traumatic dental injuries: 2. Avulsion of permanent teeth. Dent Traumatol, 2012, 28: 88–96

[7] Andreasen, J.O., Sundstrom, B. and Ravn, J.J. The effect of traumatic injuries to primary teeth on their permanent successors. I. A clinical and histologic study of 117 injured permanent teeth. Scand J Dent Res, 1971, 79: 219–283

[8] Barberia-Leache, E., Suarez-Clus, M.C. and Seavedra-Ontiveros, D. Ectopic eruption of the maxillary first permanent molar: characteristics and occurrence in growing children. Angle Orthodont, 2005, 75: 610–615

[9] Barron, R.P., Carmichael, R.P., Marcon, M.A., et al. Dental erosion in gastroesophageal reflux disease.J Can Dent Assoc, 2003, 69: 84–89

[10] Baum, V.C. When nitrous oxide is no laughing matter: nitrous oxide and pediatric anesthesia. Paediatr Anaesth, 2007, 17: 824–830

[11] Bedoya, M.M. and Park, J.H. A review of the diagnosis and management of impacted maxillary canines. J Am Dent Assoc, 2009, 140: 1485–1493

[12] Borum, M.K. and Andreasen, J.O. Sequelae of trauma to primary maxillary incisors. I. Complications in the primary dentition. Endod Dent Traumatol, 1998, 14: 31–44

[13] Brothwell, D.J. Guidelines on the use of space maintainers following premature loss of primary teeth. J Can Dent Assoc, 1997, 63 (753): 757–760, 764–766

[14] Cameron, A.C. and Widmer, R.P. Dental anomalies// Handbook of Pediatric Dentistry. 2nd ed. New York: Mosby, 2003: 184–233

[15] Chi, D., Kanellis, M., Himadi, E., et al. Lip biting in a pediatric dental patient after dental local anesthesia: a case report. J Pediatr Nurs, 2008, 23: 490–493

[16] Cohenca, N., Paranjpe, A. and Berg, J. Vital pulp therapy. Dent Clin North Am, 2013, 57: 59–73

[17] Cohenca, N. and Stabholz, A. Decoronation-a conservative method to treat ankylosed teeth for preservation of alveolar ridge prior to permanent prosthetic reconstruction: literature review and case presentation. Dent Traumatol, 2007, 23: 87–94

[18] Coll, J.A. and Sadrian, R. Predicting pulpectomy success and its relationship to exfoliation and succedaneous dentition. Pediatr Dent, 1996, 18: 57–63

[19] College, C., Feigal, R., Wandera, A.,et al. Bilateral versus unilateral mandibular block anesthesia in a pediatric population. Pediatr Dent, 2000, 22: 453–457

[20] Croll, T.P. Restorative options for malformed permanent molars in children. Compend Contin Educ Dent, 2000, 21: 676–678, 680, 682

[21] Davis, A.M., Bruce, A.S. and Mangiaracina, C. Moving from tube to oral feeding in medically fragile nonverbal toddlers. J Pediatr Gastroenterol Nutr, 2009, 49: 233–236

[22] DeMattei, R., Cuvo, A. and Maurizio, S. Oral assessment of children with an autism spectrum disorder. J Dent Hyg, 2007, 81: 65

[23] DiAngelis, A.J., Andreasen, J.O., Ebeleseder, K.A., et al, and International Association of Dental Traumatology. International Association of Dental Traumatology guidelines for the management of traumatic dental injuries: 1. Fractures and luxations of permanent teeth. Dent Traumatol, 2012, 28: 2–12

[24] do Espirito Santo Jacomo, D.R. and Campos, V. Prevalence of sequelae in the permanent anterior teeth after trauma in their predecessors: a longitudinal study of 8 years.Dent Traumatol,2009, 25: 300–304

[25] Dyment, H.A. and Casas, M.J. Dental care for children fed by tube: a critical review. Special Care Dent, 1999, 19: 220–224

[26] Ekim, S.L. and Hatibovic-Kofman, S. A treatment decision-making model for infraoccluded primary molars. Int J Paediatr Dent, 2001, 11: 340–346

[27] Ericson, S. and Kurol, J. Longitudinal study and analysis of clinical supervision of maxillary canine eruption. Community Dent Oral Epidemiol, 1986, 14: 172–176

[28] Ericson, S. and Kurol, J. Early treatment of palatally erupting maxillary canines by extraction of the primary canines. Eur J Orthod, 1988, 10: 283–295

[29] Friedlander, A.H., Yagiela, J.A., Paterno, V.I.,et al. Autism: the neuropathology, medical management and dental implications of autism. J Am Dent Assoc, 2006, 137: 1517–1528

[30] Glendor, U. and Andersson, L. Public health aspects of oral diseases and disorders: dental trauma//C. Pine and R. Harris. Community oral health . London: Quintessence, 2007: 203–214

[31] Glendor, U., Halling, A., Andersson, L., et al. Incidence of traumatic tooth injuries in children and adolescents in the county of Vastmanland, Sweden. Swed Dent J, 1996, 20: 15–28

[32] Hargreaves, K.M., Diogenes, A. and Teixeira, F.B. Treatment options: biological basis of regenerative endodontic procedures. J Endod, 2013, 39: S30–S43

[33] Hersh, E.V., Hermann, D.G., Lamp, C.J., et al. Assessing the duration of mandibular soft tissue anesthesia. J Am Dent Assoc, 1995, 26: 1531–1536

[34] Holan, G. and Ram, D. Sequelae and prognosis of intruded primary incisors: a retrospective study. Pediatr Dent, 1999, 21: 242–247

[35] Jawadi, A.H., Casamassimo, P.S., Griffen, A., et al. Comparison of oral findings in special needs children with and without gastrostomy. Pediatr Dent, 2004, 26: 283–288

[36] Johnson, C.P., Myers, S.M. and American Academy of Pediatrics Council on Children with Disabilities. Identification and evaluation of children with autism spectrum disorders. Pediatrics, 2007, 120: 1183–1215

[37] Kambalimath, H.V., Agarwal, S.M., Kambalimath, D.H., et al. Maxillofacial injuries in children: a 10 year retrospective study. J Maxillofac Oral Surg, 2013, 12: 140–144

[38] Kerosuo, H., Kullaa, A., Kerosuo, E.,et al. Nickel allergy

in adolescents in relation to orthodontic treatment and piercing of ears. Am J Orthod Dentofacial Orthop, 1996, 109: 148–154

[39] Klein, U. and Nowak, A.J. Characteristics of patients with autistic disorder (AD) presenting for dental treatment: a survey and chart review. Special Care Dent, 1999, 19: 200–207

[40] Kupietzky, A. and Botzer, E. Ankyloglossia in the infant and young child: clinical suggestions for diagnosis and management. Pediatr Dent, 2005, 27: 40–46

[41] Kusumi, K., Ayoob, R., Bowden, S.A., et al. Beneficial effects of intravenous pamidronate treatment in children with osteogenesis imperfecta under 24 months of age. J Bone Miner Metab, 2015, 33 (5): 560–568

[42] Laing, E., Ashley, P., Naini, F.B. et al. Space maintenance. Int J Paediatr Dent, 2009, 19: 155–162

[43] Lang, R., White, P.J., Machalicek, W., et al. Treatment of bruxism in individuals with developmental disabilities: a systematic review. Res Dev Disabil, 2009, 30: 809–818

[44] Levitan, M.E. and Himel, V.T. Dens evaginatus: literature review, pathophysiology, and comprehensive treatment regimen. J Endod, 2006, 32: 1–9

[45] Li, D., Du, X., Zhang, R., et al. Mutation identification of the DSPP in a Chinese family with DGI-II and an up-to-date bioinformatic analysis.Genomics, 2012, 99: 220–226

[46] Lin, F., Sun, H., Yao, L., et al. Orthodontic treatment of severe anterior open bite and alveolar bone defect complicated by an ankylosed maxillary central incisor: a case report. Head Face Med, 2014, 10: 47

[47] Luscre, D.M. and Center, D.B. Procedures for reducing dental fear in children with autism. J Autism Dev Disord,1987, 26: 547–556

[48] Maines, E., Monti, E., Doro, F., et al. Children and adolescents treated with neridronate for osteogenesis imperfecta show no evidence of any osteonecrosis of the jaw. J Bone Miner Metab,2012, 30: 434–438

[49] Malmgren, B., Andreasen, J.O., Flores, M.T., et al, and International Association of Dental Traumatology. International Association of Dental Traumatology guidelines for the management of traumatic dental injuries: 3. Injuries in the primary dentition. Dent Traumatol, 2012, 28: 174–182

[50] Mast, P., Rodrigueztapia, M.T., Daeniker, L.,et al. Understanding MIH: definition, epidemiology, differential diagnosis and new treatment guidelines. Eur J Paediatr Dent, 2013, 14: 204–248

[51] McKibben, D.R. and Brearlley, L.J. Radiographic determination of the prevalence of selected dental anomalies in children. J Dent Child,1971, 28: 390–398

[52] Millet, C., Duprez, J., Khoury, C., et al. Interdisciplinary care for a patient with amelogenesis imperfecta: a clinical report. J Prosthodont, 2015, 24 (5): 424–431

[53] Myers, S.M., Johnson, C.P. and American Academy of Pediatrics Council on Children with Disabilities. Management of children with autism spectrum disorders. Pediatrics, 2007, 120: 1162–1182

[54] Nelson, S., Albert, J.M., Geng, C., et al. Increased enamel hypoplasia and very low birthweight infants. J Dent Res, 2013, 92: 788–794

[55] Oehlers, F., Lee, K. and Lee, E. Dens evaginatus (evaginated odontome): its structure and responses to external stimuli. Dent Pract Dent Rec, 1967, 17: 239–244

[56] Oulis, C., Vadiakas, G. and Vasilopoulou, A. The effectiveness of mandibular infiltration compared to mandibular block anesthesia in treating primary molars in children. Pediatr Dent, 1996, 18: 301–305

[57] Ovental, A., Maron, R., Botzer, E., et al. Using topical benzocaine before lingual frenotomy did not reduce crying and should be discouraged. Acta Paediatr, 2014, 103: 780–782

[58] Patel, R.M., Nagamani, S.C.S., Cuthbertson, D., et al. A crosssectional multicenter study of osteogenesis imperfecta in North America—results from the linked clinical research centers. Clin Genet, 2015, 87 (2): 133–140

[59] Pawlak, R., Lester, S.E. and Babatunde, T. The prevalence of cobalamin deficiency among vegetarians assessed by serum vitamin B12: a review of literature. Eur J Clin Nutr, 2014, 68: 541–548

[60] Pazzini, C.A., Marques, L.S., Pereira, L.J.,et al. Allergic reactions and nickel-free braces: a systematic review. Braz Oral Res, 2011, 25: 85–90

[61] Petersson, E.E., Andersson, L. and Sorensen, S. Traumatic oral vs non-oral injuries. Swed Dent J, 1997, 21: 55–68

[62] Power, R.F. and Murphy, J.F. Tongue-tie and frenotomy in infants with breastfeeding difficulties: achieving a balance. Arch Dis Child, 2015, 100 (5): 489–494

[63] Power, S.M. and Short, M.B. An investigation into the response of palatally displaced canines to the removal of deciduous canines and an assessment of factors contributing to favourable eruption. Br J Orthod, 1993, 20: 215–223

[64] Rafter, M. Apexification: a review. Dent Traumatol, 2005, 21: 1–8

[65] Richardson, G. and Russell, K.A. A review of impacted permanent maxillary cuspids-diagnosis and prevention. J Can Dent Assoc, 2000, 66: 497–501

[66] Sanders, R.D., Weimann, J. and Maze, M. Biologic

effects of nitrous oxide: a mechanistic and toxicologic review. Anesthesiology, 2008, 109: 707–722

[67] Selzer, R.R., Rosenblatt, D.S., Laxova, R., et al. Adverse effect of nitrous oxide in a child with 5,10-methylenetetrahydrofolate reductase deficiency. N Engl J Med, 2003, 349: 45–50

[68] Setcos, J.C., Babaei-Mahani, A., Di Silvio, L.,et al. The safety of nickel containing dental alloys. Dent Materials, 2006, 22: 1163–1168

[69] Slayton, R.L. Congenital genetic disorders and syndromes// P. Casamassimo, H. Fields, D.J. McTigue,et al. Pediatric Dentistry: Infancy through Adolescence. 5th ed. St. Louis, MO:Elsevier Saunders, 2013: 231–246

[70] Slayton, R.L., Brickhouse, T.H. and Adair, S. Dental development, morphology, eruption and related pathologies// A.J. Nowak and P. Casamassimo. The Handbook. 4th ed. Chicago, IL: American Academy of Pediatric Dentistry, 2011

[71] Stanier, P. and Moore, G.E. Genetics of cleft lip and palate: syndromic genes contribute to the incidences of nonsyndromic clefts. Hum Mol Genet, 2004, 13: R73–R81

[72] Szatmari, P., Jones, M.B., Zwaigenbaum, L., et al. Genetics of autism: overview and new directions. J Autism Dev Disord, 1998, 28: 351–368

[73] Thikkurissy, S. and Lal, S. Oral health burden in children with systemic diseases. Dent Clin North Am, 2009, 53: 351–357

[74] Tieu, L.D., Walker, S.L., Major, M.P.,et al. Management of ankylosed primary molars with premolar successors. J Am Dent Assoc, 2013, 144: 602–611

[75] Vierck, E. and Silverman, J.M. Brief report: phenotypic differences and their relationship to paternal age and gender in autism spectrum disorder. J Autism Dev Disord, 2015, 45: 1915–1924

[76] Webb, A.N., Hao, W. and Hong, P. The effect of tonguetie division on breastfeeding and speech articulation: a systematic review. Int J Pediatr Otorhinolaryngol, 2013,77: 635–646

[77]Willing, M.C., Deschenes, S.P., Slayton, R.L.,et al. Premature chain termination is a unifying mechanism for COL1A1 null alleles in osteogenesis imperfecta type I cell strains. Am J Hum Genet, 1996, 59: 799–809

[78] Winek, C.L., Wahba, W.W. and Rozin, L. Accidental death by nitrous oxide inhalation. Forensic Sci Int,1995, 22: 139–141

[79] Wright, J.T., Carrion, I.A. and Morris, C. The molecular basis of hereditary enamel defects in humans. J Dent Res,2015, 94: 52–61

[80] Yaseen, S.M., Naik, S. and Uloopi, K.S. Ectopic eruption—a review and case report. Contemp Clin Dent, 2011, 2: 3–7

[81] Zangen, T., Ciarla, C., Zangen, S., et al. Gastrointestinal motility and sensory abnormalities may contribute to food refusal in medically fragile toddlers. J Pediatr Gastroenterol Nutr, 2003, 37: 287093

第 9 章

正畸并发症和正畸相关的牙周并发症

Hung V. Vu[1,2,3,4], Philip R. Melnick[5]

[1] Section of Orthodontics, UCLA School of Dentistry, Los Angeles, CA, USA

[2] US Department of Veterans Affairs Greater Los Angeles Healthcare System, Los Angeles, CA, USA

[3] Vu Orthodontics, Fountain Valley, CA, USA

[4] Department of Mechanical & Aerospace Engineering, California State University Long Beach, Long Beach, CA, USA

[5] Section of Periodontics, Clinical Dental Sciences, UCLA School of Dentistry, Los Angeles, CA, USA

第 1 部分：正畸并发症

引 言

在正畸治疗过程中，需要密切关注并发症。临床医生应意识到可能出现的并发症，这样才可以有效避免并发症或及时给予治疗。

应熟练掌握正畸的基本原理及治疗原则，这样在正畸过程中出现并发症时才能及时采取相应的治疗方案。正畸过程情况多样，没有像食谱一样的固定步骤。

正畸过程中会出现多种并发症，任何问题都有可能发生。在某种程度上讲，墨菲定律很适用："如果一件事有可能发生，那么它一定会发生。"有些问题不可能完全避免，所以临床医生可能不得不在某些问题上妥协。

以下内容都是临床普遍出现的问题，按字母顺序逐一说明。

本章主要介绍正畸治疗过程中的并发症和正畸相关的牙周并发症。

弓丝材料

在当代正畸治疗中，最常用的弓丝材料是不锈钢（SS）丝，镍钛合金（NT）丝，热激活镍钛丝，和 beta 钛合金也称钛钼合金（TMA）丝。这些材料均有其独特的属性，应根据其特性使用。成本也是影响临床医生选择弓丝材质的一个经济因素。弓丝按照价格的升序排列依次是：不锈钢丝、镍钛合金丝、热激活镍钛丝、钛钼合金丝和带有 Spee 曲线的弓丝。对于同样材料的弓丝，圆丝比方丝或矩形丝便宜。

不锈钢丝因其成本低、刚性强、可塑性高被广泛应用。刚性和灵活性（也称为弹性）是相反的。镍钛丝因其弹性和形态记忆性好而被应用，但它的价格比不锈钢丝贵（可能贵 2~3 倍）。热激活镍钛丝，比普通镍钛丝更贵，当温度降低时弓丝会变软以减小对托槽槽沟的弹力，但是口腔的生理温度可以使之激活，恢复正常硬度。TMA 丝具有独有的特性：成形性（像不锈钢丝一样）和弹性（像镍钛丝一样）。TMA 丝和带有 Spee 曲线的镍钛丝价格最高。带有 Spee 曲线的镍钛丝比不锈钢丝贵 10~30 倍。

不锈钢丝或 TMA 丝可以塑形，但是 NT 丝塑形需要特殊处理。

弓丝并发症

弓丝并发症可能发生在每一位患者身上。典型的并发症包括疼痛、弓丝折断、弓丝弯曲、弓丝滑动或滑脱以及弓丝刺破患者颊黏膜或牙龈。

预防与治疗

疼痛或不适是正畸过程中一个主要的并发症。为了尽量减轻患者的疼痛，牙齿排齐整平阶段的启动弓丝应尽可能选用弹性好的弓丝。原因是当弓丝刚开始牵拉牙周膜韧带时，很多患者都会相当敏感。牙周膜的宽度是 0.15~0.38mm，它的宽度会随年龄增长而减小，最薄弱处在根中 1/3 处（Nanci，2003）。

弹性最好最常用的镍钛丝是 0.016 英寸超弹镍钛丝（一种多股丝，甚至比 0.010 英寸镍钛丝还要有弹性）。即使以这个为启动弓丝，一些牙列中度拥挤的患者仍然会感觉到不同程度的疼痛。这个超弹镍钛丝是由 7 根细小弓丝包裹在一起组成的一根弓丝。这样成股状态的弓丝比同样横截面积的普通弓丝更加有弹性。但是一个严重的问题是，被拧成一股的超弹丝在剪成合适的长度以后，可能会在末端散开而造成刺激。

次之的较有弹性的弓丝是直径为 0.010 英寸（1 英寸 ≈ 0.025 米）的镍钛圆丝，接着是直径 0.012 英寸的镍钛丝。必须强调的是，不同的正畸医生会使用不同的弓丝顺序，这取决于他们自己的理解和对生物力学的掌握。

临床正畸治疗过程中，医生可能用"10NT"来代表直径为 0.010 英寸的 NT 圆丝。同理，16×16 SS 弓丝是横截面为 0.016 英寸 × 0.016 英寸的方丝，16×22 SS 弓丝是截面为 0.016 英寸 × 0.022 英寸的方丝，其中 0.022 英寸是宽，0.016 英寸是高（按牙龈方向）。

当牙列严重不齐时，更有弹性的、较细的镍钛丝，施加给牙齿的力量较小，这样可以减轻患者的痛苦。

与 SS 相比，NT 的刚性较弱，矫治过程中容易因为疲劳而断裂。这种并发症经常导致紧急复诊。

弓丝滑动

高弹镍钛丝有其优点，但也有其缺点。其优点是对于中度拥挤的牙齿，初期排齐整平阶段，细的镍钛丝可以完全入槽。弓丝直径越小，它的弹性越好。但是高弹性也可能造成问题，如果弓丝弹性太好，它就很容易从磨牙颊面管末端滑出，刺破患者颊黏膜或牙龈。这种并发症会造成患者的紧急致电或临时就诊。

预防与治疗

对于镍钛丝，为了防止其滑动，医生应将弓丝从磨牙颊面管末端回弯。如果弓丝是由右下第二前磨牙到左下第二前磨牙，那么应在右下第二前磨牙和左下第二前磨牙的末端回弯。

有些医生可能会建议在弓丝上增加复合树脂来防止滑动，但是这种做法是无效的。

对于不锈钢丝，一个最简单有效防止其滑动的方法如图 9.1 所示。在上 / 下颌弓丝中间处弯曲。这种曲可以用正畸专用钳简单地弯制出来：step-bend 钳来制作上颌弓丝，V 曲钳来制作下颌弓丝。中间弯曲形态可以区分上下颌，但是由于美学和稳定性的原因，作者更喜欢在上颌弓丝弯制向上的弯曲，在下颌弓丝弯制向下的弯曲。上、下颌用不同形状弯曲的原因是上中切牙托槽之间的距离

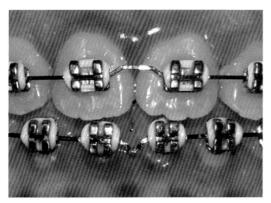

图 9.1 上、下颌弓丝的中间曲，用来防止弓丝滑动

大，所以弯制 2 个弯曲，而下中切牙之间的距离小，所以弯制一个"V"形弯曲。

粘接磨牙颊面管或带环

一个实际的问题是，如果医生想要给患者提供一个全面的矫治方案，磨牙是应该粘贴颊面管还是粘接带环呢？它们的优缺点分别是什么？它们可能引发的并发症是什么，应该怎样去控制它们？如果患者只萌出了第一磨牙，那么在正畸治疗中通常会将它纳入治疗，但是问题是对于第一、二磨牙均已萌出的患者，第二磨牙是否也应该纳入正畸治疗中？

带环最主要的优点是带环很容易被固定在牙齿上，在患者咀嚼或咬一些较硬的食物时也不容易被弄掉。但对于患者来说，最主要的缺点是当带环去除后，在带环的位置会留下一个很恼人的间隙。带环还有以下的缺点。

·在正畸结束时，去掉带环后将会在磨牙和邻牙之间留下一个和带环一样厚度的间隙。如果相邻的 2 颗磨牙都安放了带环，那么将会有一个 2 个带环厚度的间隙。

·带环可能会被压至牙龈下导致牙龈发炎或出血，甚至二者都有。

·带环可能磨破患者的舌头。

·由于其自身条件的限制，带环可能无法放置到理想的位置和角度，从而导致不理想的治疗效果：不良咬合，后牙曲线不均匀，牙根角度倾斜（各牙牙根不平行）等。

·如果带环周边的粘接剂没有清理干净，那么经过一段长时间的正畸治疗，在牙齿的邻面即带环的里面容易发生龋齿。

粘接颊面管的最主要缺点是如果患者吃东西时不小心或者对殆牙咬到颊面管时，它容易脱落。如果这种情况发生了，患者必须紧急致电就诊。磨牙颊面管很普遍地被应用于磨牙，它的优点很明显，而且没有带环的所有缺点。

总而言之，用带环的优点主要是它比粘接颊面管更加牢固，可以减少患者的就诊次数。但是在作者看来，带环的风险远比其益处多得多。带环可能对医生而言更加方便，但粘接颊面管则对患者更好。

值得一提的是带环在许多医生的治疗中依然常见，但是选择权取决于个人观点和专业素养。

带环和颊面管并发症

举例说明，如图 9.2 所示，显示了带环和颊面管的对比。这个病例的初诊医生为患者放置了带环，而后患者转诊到了作者这里，作者为其粘接了颊面管。

由于上述原因，作者经常会粘接颊面管，除特殊情况外，从不放置带环。一个必须要放置带环的情况是上颌需要扩弓时，上颌第一磨牙必须安放带环。

以下除非另有情况，否则粘接颊面管均为首选。下一问题是第二磨牙是否要粘接颊面管。

粘接第二磨牙

一些医生不愿粘接第二磨牙，但是当患

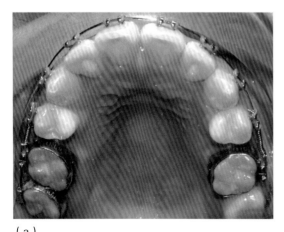

（a）

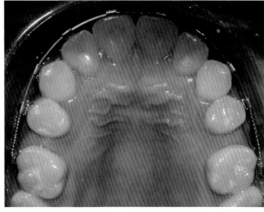

（b）

图 9.2　磨牙带环和磨牙颊面管。（a）磨牙带环。（b）磨牙颊面管

者的第二磨牙排列不齐时，患者或者患者的家长则要求把第二磨牙纳入正畸治疗中。

另外，美国正畸学会要求第二磨牙的错殆畸形必须纠正，并且必须矫正至第二磨牙的近中边缘嵴与第一磨牙的远中边缘嵴平齐。当然，第一、二磨牙与对颌牙必须要建立良好的咬合关系。为了满足这个要求，在许多情况下，需要粘接第二磨牙。

处理和治疗

粘接第二磨牙可能会出现一些并发症。对于部分医生而言，粘接第二磨牙相当困难，因为对于多数患者而言牙位非常靠后。而且，多数刚进入青春期（青春前期）的患者，它们的第二磨牙只萌出了一部分。

青春前期即 13 岁以下的儿童，青春期包括青春早期、中期和后期。为了方便区分青春期的患者，可以按年龄分为青春前期（10~12 岁）、青春早期（13~14 岁）、青春中期（15~16 岁）及青春后期（17~19 岁）。

对于大部分青少年而言，第二磨牙在12 岁左右开始萌出。至其完全萌出要花费将近 3 年的时间。

在粘接颊面管或安放带环以后，由于颊面管或带环末端会刺激颊黏膜，有些患者可能会感觉不适或疼痛。如果弓丝有一点长，哪怕只是一点，弓丝末端都会超出磨牙末端造成疼痛或溃疡。

常规情况下，磨牙颊面管被用到磨牙上是因为弓丝末端可以不需要任何结扎直接放入颊面管。但是如果第二磨牙粘接了带环或颊面管，第一磨牙粘贴常规托槽很有利。例如，当需要在两磨牙之间放置推簧时。

对于一些青春期前的儿童，医生可能会推迟粘接第二磨牙的颊面管或带环，直到接近正畸治疗尾声。这样做会减少患者的不适感或疼痛，但治疗周期会延长。

对于拔牙和缺牙的情况，第二磨牙应该在正畸早期就粘贴上颊面管，这样病例才能及时完成治疗。对于这样的患者，应该随时关注以保证弓丝末端与最后一颗磨牙的颊面管末端平齐，同时确保弓丝不从一端滑出也很重要。

达到这个目的的简单方法就是在弓丝上弯制中间曲，使弓丝不会左右滑动。但是这种曲的制作标准是弯制以后的弓丝不会造成其他牙齿的移动。第二种方法是采用使弓丝在托槽中不容易滑动的结扎方法。医生可以使用彩色皮圈或不锈钢丝结扎。用橡皮圈会更加高效并且不会引发并发症。用不锈钢丝结扎可能会有危险，因为它的末端可能会弯曲而造成刺激。这样，将会造成并发症。

隐形矫正器和传统托槽矫正：快速正畸治疗

无托槽隐性矫治器，也称为 Invisalign。一些全科医生（GD）表示使用隐形矫治器比传统的托槽矫正更容易操作。原因是，对于许多全科医生来说，传统的托槽矫正比较困难，而隐性矫治器操作更加容易而且经济效益更高。一些全科医生可能更倾向于相信只用聚乙烯硅氧烷（PVS）的印模，实验室技术员将会研究加工，然后将矫正器给患者，他们不需要了解任何关于正畸方面的知识。但是这样的病例却难以得到理想的治疗效果。

有些程序可能会宣传一种简单的方法可以快速矫正治疗，但问题是经过大约 1 年的治疗，治疗将会没有进展，全科医生将会为无法短时间完成患者矫正疗程而困扰。

前磨牙的釉质结节（畸形中央尖）

顾名思义，釉质结节是牙齿咬合面上的釉质结节或突出物，它有各种名称，例如前磨牙的结节或者畸形中央尖等（Yip，1974）。

某研究表明，在非洲或印度土著人中畸形中央尖的发生率至少约为 2%。另一研究表明在东亚国家的不同人群中畸形中央尖的发生率为 0.5%~4.3%。

畸形中央尖包括很薄的牙釉质和牙本质。由于它的自然属性和位置因素，中央尖很容易磨损或折断，而最终的结果便是牙髓暴露。当这种并发症发生时，这颗牙将会失去活力，并且需要进行根管治疗。所以，这颗牙需要进行预防性保护治疗。

在需要拔出前磨牙的正畸治疗中，医生应考虑到这种特殊情况并做出明智的决定来确定拔除适合的牙齿。大多数情况下治疗的原则是保留好的牙齿，但在这种情况下，可以考虑拔除带有畸形中央尖的牙齿。

预防与治疗

如图 9.3 所示，下颌前磨牙的畸形中央尖病例，在最初拍摄时，患者还有左下第二乳磨牙（图 9.3a）。很快，第二乳磨牙脱落，左下第二前磨牙萌出，带有畸形中央尖。

作为预防措施，一些人建议选择性磨除并且用复合材料或银汞材料充填。但这不是一个好选择，因为中央尖有很薄的牙釉质和牙本质，即使是选择性磨除，也有可能造成牙髓暴露，为避免折断，一个有效快速的方

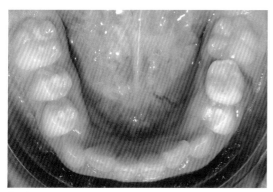
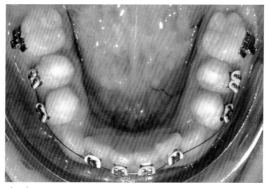

（a）　　　　　　　　　　　　　　（b）

图 9.3　下颌前磨牙畸形中央尖。（a）治疗前。（b）复合材料充填防止其折断。经 Hung Vu 允许引用

法是在中央尖底部用复合材料充填，使它坚固一点，但是不能太厚影响咬合（图9.3b）。

拔　牙

一般大多数正畸病例是由正畸医生完成的，但是一些全科医生和非正畸专业的医生也治疗正畸患者。对于这些临床医生，选择是否正畸拔牙可能是一个最重要的挑战，拔牙和非拔牙的矫正都伴有不同的并发症。临床医生必须提前意识到这些并发症，这样他们才能避免其发生，或当其发生时采取相应的治疗措施。

下面的病例是由一位全科医生完成的，他决定拔除下颌第一磨牙，但是据患者及其母亲陈述这颗牙没有龋坏，没有经过充填治疗，也没有其他缺点。病历记录（照片和全景X线片）如图9.4所示。这是一个非常不好的拔牙病例。

预防与治疗

一般而言，前牙（尖牙、侧切牙、中切牙）既有美观作用又有功能作用。后牙（磨牙和前磨牙）主要是功能作用。假如牙齿都是健康的，前磨牙是最不重要的。因此，如果一些牙齿必须要为正畸治疗做出牺牲，那么前磨牙则是备选列表里的第一个。

当决定要正畸拔牙后，下一个问题则是决定拔除哪颗牙。如果前磨牙是候选牙齿，那么应该选择第一前磨牙还是第二前磨牙呢？拔牙问题的答案相当复杂，因为它取决于多重因素，但是具体的指导方案如下所示。

·对于重度拥挤的病例，拔牙几乎是必须的。因为如果医生试图将所有拥挤的牙齿都排入牙弓内，将不可避免地将前牙及其相对应的牙槽骨向前推。如果上、下颌的牙弓都要涉及，那么结果将是双颌前突。

·拔除4颗前磨牙的病例，覆𬌗将有加深的趋势。当然，有些深覆𬌗的病例，拔除4颗前磨牙仍是必需的，但是医生应意识到可能导致覆𬌗加深的并发症。

·应该尽量避免拔除拥挤的尖牙。虽然一些拥挤的尖牙想要排齐很有挑战性，但是它们几乎都可以被排入牙弓内（Vu，2014）。

·除非遇到特殊情况，拔除一个下颌中切牙也应该避免。假设有这样一个病例：2个尖牙均为Ⅰ类关系，下中切牙中度拥挤，但是大小形态正常，而上中切牙比正常牙明显缩小。这是一个牙齿大小不调（前牙Bolton指数不符）的病例，拔除一个下中切牙，治疗结果可能可以接受。如果所有牙齿的形状和大小都正常，拔除一个下中切牙不会获得很好的咬合关系。理想的咬合关系需要达到以下要求：所有的尖牙和后牙（前磨牙和磨牙）均是Ⅰ类关系，正常的𬌗覆（OB）覆盖（OJ）关系，前牙有适当的倾斜度。

·为避免拔牙，一些医生倾向于减少牙齿邻面釉质（IPR），也称为片切。但是这种方法几乎不可能获得理想的邻面形态。这种不理想的邻接关系可以通过咬合片来证明（图9.5）。

阻生尖牙

下颌智齿是最常见的阻生牙，上颌尖牙是第二常见的阻生牙。然而上颌尖牙无论是在美观还是在功能上，都是很重要的。

尖牙在口角的转弯处，所以埋伏尖牙应尽量保留。如果埋伏尖牙实在不能被排入牙弓，那么可以考虑拔除（只有很少数的病例）或是保留（如果它没有影响）在原位。

最好的用来评价埋伏尖牙状态的工具是锥形束CT（CBCT）和与其相适应的软件。利用这些工具，医生可以看到埋伏尖牙的

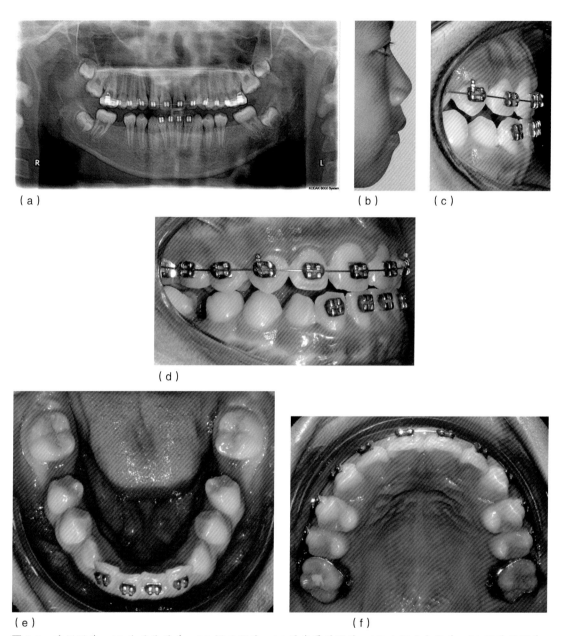

（a）　（b）　（c）

（d）

（e）　　　　　　　　　　　　　（f）

图 9.4　病例照片。(a) 曲面体层片。(b) 侧面照片。(c) 牙齿覆盖照片。(d) 右侧咬合照片。(e) 下牙弓照片。
(f) 上牙弓照片。经 Hung Vu 允许引用

具体情况。根据 CBCT 的扫描结果，精准
进行埋伏尖牙的暴露手术，可以使手术具
有最短的时间、最少的出血量，带来最轻
微的不适感。

　　自从 CBCT 可以给医生提供埋伏尖牙周
围骨的细节后，更多的针对埋伏尖牙的手术

只需在局部麻醉下就可进行。这样，这个手
术就可以由正畸医生独立完成，不需要牙周
和外科医生的帮助。

　　如果埋伏尖牙被不恰当地诊断或治疗，
很可能会导致尖牙丧失活力、牙根粘连、牙
根吸收（可能是嵌入尖牙本身或是相邻牙

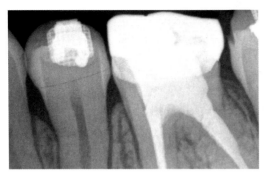

图 9.5　片切牙齿几乎不可能获得理想的邻接关系。
经 Hung Vu 允许引用

齿）、牙周病变（牙槽骨萎缩、牙龈萎缩）、牙齿丧失等并发症。

诊断与治疗

对于埋伏尖牙的诊断和治疗，3 个重要因素是外科手术暴露、牙周问题和正畸牵引。唇侧和腭侧的埋伏尖牙在外科治疗中有所不同。而且，在它们上面黏贴正畸牵引装置的方法也不一样。

根据埋伏尖牙的位置，传统的外科手术如下所示：

·如果埋伏尖牙的牙冠接近膜龈联合处，直接暴露牙齿。

△如果牙龈足够，那么切除牙龈（Kokich，2004）。

△如果牙龈不够，采用根尖移位瓣膜手术（Vanarsdall 和 Corn，1977；Levin 和 D'Amico，1974）。

·如果埋伏尖牙的牙冠距离牙龈较远，采取闭合式牵引（Kokich 和 Mathews，1993）。

问题是，对于腭侧埋伏尖牙，封闭牵引和开放牵引哪种技术更好呢？根据 Burden、Mullay 和 Robinson 的研究（1999），2 种方法都不是很好。

目前，作者发明了一种新的方法，既不

是开放式也不是封闭式暴露。在这种技术中，可以忽视牙齿嵌入的位置和方式。直接开窗在埋伏尖牙上，在用 CBCT 包括 3D 立体视图的展现研究了埋伏牙齿的细节以后，用激光去除软组织。如果埋伏牙的牙冠被骨质包绕，则用低速圆钻头去除覆盖的骨质。使用激光的优点之一是这种手术可以保持创口干燥以便正畸装置容易粘接在埋伏牙冠上。其他优点是痛苦少，并发症少，不需要缝合。由于手术是微创的，伤口及其愈合局限于一个小范围。图 9.6a 展示了一例复杂的左上尖牙埋伏病例。牙齿水平阻生并处于高位，接近鼻腔。CBCT 图像清晰地显示了阻生的位置和方向（图 9.6b,c）。许多牙科专家认为其不可能保留，建议拔除。但是通过适当的治疗计划和操作，牙齿通过手术暴露，使用正畸牵引，在埋伏牙本身和邻牙牙根无任何损害的情况下，将其纳入牙弓（虽然病例尚未完全完成）（图 9.6d）。

下牙弓

第二乳磨牙如果过早脱落，磨牙可能会迅速的近中移动，引起牙弓长度缺失，从而导致恒牙的拥挤或阻生。为了保持下牙弓形态，下舌弓（LLA）可以通过防止磨牙近中移动，保持下牙弓长度或尽量减少牙弓长度的损失。

预防与治疗

下舌弓是一个适应下颌牙齿舌侧弓形的弓丝，在前部接触到下颌切牙。但使用下舌弓容易导致下切牙唇倾。

下面是一个全科医生不正确使用 LLA 的病例。拔除了完好的下颌第一磨牙后（因为错误的原因），他在下颌使用了 LLA。但是为什么使用呢？通常使用 LLA 的目的是防止磨牙近中移动。如果是这样，LLA 的曲

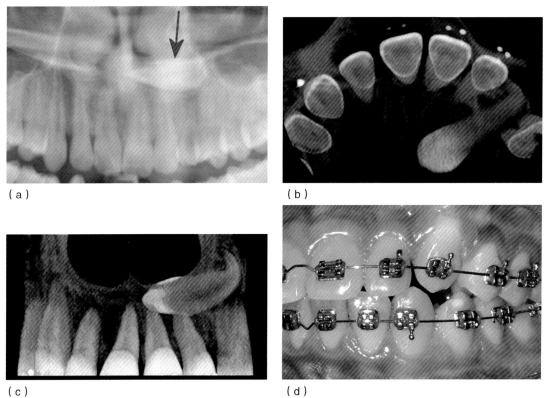

（a）

（b）

（c）

（d）

图 9.6　具有挑战性的埋伏尖牙，#23。（a）最初的全景片，显示牙齿水平阻生并处于高位，接近鼻腔。（b）CBCT 图像，术前影像，前视图。（c）CBCT 图像，术前影像，咬合图。（d）治疗过程中照片

应该接触下切牙的舌侧，但是图 9.7 所示并不这样。

中　线

对一些人来说，正畸治疗的重要目标之一是获得一致的中线。所以，上下中线不一致也被视为并发症。实际上，颌面部有 3 条中线：面中线、上颌中线、下颌中线。面中线是将面部分为两等分镜像的线，上中线是在两上颌中切牙之间的线。同样的，下中线是两下颌中切牙之间的线。理想状态下，这 3 条线应是完全一致的。图 9.8a,b 所示的是 3 条中线完全对齐的病例。只有少数人拥有自然的完美的中线。例如，一个患者的面中线与上颌中线一致，但她的鼻尖左偏一点点（图 9.8c），她的下中线也左偏 1mm 左右（图 9.8d）。

有些人包括普通人、全科医生、口腔专家可能会认为，中线差异是主观上可以被接受或认可的。但客观上讲，中线不一致，这无疑是不完美的。

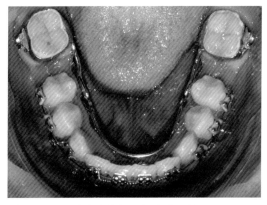

图 9.7　LLA 曲应该接触下切牙的舌侧

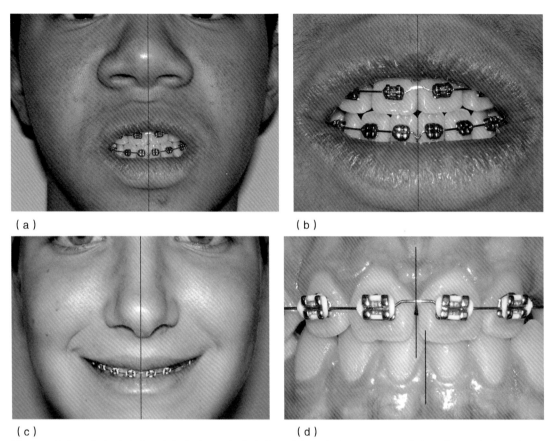

（a）　　　　　　　　　　　　　　　（b）

（c）　　　　　　　　　　　　　　　（d）

图9.8　中线。（a）面中线、上颌中线、下颌中线完全对齐。（b）图a上下颌中线的特写。（c）面中线、上颌中线、下颌中线稍微不齐。（d）图c上下颌中线的特写。经Hung Vu允许引用

重要的是要认识到，磨牙的咬合关系在中线不调上有显著性作用。在一些病例中，磨牙咬合时，偏向地咬合会引起中线移位。第二磨牙经常是这种并发症的原因。这样，在一些病例中，纠正第二磨牙的错𬌗畸形可能会改善中线不调的情况。但是这种并发症可能会发生在一些青少年身上，他们直到正畸治疗结束时第二磨牙都没有完全萌出。

中线不调在关闭间隙时出现率会显著升高。对于前磨牙拔除病例，只要牙弓内有间隙，达到3条中线统一是可以实现的。如果医生不关注中线是否一致并且关闭了所有间隙，那么调整中线的机会将会错失。因为当所有间隙都关闭以后，将3条中线调整一致

会很困难或者是几乎不可能的。如果这样的事件真的发生了，再纠正基本是不可能的。

预防与治疗

考虑图9.9所示的病例。上、下颌中线是一致的，上颌牙弓还有一些间隙（箭头处）。一些医生可能立刻开始关闭间隙，遗忘了面中线。如果上、下颌中线是一致的，一个关闭间隙的方法是用橡皮链连接两侧磨牙，由一侧到另一侧。但是对3个中线的研究显示：患者的上中线向右偏了（与面中线相比）。

对某些患者，纠正这一问题的措施是将上中线左移以匹配面中线。对于这个患者，上颌牙弓左侧的间隙会按照我们的意图来变动。但是有人会问，那么下中线呢？如果下

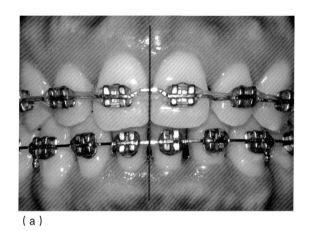

（a）

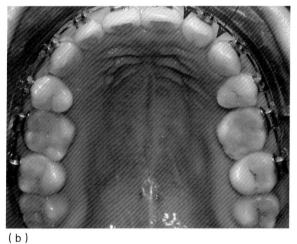

（b）

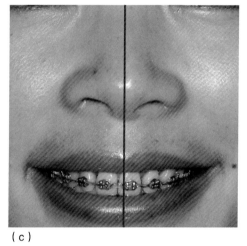

（c）

图 9.9　关闭间隙。（a）上、下颌中线是一致的。（b）上牙弓橡皮链关闭间隙。(c) 上下颌中线与面中线不一致。经 Hung Vu 允许引用

中线不能移动呢？如果是这样，那么就必须要做出一些让步。在审美方面，决定必须要基于患者的偏好。在功能方面，医生必须考虑咬合关系的重要性，包括尖牙关系。

在这个病例中，移动上中线可以通过在患者的左侧增加拉力或者在右侧增加推力来完成。拉力可以通过使用橡皮链或者拉簧来实现，推力可以使用推簧来实现。

闭合的线圈可以产生一种关闭间隙的力，它也被称为拉簧，因它的物理状态是被拉紧的而命名。同理，开放的线圈在压缩状态下可以制造间隙，它的物理状态是被压缩

的。需要注意的是，橡皮链只能提供拉力，不能提供压力。

在关闭间隙上，使用橡皮链是有效的，但不是最好的。用拉簧的效果好但是它有一些局限性。当想要把拉簧放置在没有拉钩的托槽上时，医生只能重新粘贴一个带有拉钩的托槽或者是加一个活动的牵引钩。Kobayashi 结扎也可以用，但是它只能作为一个临时的方案，因为它的拉钩太薄弱了。

开　殆

面部类型有 3 种：高角（长脸）、低角（短脸）、均角（正常）。开殆可以和长

脸型联系到一起。其他造成开𬌗的原因包括以下习惯：吐舌、吮吸手指、咬指甲、口呼吸、吃奶嘴等。

预防与治疗

开𬌗是一个最具挑战性的问题。如果开𬌗是由患者的口腔习惯导致的，那么这些坏习惯必须要纠正。如果这种病例经过正畸治疗后成功改善，但是患者的不良习惯没有纠正，那么复发必然发生。

在正畸治疗中有不同的技术可以改善开𬌗。对于前牙轻度开𬌗，一个最简单的方法就是用带有反 Spee 曲线曲度的 NT 弓丝和加大的 Spee 曲线的 NT 弓丝。这是 2 种相同的弓丝，但是它们产生的效果却是相反的。

我们假设一个患者没有露龈微笑并且前牙轻微开𬌗。为了关闭咬合，反 Spee 曲线曲度的弓丝和加大 Spee 曲度的 NT 弓丝分别应用在上牙弓和下牙弓以移动前牙。

而对于严重的开𬌗，则需要正颌手术。需要强调的是，在这里推荐的治疗方法都是简单的。因为所有患者的情况都是不同的，在每例病例治疗前，必须要作出详细诊断。

正畸记录：不回顾 X 线片的风险

收集一套完整的正畸病例记录，必须在作出正确诊断之前制定一个治疗方案和一个备选方案，如果医生在患者日常复诊时不回顾以往的 X 线片是很危险的。

全面正畸的检查标准，必须收集以下的记录。

· 口腔治疗史、治疗同意书、费用知情同意书。

· 全景曲面体层片。

· 口腔模型（研究模）。

· 照片（牙齿的、口外的和口内的照片），至少要采集以下 8 张。①面部和头部的 3 张口外照片：不微笑的正面照、微笑正面照、侧面照；② 5 张口内牙列的照片：中间咬合照、右侧咬合照、左侧咬合照、上颌牙列、下颌牙列。

· 头颅侧位片和它的描摹图。

· 诊断和供选择的治疗计划。

对于成年患者，除以上项目以外，还需要收集生物学宽度（BW）和根尖（PA）X 线片。

在现代正畸治疗中，随着 CBCT 的出现，改良了关于正畸治疗 X 线片的记录。全面的正畸治疗，应该拍摄 CBCT 扫描片，但是是否拍摄应取决于医生和患者。如果患者是未成年人，必须由他的家长或者他的合法监护人做决定。一些人可能会觉得 CBCT 会将患者暴露在更高剂量的射线中。但是这是错误的。的确，CBCT 会以一个很大的视野范围（FoV）扫描全部头部区域，比集中的扫描小 FoV 有更高的射线剂量。但 CBCT 扫描时间短，减小了电压（kV）和电流（mA）值，射线剂量比一组全口的 X 线片少很多，但是关于拍摄哪种射线片的决定还是要取决于想要获得哪种明确的诊断。

也许有人会问，有了头部 CBCT 扫描结果，还需要再拍摄二维（2D）的头颅侧位片来做正畸记录吗？答案是需要，有 2 个原因。第一，2D 头颅侧位片可以做传统的 2D 描摹和分析。头侧的图像可以在 CBCT 中获得，但是其中不包括 2D 头颅侧位片描摹的标准标记和分析数据。2D 头颅侧位片射线剂量是非常小的。第二，为了获得高品质的 CBCT 图像，下巴上的软组织必然是扭曲的。因为为了得到清晰的 CBCT 图像，患者的头必须要紧紧地固定在 CBCT 机器的固定部分上，导致下巴软组织严重变形。

在每一次复诊时，医生应快速地回顾患

者的正畸记录。在某些情况下，在日常正畸复诊中不回顾病例是很危险的。

预防与治疗

下面的病例展示了在正畸治疗过程中，由于不回顾病例而引发的很严重的并发症，导致了一个不可逆转的损害。很明确的，这个结果显然是因为没有回顾 X 线片观察埋藏在下方的牙齿。

这个病例是一个在知名医生那里接受了几年治疗的正畸患者。这个患者在上颌第一前磨牙和第一磨牙之间有小间隙。医生试图用橡皮链来关闭缝隙。显然他没有注意或者是不记得患者有阻生的上颌第二前磨牙。其

间，患者经历了一段痛苦的时期。患者的全景曲面体层片（当时拍摄的，没有展示）所示，患者确实有阻生的上颌第二前磨牙。在作者向患者家属介绍了补救措施以后，医生才在上颌第一前磨牙与第一磨牙之间放置了推簧来创造间隙。这样的病例如果没有放射学影像，很多医生都会自然地跳到关闭间隙的步骤。在转诊之后，患者的正畸记录才拿出来，全景曲面体层片和照片（上颌牙弓）如图 9.10a,b（现有的弓丝已经拆除）所示，图 9.10a 显示了埋伏的上颌第二前磨牙。后来，在治疗的初期阶段，拍了照片，上颌牙弓如图 9.2b 所示。注意，这更清晰地比

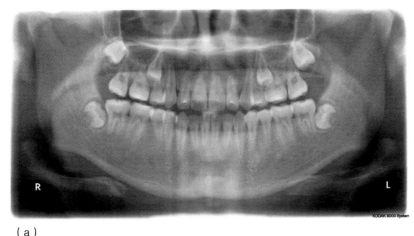

(a)

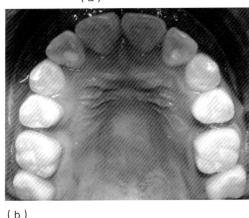

(b)

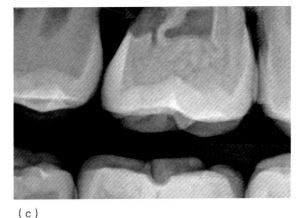

(c)

图 9.10　拆除现有弓丝后：（a）全景片，（b）上牙弓。正畸治疗后：（c）#26 近中面釉质牙骨质界（CEJ）处不可逆转的损伤。经 Hung Vu 允许引用

较了粘接磨牙颊面管和放置磨牙带环的区别（图9.2a）。几年以后正畸治疗的结果，左上第二前磨牙被牵引到了上颌牙弓内，图9.10c显示了在左上第一磨牙的近中面釉质牙骨质界（CEJ）处留下了不可逆转的损伤。这个损害与治疗开始时拍摄的全景曲面体层片影像是一致的，虽然全景曲面体层片只是2D图像。CBCT扫描可以展示损害的3D范围。

如果不了解患者的正畸治疗史，这个病例应该被诊断为先天性外吸收。但是事实是这个病例的外吸收不是先天性的。迹象表明，再吸收现象仅仅是因为之前的医生没有注意到放射学影像而造成的。他忘记了埋伏的第二前磨牙的存在并且尝试关闭间隙。

过矫正

在临床正畸中，想要达到既有效率又有效果是很有挑战性的。为了这个目标，医生需要在最短的时间内，利用最好的力学原理，在不造成任何损害的情况下达到治疗效果。举例来说，医生可以重新定位有一点过矫正的托槽，以在短时间内达到预想的结果。

深覆𬌗与深覆盖

深覆𬌗（OB）与深覆盖（OJ）在正中矢状面最容易说明。深覆𬌗是上颌中切牙覆盖下颌中切牙切缘在垂直向的重叠。另一方面，深覆盖是上颌中切牙切缘覆盖下颌中切牙的水平方向上的重叠。理想的覆𬌗应该是覆盖下中切牙牙冠的1/4左右。理想的覆盖关系大约是1~2mm——源于上、下颌切牙的倾斜程度——在牙尖交错位（ICP）时上切牙的舌侧切1/3处恰巧触碰到下切牙唇侧切1/3处。

如果一个患者有深覆盖，那么他们也常常会有深覆𬌗。这种情况主要表现在Ⅱ类1分类关系的错𬌗畸形患者中，其上颌中切牙的倾斜程度正常或过大。

对于Ⅱ类2分类的错𬌗畸形患者，他们的上颌中切牙倾斜度相反，覆盖关系可能是正常的。

预防与处理

当患者深覆𬌗时，正畸治疗时间将会比普通病例更长。在估计治疗时间时，如果医生没有意识到这一点，这可能是一个主要的并发症。对于深覆𬌗的病例，拔除4颗前磨牙可能使正畸治疗更复杂，因为在拔除前磨牙病例关闭间隙时可能会使咬合变得更深，除非应用一些特殊的装置来控制咬合。一个最简单的打开咬合（或者是控制咬合）的方法是在下颌牙弓应用RCOS NT弓丝，上颌牙弓应用ACOS NT弓丝。

当患者深覆盖时，常规的治疗方法是在2个上颌第二前磨牙都是健康和值得保留的情况下，只拔除2个上颌第一前磨牙。另一个方法是，在余留牙齿均是健康和值得保留的情况下，拔除4颗前磨牙：2颗上颌第一前磨牙，2颗下颌第二前磨牙。需要注意的是，这只是一个简单的拔牙方案，拔除哪颗牙取决于多重因素，如果病例需要，还包括正颌手术的可能性。

推和拉

在正畸临床应用力学中，一个最重要的考虑因素就是推力或者拉力。推力通过应用NT推簧来完成（图9.11a）。另一方面，拉力可以使用拉簧或者是橡皮链来完成（图9.11b）。典型的正畸病例用拉簧和推簧分别来达到关闭和打开间隙目的。但是有医生可能更喜欢用弹力线和压缩的弹簧线圈来达到目的。如果从经济上考虑，橡皮链比NT弹簧便宜很多。但是NT弹簧更有效。原因是橡皮链仅仅是在最开始能提供全部的拉

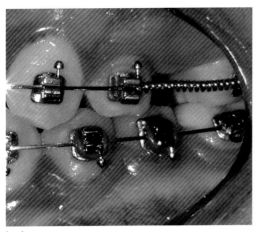 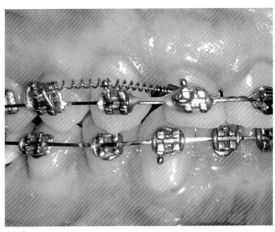

（a）　　　　　　　　　　（b）

图 9.11　NT 弹簧和橡皮链。（a）推簧。（b）拉簧和橡皮链。经 Hung Vu 允许引用

力，但是被拉伸之后很快就会失去它的弹力，尤其是在过度拉伸后，这在病例中经常出现。NT 弹簧只要没有被牵拉超过它的弹力限度，则可以保持很长的一段时间。

有一些正畸医生称橡皮链为能量链。但是这是错误的命名，因为能量这个词通常用来形容在外力作用下可以产生动力的装置，比如安上电池或者接通电源。而橡皮链既不需要电池也不用连接任何电源接口。

橡皮链通常分为 3 个型号：连续橡皮链、短间隔橡皮链、长间隔橡皮链。医生应该在关闭间隙时挑选合适的型号，以使橡皮链被适当适度地拉伸。

NT 拉簧分为几个不同长度：9mm、12mm、14mm、16mm 和 18mm。每种长度又按照力量的大小分为 L（轻）型号和 M（中）型号。

医生不应过度拉伸橡皮链。一些医生用"超过弹性"一词来形容被过度拉伸的橡皮链。

橡皮链只能提供拉力，但是弹簧既可以提供拉力（拉簧）也可以提供推力（推簧）。当橡皮链或拉簧被拉伸不足时，它不会为牙

齿移动提供必要的拉力。另一方面，如果它们被过度拉伸时，它们会提供更大的拉力，可能会使托槽脱落或给患者带来痛苦。所以拉伸多长是合适的呢？我们将在下文中给出答案。

预防与治疗

当然，出于好奇，你可以使用测力器来测量拉力。对于橡皮链来说，医生可以仅仅通过观察橡皮圈的形变来估计拉力水平。

例如，图 9.12a 展示了使用橡皮链关闭上颌 2 个中切牙间隙的病例。由于上颌中切牙有严重的牙根吸收情况，所以需要使用轻力移动牙齿。对于这个特殊情况，通常会使用中间有额外连接部分的连续橡皮链。一段 3 个连接体的橡皮链比 2 个连接体的长间隔橡皮链长一点。可以看到右侧的橡皮圈已经极度变形。可能发生的 2 种极端情况：①如果橡皮圈保持现有状况则不会产生拉力；②用力过度。另一个例子如 9.12b 所示：用橡皮链关闭下颌两中切牙间隙。这种情况通常会用长间隔的橡皮链。可以通过比较形变和未形变的部分看到橡皮链向右侧伸长。虽然在牙齿不清洁时用强力使它们移动是禁忌的，

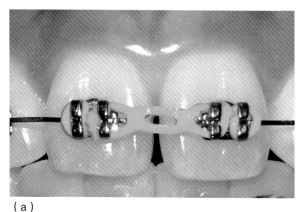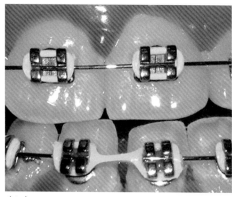

（a）　　　　　　　　　　　　　　　　　（b）

图 9.12　橡皮链的使用情况。（a）关闭上颌间隙。（b）关闭下颌间隙。经 Hung Vu 允许引用

这个病例也可以展示另一种在儿童正畸患者身上发生的并发症：口腔卫生不良。建议牙齿比较清洁和不带托槽的人群每 6 个月做一次牙齿洁治，带托槽的人群每 3~4 个月做一次牙齿洁治。对于一些特殊人群，他们需要更频繁地去看口腔科门诊。牙周组织健康对正畸牙齿移动是至关重要的。

牙根平行度

即使本着最好的目的，在正畸治疗过程中，牙齿状况可能会变得更糟，而不是更好。一个最常见的并发症就是牙根平行度。重要的是在去除托槽前医生要检查牙根平行状况。在实际中，有些医生没有全景机，需要到其他地方拍摄最初和最后的全景片。由于这样很不方便，他们不可能为了治疗结束前检查牙根平行而拍摄全景片。

理论上，全口牙齿的牙根是平行的且垂直于咬合面的。一个理想的牙根平行的病例如图 9.13a 所示。另一方面，这个病例的牙根平行没有达到图 9.13b 所示的那么完美：右上尖牙和左上尖牙。但是美国正畸学会没有要求尖牙的牙根必须平行于邻牙。这种要求是基于全景曲面断层片在尖牙区域的图像会被扭曲。但是 CBCT 扫描，可以更容易地核实尖牙的牙根是否平行于邻牙。

一些人利用牙根成角的方法来讨论牙根是否平行。这种方法可能只适用于 2D 的全景片，而对于 3D 的图像不是一个好方法。在全景曲面体层片上，牙根成角是近中 – 远中的倾斜度，但是在严格意义上来讲，3D 上也意味着颊 – 舌向的倾斜度。

需要强调的是全景图像可以是一个传统的 2D 全景 X 线片或者是 CBCT 3D 数据重建出来的图像。

预防与治疗

检验牙根是否平行，如果 BW 和 PA 可以应用，医生可以通过这些射线片来推断出结论。但是这些射线片可能无法给出准确的结果，因为拍摄时的角度可能会偏斜。

最好拍摄一张全景 X 线片。但是有人会问，那么射线的辐射剂量呢？只是为了核查牙根是否平行，没有必要用标准设置来拍摄高清晰度的全景图像。我们需要的只是看清楚牙根的影像，因此参数 kV 和 mA 应减少到最低限度。这样，辐射剂量可能比普通的牙片更少。

牙根吸收

牙根吸收（RR）的原因是多方面的，

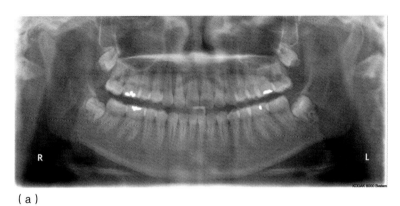

（a）

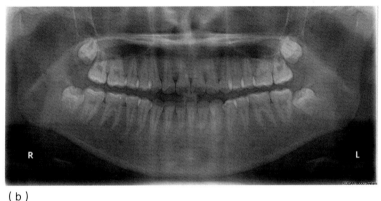

（b）

图 9.13　牙根平行。（a）平行的牙根，除去第三磨牙。（b）右上尖牙（#13）的牙根与邻牙牙根不平行。经 Hung Vu 允许引用

而主要的风险因素是遗传或者个体的敏感性。牙根吸收是不可预测的，但不幸的是它在正畸治疗中经常发生。

Weltman 等（2010）指出："很多口腔全科医生和专科医生认为牙根吸收是可以避免的，而且认为在正畸治疗过程中发生牙根吸收应由正畸医生承担责任。"但是这是一个错误的观点。虽然很多文献都报道了牙根吸收的危险因素，但其确切的病因尚不清楚，甚至是先天的。

与正畸有关的牙根吸收主要位于根尖部；被称为根尖吸收（ARR）或牙根外吸收（EARR）。根尖吸收在乳牙和恒牙的根尖部都有发生，但是乳牙牙根吸收是一种正常的生理现象，而恒牙的不是。图 9.14 是根尖吸收的病例。这名患者之前在其他地方接受过正畸治疗。

牙根吸收可以分为内吸收（IRR）和外吸收（ERR）。牙髓炎是牙根内吸收的原因，它导致根管内牙本质丧失。牙根内吸收分为 2 种类型：替代性吸收和炎症性吸收。牙根外吸收可分为 4 种类型：表面吸收、炎症性吸收、置换吸收和牙根粘连。外吸收可能发生在外伤以后，例如牙脱位、牙撕脱和牙再植。炎症性牙根外吸收可以进一步分为牙颈部吸收和牙根尖部吸收。

正畸导致的炎症性牙根吸收（OIIRR）需要医生特别关注。Brezniak 和 Wasserstein（2002）表示："口腔正畸学是唯一的应用炎症反应解决美观和功能问题的牙科专业。"

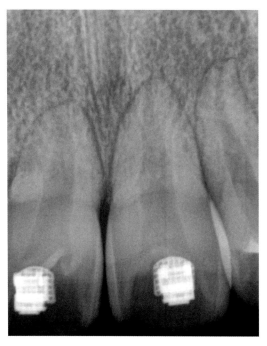

图 9.14　上切牙根尖片。经 Hung Vu 允许引用

根据 Massler 和 Malone（1954）的研究，Bates 在 1856 年首次提出牙周膜的创伤导致恒牙牙根吸收。Reitan 认为 1887 年 Schwarzkopf 首次在拔除的牙齿上发现根尖吸收（1974）。Schwarz 记录（1931）正畸力的第一次实验是 1904 年 Carl Sandstedt 在动物身上完成的，Meikle（2006）有同样的报道，但是时间是 1904—1905 年。当 Ketcham 报道根尖吸收和正畸治疗有关时（1927，1929），它成了正畸医生关注的主要问题。

对于一些不太幸运的正畸患者，牙根尖吸收是必然的结果。

生物学

破牙细胞可以吸收牙体组织——牙骨质、牙本质、牙釉质，它们在组织学上与吸收骨的破骨细胞相似。破牙细胞来源于单核细胞，它们可以通过血管移动到吸收的位置，在那里融合成多核细胞（Nanci，2003）。

破牙细胞也存在于牙骨质和牙本质的牙周膜（Newman 等，2002）。专门吸收牙骨质和牙本质的破牙细胞也被称为破牙骨质细胞和破牙本质细胞。

根据 Newman 等（2002）的报道，恒牙不会像乳牙一样有生理性的吸收。萌出的和未萌出的牙骨质都可能发生吸收。而吸收可能是微观的，也可能是肉眼可见的，后者可以通过射线片观察。牙骨质吸收很常见，它可能发生在任何人的身上。Henry 和 Weinmann 发表的一篇论文，包括 261 颗牙齿的 922 个部位，91%（236 颗）的牙齿发生了吸收，而且约有 77%（708 个部位）的吸收发生在根尖 1/3 处。在这项研究中，所有吸收区域中的 70% 局限在牙骨质上，而牙本质则不受影响。导致牙骨质吸收的原因可能是局部的，也可能是全身的，或者是一个未知的病因。牙骨质吸收出现在牙根表面的凹陷。在发生吸收的牙骨质附近一般可以看到多核巨细胞和单核巨噬细胞。再吸收可能延伸至牙本质甚至是牙釉质区域。在牙根表面，牙骨质吸收和沉积交替进行。嵌入式的牙周膜纤维与新生的牙骨质重新建立功能关系，牙骨质的修复再生需要连接组织的存在。牙骨质修复可以发生在死髓牙或者活髓牙中，但是如果上皮细胞迁移到吸收区域，修复则不能完成。

根骨粘连是牙周膜消失，牙骨质和牙槽骨融合。根骨粘连发生在牙骨质吸收的牙齿上，是一种异常修复。牙根吸收了，后被骨头代替。根骨粘连也可以发生在慢性根尖周炎、牙再植或是咬合创伤以后（Newman 等，2002）。再植牙会普遍出现骨结合，而后失去牙根。

破骨细胞和破牙细胞是牙齿萌出的必需

细胞，但是当恒牙有内吸收或外吸收时，他们可能造成并发症。

牙根吸收的危险因素

正畸治疗中的暂停

正畸过程中的暂停可能有助于减少牙根吸收，为牙骨质吸收创造机会治愈和修复，防止再吸收（Reitan，1964；Dougherty，1968）。但是间歇的、反复的正畸力肯定是有害的（Hall，1978）。实际问题是关于这个并发症应怎样应用在临床正畸中的暂停，比如暂停的最佳时间和频率。

精准矫治器 vs 托槽

精准矫治器施加在牙齿上的力是间断的。但是施加在托槽上的力是持续不断的。Roscoe、Meira 和 Cattaneo 论证了精准矫治器和托槽的正畸力系统与牙根吸收之间的联系（2015）。他们发现正畸力大小与牙根吸收、治疗时间与牙根吸收之间均存在着联系。在另一个比较精准矫治器和托槽的论文中，作者证明精准矫治器也会发生类似轻力托槽一样的牙根吸收（Barbagallo 等，2008）。Boyd 发表（2007）的关于 Invisalign 矫治器的研究表明没有可测量的牙根吸收。但是Brezniak 和 Wasserstein（2008）通过展示一个应用 Invisalign 矫治器的患者的病例来反驳这一观点，这位患者的 4 颗上颌切牙有严重的牙根吸收情况。

生物学因素和机械力学因素

生物因素包括个体易感性、遗传、全身因素、营养、年龄、性别、以前的牙根吸收、习惯、牙齿结构、外伤史、牙髓治疗、牙槽骨密度、错𬌗畸形的分类等。机械因素包括矫治器（固定矫治器 vs 活动矫治器，精准矫治器；Begg vs 方丝弓）、颌间牵引（橡皮圈）、拉簧、推簧、拔牙对抗不拔牙、片切、

正畸力（连续力 vs 间断力）、快速移动力、咬合创伤。

正畸治疗时间

根据 Brezniak 和 Wasserstein 的观点（1993a 和 1993b），正畸治疗应尽早开始，因为生长期的牙根较少有牙根吸收，并且年少的患者对于咬合的改变有更好的适应性。

牙齿的移动类型

任何类型的牙齿移动都会造成牙根吸收，而且压入力是最具破坏性的（Reitan，1985）。埋伏尖牙发生牙根吸收的概率很高（Linge 和 Linge，1991）。如果暴露埋伏尖牙的手术进行得很成功，并且尖牙在萌出过程中与它的邻牙没有碰撞，那么施加在埋伏尖牙上的、正畸牵引力提供的牙齿萌出力将会对它的相邻切牙造成压入力。这就是一个关于作用力 - 反作用力的直接的力学结果，即牛顿第三定律。这样，根据这些资料，这个压入力将会导致高风险的牙根吸收。

可预见性

牙根吸收是不可预测的，可以发生在任何敏感的正畸患者身上。

年　龄

乳牙的牙根吸收是一个正常的生理现象，但是对于恒牙来说则不是（Brezniak 和 Wasserstein，1993a 和 1993b）。

·生理年龄。大多数研究报道牙根吸收在成年患者中更常见，因为牙周膜和牙槽骨中的血管变少，再生障碍（没有发育成新组织的趋势），所以导致牙根吸收敏感性升高（Reitan，1985）。年轻患者的牙周膜可能会更容易适应咬合的变化。但是少数的研究表明，在正畸过程中，牙根吸收与患者年龄之间没有联系。

·牙齿的年龄。Rosenberg 报道（1972），

在正畸过程中，没有完全形成的牙根比完全形成的牙根出现牙根吸收的情况少。换句话来说，牙根吸收在青少年后期和成人之间发生的更频繁。据 Massler 和 Malone 所述（1954），牙根吸收的发病率随年龄而增长，与是否经过正畸治疗无关。

所施加力的大小

据 Schwarz 报道（1931），在正畸力的压力小于 20~26g/cm^2 时牙根吸收会停止，但是 Miura 认为（1975）压力的极限值更高。然而，即使不接受正畸治疗，一些易感体质的个体也会出现牙根尖吸收（Massler 和 Malone，1954）。虽然在临床正畸治疗中应该使用适当的轻力，但是如果一些正畸专家建议其他医生，"为了避免牙根吸收，只用很轻的力"，这可能是错误的或者说太过简单化。原因是即使医生应用最轻的力来移动牙齿，牙根吸收仍然可能发生在一些有遗传倾向或个体易感性的患者身上。此外，施加在一些牙根表面的高强度压力可能是来自患者自己的强大的咬合力。这个高强度的压力可能与正畸治疗无关，除非医生在移动牙齿的过程中间接制造了咬合创伤。

正畸治疗结束后

一些学者认为，一旦正畸治疗结束，与正畸治疗相关的吸收应该停止。矫正结束后的牙根吸收可能与正畸以外的因素有关，例如咬合创伤。一些研究表明，有些牙根吸收甚至发生在正畸保持阶段。

正畸治疗期间

许多研究都认为牙根吸收与正畸治疗有直接关系，但是少数的研究则不支持。

影响牙根吸收的其他因素如下：

· 牙齿移动的总量（Mirabella 和 Artun，1995）；

· 种族差异（Sameshima 和 Sinclair，2001）；

· 营养因素（Marshall，1929；Becks，1936）和之前的创伤（Linge 和 Linge，1983）；

· 性别（McNab 等，1999；Marshall，1929）；

· 全身系统因素（McNab 等，1999）。

牙齿大小的差异：上颌侧切牙过小

对于一个完成的正畸病例，基本要求是关闭所有的间隙。但在某些情况下，仅通过正畸治疗是不可能满足这一要求的。

理想的治疗效果，尤其是咬合方面，上颌牙齿必须与下颌牙齿相匹配。这种关系类似于一个锁和它的钥匙，或盖子和它的锅。与塑料牙齿不同，天然牙有时不具有理想的大小和形状。如果牙齿的大小相差太多，正畸医生则需要请全科医生一起来为患者提供将异常牙齿改变成合适的大小和形状的治疗方案。

预防与治疗

一些患者出现了过小的上颌侧切牙，也被称为是锥形牙。下面的病例展示的是一名出现过小牙的女性患者（图 9.15a,b）。

认识到牙齿大小不符的并发症，正畸医生向患者及其母亲解释，在正畸治疗接近尾声时，患者需要全科医生的帮助。随后，患者选择了传统的双翼金属托槽（无图片）。

在正畸治疗结束后，患者已经准备好去看她的全科医生。必须强调的是，患者在接受全科医生治疗之前，中切牙和侧切牙必须要在合适的位置与方向上，并且要使它们的牙根与邻牙平行。

在这个病例中，对于上颌锥形侧切牙，应用复合材料粘接的程序由一位经验丰富的

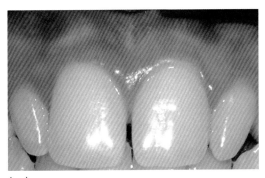

（a）

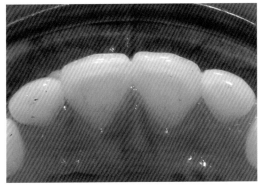

（b）

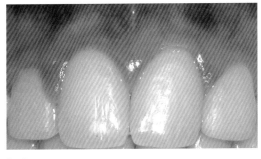

（c）

图 9.15 过小的上颌侧切牙。（a）正面照片。（b）𬌗面照片。（c）正畸治疗后的树脂修复。经 Hung Vu 允许引用

全科医生完成，恢复了正常的大小和形态(图9.15c)，后期，患者也进行了牙齿美白。

反 𬌗

反𬌗是外行经常应用的词语，而正畸医生会使用正确的术语：前牙反𬌗或者是后牙反𬌗。这种情况经常会与Ⅲ类错𬌗畸形一同出现，但也并非一定同时出现。

预防与治疗

有许多不同的方法可以用来治疗这种类型的问题。本章简要讨论如下。

对于一些轻度前牙反𬌗并且是Ⅲ类错𬌗畸形的患者，如果患者有良好的配合性，那么用橡皮圈Ⅲ类牵引就可以成功地矫正。

对于有中度反𬌗的患者，一个治疗方案是拔除下颌第一前磨牙和上颌第二前磨牙——前提是余留牙齿都是健康的并且值得保留的。对于Ⅲ类错𬌗畸形的患者，只拔除下颌第一前磨牙经常会导致在正畸治疗结束时咬合关系不好。还有，值得强调的是这种拔牙建议过于简单，因为决定拔除哪颗牙齿要取决于多种因素，其中包括对于严重的骨性Ⅲ类错𬌗畸形的年轻成年患者需做正颌手术。

白色斑点

牙齿上的白色斑点病损是轻度氟斑牙（稍过量摄入氟）或牙齿脱矿 / 脱钙（有机物或矿物盐的损失）的典型表现。虽然这2种疾病在牙釉质上有相同的表现，即白色斑点，但是他们有明显不同的物理特征。

氟斑牙是由于在釉质形成期过多摄入氟而引起的牙釉质缺陷（矿化不全或发育不全）。对于儿童来说，这种问题常常是由于他们摄入了含氟牙膏。轻度的氟斑牙导致釉质上出现白斑或白线或者是不透明斑块.中毒和重度的氟斑牙则会在釉质上出现白垩色的不透明斑块或斑点状阴影（Cameron，2003）。轻度氟斑牙，釉质是光滑的、有光泽的，并且不会受龋病的影响。损害"lesion"一词是由拉丁语的"laesio"衍生而来，意思是损伤，所以轻度氟斑牙不应被视为是损害。

另一方面，这种脱矿可以定义为"表层牙釉质不同于龋损的多孔状"伴有"白色、

牛奶状斑"（Summitt 等，2006；Maxfield 等，2012）。

牙菌斑和龋病

牙菌斑由许多微生物和它们的细胞外产物组成，而其中的有害产物为酸性。大多数微生物是细菌，一些在牙菌斑内的微生物还没有被识别，非细菌性的微生物包括支原体菌种、酵母菌、原生动物和病毒（Contreras 和 Slots，2000）；菌斑也包括一些宿主细胞，即上皮细胞、巨噬细胞和粒细胞（Newman 等，2002）。

龋病或龋性损害是一种感染性病，革兰氏阳性菌中的变形链球菌菌种和远缘链球菌会导致龋病（Balakrishnan 等，2000）。这些细菌可以在酸性（低 pH）环境中生存。

唾液的 pH 值是 6.75~7.25，支持许多细菌的生长，离子成分可以提供缓冲性能以及牙釉质再矿化（Marsh，2000）。当菌斑 pH 值低于 5.5 的临界水平时，它的酸性产物则开始使牙釉质脱矿（Cameron，2003）。如果脱矿占优势，则导致不透明的、粗糙的白垩色病损。这种病变被称为白色斑点病损。

在健康的口腔环境下，牙菌斑微生物稳定从而保持健康的平衡，但是在病态情况下，成分则会转变。

对于戴着托槽（固定矫治器）的正畸患者来说，保持托槽和牙齿不堆积牙菌斑是很困难的，且花费时间。所以，对于那些不能保持良好口腔卫生的患者，必然的结果形成白色点状病损，并且通常在托槽边缘。也可以在龈缘处。

在口腔环境中，存在着牙釉质脱矿和再矿化之间的相互转化过程，而在脱矿作用占主导地位时，白色点状病损（WSL）出现。WSL 是由于脱矿继而形成空泡样的病损，

最后形成空洞样病损（Fejerskov 和 Kidd，2003；Guzmán-Armstrong 等，2010）。

WSL 会影响我们成功的正畸治疗的效果。虽然保持牙齿清洁的责任在患者身上，但是如果在患者和正畸医生、全科医生之间建立一个很好的联系，釉质脱矿是可以预防的。

图 9.16 是一个釉质脱矿的病例。出现了斑点并且有黄色的染色。这位患者曾经接

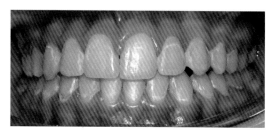

图 9.16　正畸治疗后釉质脱矿，有部分黄色斑点。经 Hung Vu 允许引用

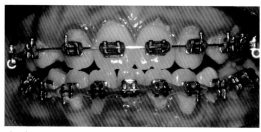

（a）

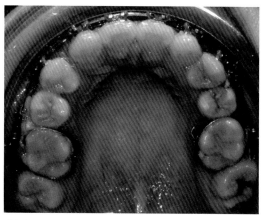

（b）

图 9.17　口腔卫生差。（a）咬合照片。（b）上牙弓照片。经 Hung Vu 允许引用

受过正畸治疗，而后到作者处更换丢失的保持器。脱矿已经广泛发生，但是应该继续预防不可逆的损害。在这个病例中，患者是否遵从口腔卫生宣教或者拒绝去全科医生处清洁牙齿，或者正畸医生在定期正畸治疗期间有否给患者很好的口腔卫生练习，这对我们来说都是不可知的。

另一个例子如图 9.17 所示。这位患者先前在其他医生处接受正畸治疗，而后来到了作者的工作室进行评估。她有严重的牙龈炎，并且有很多牙菌斑堆积。这种情况，必然会导致牙齿釉质脱矿。

预防与治疗

预防牙齿釉质脱矿的最好方法是保持良好的口腔卫生。一个众所周知的事实是血糖控制不佳的糖尿病患者更易患龋齿。但是对于口腔卫生不好或者是不遵医嘱的患者又会怎样呢？

为了预防，McDonald、Avery 和 Dean（2004）建议牙菌斑控制需达到以下 2 个目标：①清除龈上菌斑来预防龋齿，可以直接减少变形链球菌的数量（革兰氏阳性菌）；②清除龈下菌斑来预防牙龈炎，可以直接减少革兰氏阴性菌的数量，因为导致牙龈炎的牙菌斑主要由革兰氏阴性菌组成。伴放线杆菌和牙龈卟啉单胞菌是牙周病的致病菌（Newman 等，2002）。

为了预防和治疗釉质脱矿，Guzmán-Armstrong 等（2010）推荐了以下方法（根据患者的情况）：含氟牙膏、含氟凝胶、含氟涂料和口腔冲洗，抗菌剂，木糖醇口香糖等。

含氟牙膏及含氟凝胶

每天 2 次高浓度（1500~5000mg/kg）的含氟牙膏或凝胶（在正畸治疗期间）可以抑制脱矿（Derks 等，2004；Baysan 等，2001）。

氟保护漆

建议中度和高度患龋风险的正畸患者，每 6 个月在医生的诊室使用一次氟保护漆，如有必要，每 3 个月进行 1 次（Am. Dent. Assoc. Council of Scientific Affairs，2006a 和 2006b）。

氟保护漆，通常含有 5% 氟化钠（NaF）或 22 600mg/kg 的氟化物，它不是一个永久性的涂料，但它在牙齿表面提供一个高氟浓度区。这是一个树脂基质的涂料，溶解在酒精里的氟化钠液体，在接触唾液以后迅速分解。使用时建议涂料在牙面上至少存留大约 4~6h。在大多数国家，氟保护漆必须由专业的口腔医生给予使用（ASTDD，2007）。

氟保护漆有高露洁 PreviDent® 涂料、MI 涂料（GC America）、Clinpro 白色涂料（3M ESPE）和 Premier Enamel Pro® 涂料。不同的厂商生产不同的氟保护漆，释放不同数量的氟化物、钙离子和磷酸盐离子。MI Varnish 是含钙和磷酸盐的局部含氟涂料，它释放大量的氟化物和钙离子，而 Premier® Enamel Pro® 涂料则释放更多的磷酸盐离子（Cochrane 等，2014）。

值得注意的是，氟保护漆的禁忌证是坏死性溃疡性龈口炎，也称为急性坏死性溃疡性龈炎（ANUG）或战壕口腔牙龈炎。

根据 ASTDD 的论述（2007），氟保护漆在预防乳牙和恒牙龋齿方面均有效。但是美国食物和药品管理局经过检验证明，氟保护漆只用于治疗牙本质过敏，而不用来预防与治疗龋病。

含氟漱口水

有人认为含氟漱口液可减低正畸治疗中

牙齿脱矿的严重程度，但很少有证据支持这个观点。

抗菌剂：氯己定葡糖酸盐

氯己定漱口水，考虑到它可能将口腔内微生物菌群环境由不利菌群转化成有利菌群，所以在防止正畸患者发生牙齿脱矿方面可能是有用的。但是氯己定漱口液会造成着色，所有它不是很受欢迎。

木糖醇口香糖

Guzmán-Armstrong 等（2010）认为木糖醇口香糖是不会产生龋齿的，而且效果与抗菌剂相像。1989—1993 年的 40 个月中对步兵队的研究，Makinen 等（1995）总结出，对于减少患龋率来说，与其他口香糖相比，木糖醇是最有效的药剂。

第 2 部分：正畸相关的牙周并发症

引　言

牙周健康与正畸牙齿移动之间的关系尤为重要，不可忽视。医生在治疗前应熟知常见牙周病与正畸治疗间的相互关系。这包括对牙周疾病（牙龈炎、牙周炎、牙龈增生、牙龈萎缩和牙周脓肿）的发展、预防和治疗的基本认识。

不协调的治疗计划

避免并发症：正畸患者的牙周治疗计划（Mathews 和 Kokich，1997；Vanarsdall，1981；AAP，2003；Diedrich、Fritz 和 Kinzinger，2004；Milano 和 Milan，2012）。

联合正畸治疗与牙周治疗需要一个协调的治疗计划，一个从开始到结束的"路线图"。

正畸治疗之前

- 全面的牙周检查。
- 诊断。
- 预后。
- 与正畸治疗相协调的治疗计划。
- 口腔卫生宣教。
- 非外科手术治疗方法（刮治术、根面平整术、不良修复体、龋病）。
- 重新评价。
- 牙周外科手术对于不接受刮治、根面平整术以及不遵从规定的预防和维护计划的患者。
- 牙龈增生（如牙龈萎缩、薄弱组织、根面暴露）。
- 系带切除术。
- 尖牙暴露手术。

正畸治疗期间

- 预防维护。
  - △加强口腔卫生。
  - △控制菌斑——与牙龈炎有关。
  - △监控危险因素。
  - △协调正畸治疗与预防性治疗的就诊时间。
- 尖牙暴露手术。
- 紧急就诊。

正畸治疗期间和正畸治疗结束后

- 最终的外科手术：去骨手术和再生疗法。

牙周炎和软组织转移的外科手术可以在正畸治疗的任何时间开展。治疗时机的选择取决于临床检查结果。在正畸牙齿移动之前要努力阻止牙周疾病的进展。对于牙菌斑引起的牙周炎症，最常见的治疗方法是非外科治疗，例如口腔卫生宣教和牙周洁治术（Sanders，1999）。然而，如果发现治疗不彻底或是在正畸牙齿移动过程中有疾病复发，应采取额外的治疗来控制牙周炎和疾病的发展。如果炎症可以通过多次非手术治疗或者牙周手术得到控制，那么骨再生手术可以推迟到正畸治疗结束后。这样的考虑是由于在正畸移动过程中可以发生骨形态改变，这可能会缩小手术需要的范围。在任何外科手术的愈合期，都建议延迟正畸牙齿移动（Brown，1973；Diedrich、Fritz 和 Kinzinger，2004）。

· 牙周软组织移植，包括可能的牙根覆盖术。

正畸治疗中持续的牙龈萎缩是软组织移植的适应证。然而，通过好的口腔卫生，牙齿狭窄区域的角化组织可以成功保留（AAP 护理指南，2000a~d；Zachrisson、Lang 和 Lindhe，2008）。但是，如果牙齿周围是薄的牙周组织，当移动超出牙槽骨外，就容易发生牙龈退缩（Wennström，2014）。如果这样的牙齿移动是有计划的，可以考虑提前进行软组织转移成形术，通过增加组织量来稳定组织附着（Wennström，1996）。如果决定监控并记录这些软组织的附着水平的改变，应该暂缓正畸治疗，以使软组织增长。经过大约 6 周的恢复期以后，可以继续开始正畸牙齿移动（Wennström 等，2008）。

· 冠延长。冠延长手术应该在正畸治疗期间或在正畸治疗完成以后进行，协助必要的牙体修复术（Camargo 等，2007）。

· 牙龈成形术（如牙龈增生）。牙龈成形术应在正畸治疗期间完成，去除影响托槽粘接和口腔卫生的增生牙龈。在正畸治疗结束后，牙龈成形术用以改善牙龈健康、口腔卫生环境和美观。

· 紧急就诊。正畸治疗期间，紧急就诊应该考虑有牙周或者牙髓疾病、龋病引起的牙痛、颌面部的外伤（Polson 等，1984）。

正畸治疗结束后

· 预防维护。

· 监控改变（如牙龈、牙周膜、牙龈萎缩）。

预　防

避免并发症需要开展综合的牙周检查（AAP 护理指南，2000a~d）。

正畸患者通常也是牙周患者。不论患者的年龄大小，正畸治疗之前应进行全面的牙周检查（AAP，2011；Milano 和 Milano，2012）。

· 近期的全身及口腔病史。患者的全身及口腔病史对于正畸治疗的过程和成功均有重大的影响。常见的需要考虑的全身情况包括糖尿病、血液病、传染性病毒性疾病、需要应用抗生素的情况。具有易患龋病史或正在罹患龋齿的患者和有牙周疾病的患者需要更多关注（Zachrisson、Land 和 Lindhe，2008）。

· 主诉。主诉是患者寻求治疗的主要原因。

· 口外和口内检查。在治疗开始前，应完善病理情况下的口外和口内检查（AAP，2003）。

· 最近的 PA 和 BW 射线片以确诊。当前的射线片需要提供对牙槽骨水平和牙齿脱矿程度的评估。

· 牙菌斑、牙结石的存在、分布及口腔卫生情况。对于有牙周病易感性的正畸患者，牙周问题管理的关键因素是控制口腔内与炎症有关的牙菌斑。在正畸治疗前和正畸治疗期间，为患者建立个人的口腔卫生基准和预防性护理很重要（Zachrisson、Lang 和 Lindhe，2008）。

·牙龈炎症变化的程度和分布。牙龈炎的严重程度经常描述为轻度、中度或重度。这些可能在单一牙列中全部出现。分布可能是局限性（<30% 牙齿）或广泛性的（>30% 牙齿）（Armitage，2004；Fiorellini 等，2012；Hujoel，2015）。

·牙周软组织。牙周软组织通过它们的颜色、大小轮廓、形状、一致性、表面质地和龈缘位置来描述（Fioriellini 和 Stathopoulou，2015）。

·牙周探诊深度。测量龈沟或牙周袋的深度，以一致的探查力量，由龈缘到探针尖止到的龈沟位置（Gabathuler 和 Hassell，1971）。

·临床附着水平。临床附着水平是牙周组织附着在牙齿上的位置。这个测量是由一个固定的点，即 CEJ 到牙周探针尖止到的龈沟内的点之间的距离（AAP 牙周术语汇编，2001）。

·牙槽骨吸收。显示骨质吸收的射线片是牙周病史中的临床记录。牙周炎病史是将来牙周丧失的危险因素（Dommisch 和 Kebschull，2015）。

·探诊出血。探诊出血是龈下炎症的重要指示。探诊无出血则被认为未来罹患牙周炎的可能性较小。因此，医生应该努力达到这种治疗结果（Lang 等，1986）。

·根分叉病变。牙周炎病损常延伸至多根牙的牙根之间。这种特点使成功治疗牙周炎更具挑战性，并且在正畸治疗期间需要特殊监控。如果病情迅速发展严重则需要立即处理（Hirshfeld 和 Wasserman，1978）。

·牙齿移动和震颤度。牙齿移动和颤动度显著增加可以视为牙周附着丧失（骨质吸收）和（或）咬合力过大的标志（Lindhe 和 Ericsson，1976）。

·膜龈关系。牙周袋超过膜龈联合应考虑治疗，这些位点很难维护，并有持续进展的风险（Maynard 和 Wilson，1980）。

·牙龈萎缩。基线测量将有助于具体的治疗计划：牙齿移动到牙龈相对萎缩的区域时，需要提前进行牙龈移植术、监控和治疗后处理（Maynard 和 Wilson，1980；Zachrisson、Lang 和 Lindhe，2008）。

·角化组织宽度。只要炎症得到控制，角化牙龈不会有很高的萎缩风险（Wennström 等，1987）。

·龈缘组织厚度。由于炎症和正畸牙齿移动出牙槽骨的影响，薄龈缘组织有更大的萎缩风险（Maynard 和 Ochsenbein，1975；Maynard 和 Wilson，1980；Zachrisson、Lang 和 Lindhe，2008）。

·系带附着异常。上颌唇系带参与中线纵裂形成的观点是有争议的（Zachrisson、Lang 和 Lindhe，2008）。当系带到达龈缘时，它们会促进组织收缩，影响口腔卫生情况，导致牙龈炎症和牙龈增生。增生的扇形上唇系带附着会影响间隙的关闭，是手术切除的指征（Zachrisson、Lang 和 Lindhe，2008）。进行系带修整术时，应注意不要损害相邻的龈乳头。

·口腔前庭深度。前庭深度浅会降低口腔卫生条件，颊部软组织易受矫治器的创伤。

·牙齿／牙根突出。牙根突出可能表明牙龈组织薄弱或下方骨质薄或缺少。牙齿突出方向上的牙齿移动超出现有的骨质轮廓时，是导致牙龈萎缩的危险因素（Wennström 等，1987，2008）。

·邻牙牙根之间距离。邻牙牙根距离过近，邻接区更难清洁，从而存在牙周炎和骨质丧失的高风险（Vermylen 等，2005）。

·牙龈生物型。牙龈的解剖形态用薄的（扇形）、均匀的、厚度（平的）来描述（Zweers 等，2014）。被证实薄的扇形的牙龈，可减少牙周组织的体积，具有更高牙龈萎缩的风险。如先前所述，这将会提高正畸牙齿移动的风险（Krishnan 等，2007）。

正畸治疗结合牙周炎性疾病：牙龈炎和牙周炎

牙周病是一种慢性的炎症性疾病，影响牙龈组织（牙龈炎）并延伸至影响牙槽骨对牙齿的支持（牙周炎）（AAP，2014b）。如果这些未经处理，牙周炎会导致牙齿丧失（Martin 等，2009）。因此，在正畸治疗之前临床医生要确定并治疗有活跃期牙周病（或有这些风险的）的患者。如果不只是一位医生参与患者的治疗，跨学科间必须要合作，以避免遗漏未经治疗的疾病。合作方法是诊断、治疗并在正畸治疗期间监控牙周情况。

牙周疾病为感染性疾病

牙龈炎和牙周炎是牙周病的 2 种主要形式，被视为感染性疾病，最初由微生物在牙龈边缘寄居并生长而引起（Socransky 和 Haffagee，2008）。而这些微生物与宿主通常是良性关系，特殊的细菌可能过度生长、改变，或者经过新的表达，扰乱稳态平衡。这可能会导致一些牙周病发生的临床表现，包括牙槽骨吸收。牙周病进展被认为是缓慢且连续的。然而，现在也认为这些进程是在潜伏期之后暴发（Socransky 等，1984）。平衡的重建可以自行缓解或经治疗后恢复（Socransky 和 Haffagee，2008）。不幸的是，这些附着丧失的出现

是不可预知的，只有持续的牙周控制可以预防疾病发生及进展。

虽然牙周膜微生物导致疾病最初的发生，但其他因素则影响易感性、进展速度和治疗成功与否（Kornman，2008）。牙周炎相关的危险因素分为个人行为因素、遗传因素、环境因素、细菌因素、可控的与不可控的因素（Ronderos 和 Ryder，2004；Kornman，2008；Van Dyke 和 Sheilesh，2005）。

正畸患者的牙龈炎

定义与患病率

菌斑诱发的牙龈炎是不伴有临床附着丧失或骨缺失的牙龈炎症（AAP 护理指南，2000a~d）。牙龈炎是牙周病的最常见表现形式，据估算有将近 100% 的儿童和青少年（Koch 和 Lindhe，1967；Vanarsdall，1981）、50%~90% 的成年人患有牙龈炎（Albandar 和 Rams，2000，Albandar 和 Tinoco，2002）。

由于牙龈炎普遍存在，尤其是儿童群体中发病率极高，大多数人会认为牙周膜可以抵抗正畸治疗的压力而不产生不良结果（Vanarsdal，1981；Polson 和 Reed，1984；Joss-Vassalli 等，2010）。然而，事实并非如此。即便儿童期间的牙龈炎没有导致牙槽骨吸收或牙齿丧失，但是它被认为是一个牙周炎的前期状态。因此，治疗和控制牙龈炎是预防牙周炎的重要手段（Quirynen、Dekeyser 和 van Steenberghe，1991）。

临床特点与症状

牙龈炎的常见临床症状包括牙龈发红、水肿，探诊出血。局部致病因素，包括如牙菌斑和牙结石的存在。但是，没有骨吸收的影像学证据（AAP 护理指南，2000a~d）。

预　防

牙菌斑相关的牙龈炎是可逆的。治疗目标是减少致病因素，包括最初的抗感染治疗、随后的支持/预防治疗，目的是减少龈下细菌数量，使之降低至发生炎性反应的阈值以下（美国儿科指导手册，2003；Robinson，1995）。

正畸患者的牙周疾病

牙周炎常见危险因素（Van Dyke 和 Sheilesh，2005）

可控的危险因素包括以下几项：

· 吸烟；

· 糖尿病；

· 微生物；

· 精神因素（压力）。

不可控的危险因素包括以下几项：

· 遗传学因素；

· 宿主反应；

· 老龄化。

牙周治疗的目标是通过控制可控危险因素来恢复稳定的牙周健康状态。这包括减少龈下微生物数量，使宿主防御机制的可以控制（Zachcriasson，1996）。

处　理

成功的正畸治疗和牙周组织的健康是密不可分的。正畸通过控制的力量作用在牙齿上，调动牙周破骨细胞和成骨细胞活动来使牙齿移动。牙齿移动过程中压缩牙周膜减少血液供应，导致缺血性的无细胞区，从而阻挡牙齿移动。相邻的牙槽骨发生吸收，为牙周膜改建和牙齿持续移动铺设道路。当牙周组织发炎时牙周膜再生则无法正常进行（Ericsson 等，1977）。因此，正畸牙齿移动的牙周改建必须要在牙周健康条件下进行。同时，具有牙周易感病史性或是其他危险因素的患者

易发生牙周并发症。

· 口腔卫生宣教。短期和长期的重要性已经清楚地演示出（Löe 等，1965；Theilade 等，1966）。由于正畸治疗会给口腔卫生清洁带来阻碍，加强牙菌斑控制很重要（Suomi 等，1971）。

· 纠正菌斑残留的因素。例如活动性龋、不良修复体、悬突边缘（AAP 报告，2001）。

· 使用电动牙刷刷牙 2min、冲牙器，对辅助预防都有效果（美国儿科指导手册，2003，2005；Gugerli 等，2007；Nanning 等，2008）。

· 在已有附着丧失的情况下，应该进行刮治术和根面平整术，目的是移除菌斑、结石和牙齿表面的软垢（AAP 报告，2001）。

· 连续的牙周维护。在正畸期间应进行有效的个人口腔健康护理和每 3~4 个月进行一次专业的预防护理。

· 密切监控口腔卫生效果，牙龈炎症和与探诊深度有关的附着丧失（AAP 护理指南，2000a~d）。

· 如果口腔卫生状况极差，应中止正畸牙齿的移动直到口腔卫生状况和牙周健康状况充分恢复，再开始进行治疗。

并发症：正畸治疗中牙周病未得到诊断和治疗

定义

慢性牙周炎定义为牙龈炎引起的邻近附着组织的炎症（AAP 护理指南，2000a~d）。

牙周病未得到诊断和治疗的患者，在接受正畸治疗时会加重牙周疾病（AAO，2013）。医生必须做好准备来应对这些潜在的并发症。早期诊断早期治疗，牙周炎也可以成功治愈（Kokich，2013）。

患病率（美国）

30 岁以上的人群患病率为 47.2%（64 700 000 成人）（Dye 等，2012）；

65 岁以上的人群患病率为 70.1%（Dye 等，2012）；

儿童和青少年患病率为 0.2%~2.75%（Albandar，2002，Albandar、Brown 和 Löe，1997）；

0.2%~0.5% 的儿童和青少年有严重的附着丧失（Loe 和 Brown，1991）。

牙周病特点为由于 PDL 破坏而导致附着丧失和邻近支持骨组织的吸收。牙齿缺失是其最终结果（AAP 护理指南，2000a~d）。

临床症状与体征

牙周炎的临床症状是牙龈红肿、探针出血、有牙周袋和 X 线片显示骨质吸收。局部因素，例如常存在牙菌斑和牙结石。牙周袋和牙槽骨吸收是与牙龈炎鉴别的主要因素（AAP 护理指南，2000a~d）。

预 防

预防牙周炎的关键是控制由牙菌斑引起的牙龈炎（Loe 和 Brown，1991；Socransky 和 Haffagee，2008）。没有牙龈炎的区域不易发展成牙周炎（Lang 等，1986）。治疗目标是减少牙龈炎的病因（如菌斑、牙石）。这包括抗感染治疗，其次是支持 / 预防保健。治疗目标是减少龈下菌斑数量，达到产生炎性反应所需的阈值以下（美国儿科指导手册，2003）。牙龈炎的治疗可以在之前的内容中找到。

治 疗

· 口腔卫生宣教。

· 刮治术和根面平整术。

· 再评估。

· 对于非手术治疗方式无效的区域进行手术治疗，如去除残留牙石、减小牙周袋深度和纠正由疾病进展而导致的骨质缺损。

· 预防（支持）牙周维护。

并发症：牙龈增生

牙龈增生是牙龈组织的增大，是牙龈上皮细胞和结缔组织的增生引起的。它是最常见的一种菌斑堆积导致的炎性反应（Hong，2007）（见第 2 章）。口呼吸和牙齿迟萌是辅助因素。牙龈增生会干扰菌斑控制和正畸治疗的完成，并且影响美观。这也会掩盖由牙龈炎到牙周炎的病程发展。因此，正确的诊断和治疗是整体治疗成功的重要部分（Sanders，1999；Weinberg 和 Eskow，2000；Doufexi、Mina 和 Ioannidou，2005）（图 9.18：牙龈增生）。

诊 断

诊断主要通过临床表现和病史（Seymour、Thomason 和 Ellis，1996；Marshall 和 Bartold，1998；Seymour、Ellis 和 Thomason，2000）。牙龈组织经常表现出增生，还可能会出现纤维化或水肿。

预 防

· 进行口腔卫生宣教，并且在正畸治疗开始前去除牙石堆积。

· 在正畸治疗期间保持高水平的菌斑控

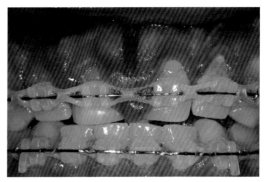

图 9.18 正畸治疗中的牙龈增生

制，了解正畸治疗会影响口腔卫生情况。

治　疗

· 去除正畸装置后，牙龈增生可能会消除。

· 如果牙龈增生不缓解，尤其是牙齿延迟萌出时，则在正畸治疗之前、治疗期间或是正畸治疗之后需要手术治疗（Camargo 等，2001）（图 9.18）。

膜龈异常与正畸治疗

定义与患病率

膜龈异常是龈缘与膜龈联合之间不正常的组织学形态。正畸治疗中最常见的 2 种膜龈异常是牙龈萎缩和系带附着异常（AAP 护理指南，2000a~d）。

牙龈萎缩定义为牙龈缘降低至釉牙骨质界或种植体的基台（AAP，2014a）。这种现象可能是局限性的，也可能是广泛性的。这种情况在人群中普遍存在，发病率随年龄增加而提高（Kassab 和 Cohen，2003）。在儿童和青少年人群中，牙龈萎缩在 7 岁儿童中患病率为 5%，12 岁人群中占 39%，17 岁人群中占 74%（Ainamo 等，1986）。据报道，50% 以上 50 岁以下成年人和 88% 的 65 岁以上人群中至少有一个区域出现牙龈萎缩。其病因是多因素的，如咬合创伤，牙菌斑引发的牙周炎症，牙科治疗不当，下牙槽骨缺损等（Löe 等，1992；Geiger，1980；Watson，1984）。

临床症状和体征

牙龈缘降低至牙齿釉质牙骨质界的根方或者持续退缩。

并发症

· 与正畸牙齿移动相关的牙龈萎缩。牙龈萎缩经常发生在正畸矫治时牙齿突破骨皮质骨板，移动至牙槽窝外。可以进行游离龈移植，预防牙龈萎缩（Ong、Wang 和 Smith，1998；Sanders，1999；Zachrisson、Lang 和 Lindhe，2008）。

· 临床附着丧失。临床附着丧失意味着牙齿与包绕其的牙周膜之间的连接减少。这可能是牙周炎或膜龈异常（牙龈萎缩）引起的。这些表明需要尽快治疗牙周炎或牙龈移植（美国儿科指导手册，2003）。

· 牙根暴露。牙根暴露增加了牙齿颈部磨耗和损伤的概率，影响了牙齿结构的完整性，增加了牙本质敏感与患龋概率（Ravald 和 Hamp，1981；West 等，2013；Bignozzi 等，2014）。

· 美观。涉及美学区域牙齿的牙龈萎缩会影响患者的露龈微笑（Needleman 等，2004）。

· 牙本质敏感。由于牙本质暴露引起的牙齿不适可能会影响患者的生活习惯，例如吃饭，微笑，口腔清洁，牙周健康等（Gillam 等，2013）。

· 不良口腔卫生。由于牙龈萎缩暴露了敏感的牙本质，这样会导致口腔卫生情况不佳（Addy，2005）。

预　防

已证实 2mm 的角化龈、1mm 附着水平，是维护牙龈的健康与稳定的适当厚度（Lang 和 Loe，1972）。然而，随后也证实了即使是非常狭窄的角化组织附着处，只要保持良好的口腔卫生，也可以保持稳定（Dorfman、Kennedy 和 Bird，1982；Kennedy 等，1985）。Wennstr 和 Lindle 证实（1983），颊舌向牙龈厚度不充足是牙龈萎缩的易感因素。如果牙齿移动范围在牙槽骨内，那么牙龈萎缩的风险将会很低（Steiner 等，1981；Wennström 等，1987）。牙龈炎症、口腔卫生不佳、过于薄弱的牙龈组织和牙齿移动超过自然的牙槽骨范围（经常在颊侧），都可能增加牙龈萎缩的风险，有这些特点的部位在正畸治疗之中应谨慎对待。

治　疗

·对于表现出牙龈萎缩、牙龈组织薄弱和口腔卫生不良的病例进行牙周检查。

·口腔卫生宣教。

·与正畸医生会诊来决定牙齿移动的方向和程度。

·如果牙齿将要移动到牙龈萎缩的方向，则需要考虑用牙龈转移的方法增大牙龈的厚度（Wennström，1996）。

有证据表明，组织体积减小（通常是颊侧）容易造成牙龈萎缩。如果牙齿移动超出牙槽窝的界限造成牙槽骨裂，在牙齿移动连接处的牙龈萎缩的风险已经陈述。

·密切观察各个部位牙龈是否萎缩。

·如果观察到已经有牙龈萎缩症状，正畸治疗应该暂停，完成牙龈移植术，然后度过恢复期以后再开始正畸治疗。

·影响口腔卫生情况或影响间隙关闭的系带附着异常应手术改良或切除。

正畸治疗期间的牙周脓肿

牙周脓肿是一种局部的，经常性的化脓性炎症反应，经常由于之前的长期的慢性牙周炎恶化导致（Carranza 和 Camargo，2012）。它可能是慢性的，也可能是急性的。急性牙周脓肿经常会出现症状。这种情况会导致快速、不可逆的骨吸收，发现后应立即治疗（Sanz、Herrera 和 van Winkelhoff，2008）。如前所述，这种牙周炎性病损会通过阻止牙周膜和骨组织在病态牙根表面再生来影响正畸治疗的成功。对于牙周脓肿的详细治疗参见第 2 章。

预　防

·完善的牙周检查、诊断和治疗来治疗进展性牙周病。

·预防性牙周治疗，降低患者的患病风险和易感性。

正畸治疗建议

·建立一个明确的牙周诊断（见第 2 章）。

·一旦确诊患有急性损伤，立即停止牙齿的受力移动。

·按第 2 章中所描述的方法治疗脓肿，采取引流，去除菌斑与结石，必要时给予抗生素治疗。

·炎症消除后，再开始移动牙齿。

·为了达到满意的治疗效果，可以进行牙周外科手术。

·持续进行预防性牙周维护，密切观察防止复发。

参考文献

[1] AAP. Guidelines for Periodontal Therapy. Chicago, IL: AAP, 2003

[2] AAP. AAP Comprehensive Periodontal Therapy: A Statement by the American Academy of Periodontology. Chicago, IL: AAP, 2011

[3] AAP. Glossary of Terms. Chicago, IL: AAP, 2014a

[4] AAP. Periodontal Disease Fact Sheet. Chicago, IL: AAP, 2014b

[5] AAP Parameters of Care. Parameter on comprehensive periodontal examination. J Periodontol, 2000a, 71(5Suppl.): 847–848

[6] AAP Parameters of Care.Parameter on periodontal maintenance. J Periodontol, 2000b, 71(5Suppl.): 849–850

[7] AAP Parameters of Care. Parameter on plaque-induced gingivitis. J Periodontol, 2000c,71(5Suppl.), i–ii: 851–852

[8] AAP Parameters of Care. Chronic periodontitis with slight to moderate loss of periodontal support. J Periodontol, 2000d,71(5Suppl.): 853–855

[9] AAP. Position Paper. Periodontal Diseases of Children and Adolescents. Chicago, IL: AAP, 2003

[10] AAP. Position Paper The role of supra–and subgingival

irrigation in the treatment of periodontal diseases. J Periodontol, 2005, 76: 2015–2027

[11] Academy Report. Treatment of plaque-induced gingivitis, chronic periodontitis, and other clinical conditions. AAP, Position Paper, 2001, 72(12): 1790–1800

[12] Addy, M. Tooth brushing, tooth wear and dentine hypersensitivity—are they associated? Int Dent J, 2005, 55(4Suppl. 1):261–267

[13] Ainamo, J., Paloheimo, L., Norblad, A., et al. Gingival recession in schoolchildren at 7, 12 and 17 years of age in Espoo, Finland. Community Dent Oral Epidemiol, 1986,14(5): 283–286

[14] Albandar, J.M. Periodontal disease in North America. Periodontology, 2002, 29:31–69

[15] Albandar, J. and Rams, T. Global epidemiology of periodontal diseases. Periodontology, 2002,29: 7–10

[16] Albandar, J.M. and Tinoco, E.M.B. Global epidemiology of periodontal diseases in children and young persons. Periodontology, 2002,29(1):153–176

[17] Albandar, J.M., Brown, L.J. and Löe, H. Clinical features of early-onset periodontitis. J Am Dental Assoc, 1997,128 (10): 1393–1399

[18] American Academy of Periodontology (AAP). AAP Glossary of Terms. Chicago, IL:AAP,2001

[19] American Association of Orthodontists (AAO) .Survey on the Number of Adult Patients Seeking Orthodontic Treatment during 2010–2012, Economics of Orthodontics. St. Louis, MO: AAO Press Release,2013

[20] American Dental Association Council of Scientific Affairs. Caries risk assessment. J Am Dent Assoc, 2006,137:1151–1159

[21] American Dental Association Council on Scientific Affairs. Professionally applied topical fluoride: evidencebased clinical recommendations. J Am Dental Assoc, 2006,137:1151–1159

[22] Armitage, G. Periodontal diagnosis and classification of periodontal diseases. Periodontology, 2004,34: 9–21

[23] Association of State and Territorial Dental Directors Fluorides Committee (ASTDD). Fluoride Varnish: An Evidence-Based Approach. ASTDD, Reno, NV: Research Brief, 2007

[24] Balakrishnan, M., Simmonds, R.S. and Tagg, J.R. Dental caries is a preventable infectious disease. Aust Dent J, 2000,45(4): 235–245

[25] Barbagallo, L.J., Jones, A.S., Petocz, P., et al. Physical properties of root cementum: Part 10. Comparison of the effects of invisible removable thermoplastic appliances with light and heavy orthodontic forces on premolar cementum. A microcomputed–tomography

study. Am J Orthod Dentofacial Orthop, 2008, 133: 218–227

[26] Bates, S. Absorption. Brit J Dent Sci, 1856,1: 256

[27] Baysan, A., Lynch, E., Ellwood, R., et al. Reversal of primary root caries using dentifrices containing 5000 and 1100 ppm fluoride. Caries Res, 2001, 35: 41–46

[28] Becks, H. Root resorptions and their relation to pathologic bone formation. Int J Orthod Oral Surg, 1936, 22: 445–482

[29] Bignozzi, I1., Crea, A., Capri, D., et al. Root caries: a periodontal perspective. J Periodontal Res, 2014, 49(2): 143–163

[30] Boyd, R.L. Complex orthodontic treatment using a new protocol for the invisalign appliance. J Clin Orthod, 2007,41(9):525–547

[31] Brezniak, N. and Wasserstein, A. Root resorption after orthodontic treatment: Part 1. Literature review. Am J Orthod Dentofacial Orthop, 1993a,103: 62–66

[32] Brezniak, N. and Wasserstein, A. Root resorption after orthodontic treatment: Part 2. Literature review. Am J Orthod Dentofacial Orthop, 1993b,103: 138–146

[33] Brezniak, N. and Wasserstein, A. Orthodontically induced inflammatory root resorption. Part II: The clinical aspects. Angle Orthod, 2002,72:180–184

[34] Brezniak, N. and Wasserstein, A. Root resorption following treatment with aligners. Angle Orthodontist, 2008,78(6):1119–1124

[35] Brown, I.S. The effect of orthodontic therapy on certain types of periodontal defects. I. Clinical findings. J Periodontol, 1973,44: 742–756

[36] Burden, D.J., Mullally, B.H. and Robinson, S.N. Palatally ectopic canines: Closed eruption versus open eruption. Am J Orthod Dentofacial Orthop, 1999,115: 634–639

[37] Camargo, P.M., Melnick, P.R., Pirih, F.Q.M., et al. Treatment of drug-induced gingival enlargement: aesthetic and functional considerations. Periodontology, 2001, 27: 131–138

[38] Camargo, P.M., Melnick, P.R. and Camargo, L.M. Clinical crown lengthening in the esthetic zone. J Calif Dental Assoc, 2007,35: 487–498

[39] Cameron, A.C. Handbook of Pediatric Dentistry. 2nd ed. Mosby London: Elsevier Health Science,2003

[40] Carranza, F.A. and Camargo, P.M//M.G. Newman, H.H. Takei, P.R. Klokkevold ,et al. The Periodontal Pocket. Carranza's Clinical Periodontology. 11th ed. St. Louis, MO: Elsevier/ W.B. Saunders, 2012: 127–139

[41] Carranza, F.A. and Takei, H.H. The treatment plan// M.G.Newman, H. Takei, P.R. Klokkevold, et al. Carranza's Clinical Periodontology. 11th ed. St. Louis,

MO: Elsevier/Saunders, 2012:384–386

[42] Cochrane, N.J., Shen, P., Yuan, Y., et al. Ion release from calcium and fluoride containing dental varnishes.Aust Dent J, 2014, 59(1): 100–105

[43] Contreras, A. and Slots, J. Herpesviruses in human periodontal disease. J Periodontal Res, 2000,35:3

[44] Derks, A., Katsaros, C., Frencken, J.E., et al. Caries-inhibiting effect on preventive measures during orthodontic treatment with fixed appliances: a systematic review. Caries Res, 2004,38:413–420

[45] Diedrich, P., Fritz U. and Kinzinger G. Interrelationships Between Periodontics and Adult Orthodontics: Clinical and Research Report, 2004: 1–16 , Perio, 1 (3)

[46] Dommisch, H. and Kebschull, M. Chronic periodontitis// M.G. Newman, H. Takei, P. Klokkevold, et al. Carranza's Clinical Periodontology.12th ed. St. Louis, MO: Elsevier Saunders, 2015: 309–319

[47] Dorfman, H.S., Kennedy, J.E. and Bird, W.C. Longitudinal evaluation of free gingival grafts. A four-year report. J Periodontol, 1982,53: 349–352

[48] Doufexi, A., Mina, M. and Ioannidou, E. Gingival overgrowth in children: Epidemiology, pathogenesis, and complications: a literature review. J Periodontol, 2005, 76(1): 3–10

[49] Dougherty, H.L. The effects of mechanical forces upon the mandibular buccal segments during orthodontic treatment. Part II. Am J Orthod, 1968, 54: 83–103

[50] Dye, B.A., Wei, L., Thorton-Evans, G.O., et al. Prevalence of periodontitis in adults in the United States: 2009 and 2010. J Dent Res, 2012,91: 914–920

[51] Ericsson, I., Thilander, B., Lindhe, J., et al. The effect of orthodontic tilting movements on the periodontal tissues of infected and non-infected dentitions in dogs. J Clin Periodontol, 1977,4: 278–293

[52] Falk, H., Hugoson, A. and Thorstensson, H. Number of teeth, prevalence of caries and periapical lesions in insulin dependent diabetics. Scand J Dent Res, 1989,97:198

[53] Fejerskov, O. and Kidd, E. Dental Caries: The Disease and its Clinical Management. Copenhagen: Blackwell Munksgaard, 2003: 101

[54] Fiorellini, J.P., Kim, D.M. and Uzel, N.G. Clinical features of gingivitis// T. Newman and C. Klokkevold. Carranza's Periodontology. 11th ed. St. Louis,MO: Elsevier Saunders, 2012:76–83

[55] Fioriellini, J. and Stathopoulou, P. Anatomy of the periodontium// M.G. Newman, H. Takei, P. Klokkevold, et al. Carranza's Clinical Periodontology. 12th ed. St. Louis, MO: Elsevier Saunders, 2015: 9–39

[56] Gabathuler, H. and Hassell, T. A pressure sensitive

probe. Helv Odontol Acta, 1971, 15(2): 114–117

[57] Galea, H., Aganovic, I. and Anganovic, M. The dental caries and periodontal disease experience of patients with early-onset insulin-dependent diabetes. Int Dent J, 1986, 36: 219

[58] Geiger, A.M. Mucogingival problems and the movement of mandibular incisors: a clinical review. Am J Orthod, 1980,78: 511–527

[59] Gillam, D., Chesters, R., Attrill, D., et al.. XX. Dent Update, 2013, 40: 7514–7516, 7518–7520, 7523–7524

[60] Gugerli, P., Secci, G. and Mombelli, A. Evaluation of the benefits of using a power toothbrush during the initial phase of periodontal therapy. J Periodontol, 2007,78(4): 654–660

[61] Guzmán-Armstrong, S., Chalmers, J. and Warren, J.J. White spot lesions: prevention and treatment. Am J Orthod Dentofacial Orthop, 2010, 138(6): 690–696

[62] Hall, A. Upper incisor root resorption during stage II of the begg technique. Br J Orthod, 1978, 5: 47–50

[63] Henry, J.L. and Weinmann, J.P. The pattern of resorption and repair of human cementum. J Am Dent Assoc, 1951,42:271

[64] Hirshfeld, L. and Wasserman, B. A long-term survey of tooth loss in 600 treated periodontal patients. J Periodontol, 1978, 49(5): 225–237

[65] Hong, C. and the American Academy of Oral Medicine Web Writing Group. Gingival Enlargement, 2007. Available at website for the American Academy of Oral Medicine, under the title "Gingival Enlargement" Updated on January 22, 2015

[66] Hujoel, P. Fundamentals in the methods of periodontal disease epidemiology// M.G. Newman, H. Takei, P. Klokkevold,et al. Carranza's Clinical Periodontology. 12th ed. St. Louis, MO: Elsevier Saunders, 2015:68–75

[67] Joss-Vassalli, I., Gebenstein, C., Topouzelis, N., et al. Orthodontic therapy and gingival recession: a systematic review. Orthod Craniofac Res, 2010,13(3):127–141

[68] Kassab, M. and Cohen, R.E. The etiology and prevalence of gingival recession. J Am Dental Assoc, 2003,134(2):220–225

[69] Kennedy, J.E., Bird, W.C., Palcanis, K.G., et al. A longitudinal evaluation of varying widths of attached gingiva. J Clin Periodontol, 1985,12: 667–675

[70] Ketcham, A.H. A preliminary report of an investigation of apical root resorption of vital permanent teeth. Int J Orthod, 1927, 13: 97–127

[71] Ketcham, A.H. A progress report of an investigation of apical root resorption of vital permanent teeth. Int J Orthod, 1929,15:310–328

[72] Koch, J. and Lindhe, J. The effect of supervised oral

hygiene on the gingiva of children. J Periodontal Res, 1967,2(1):64–69

[73] Kocsis, G.S., Marcsik, A., Kókai, E.L. , et al. Supernumerary occlusal cusps on permanent human teeth. Acta Biologica Szegediensis, 2002, 46(1–2): 71–82

[74] Kokich, V.G. Surgical and orthodontic management of impacted maxillary canines. Am J Orthod Dentofacial Orthop, 2004,126: 278–283

[75] Kokich, V.G. It's worse than we thought. Am J Orthod Dentofacial Orthop, 2013,143(2): 155

[76] Kokich, V.G. and Mathews, D.P. Surgical and orthodontic management of impacted teeth. Dent Clin North Am, 1993, 37:181–204

[77] Kornman, K.S. Mapping the pathogenesis of periodontitis: a new look. J Periodontol, 2008, 79: 1560–1568

[78] Krishnan, V., Ambili, R., Davidovitch, Z. , et al. Gingiva and orthodontic treatment. Semin Orthod, 2007,13: 257–271

[79] Lang, N.P. and Loe, H. The relationship between the width of keratinized gingiva and gingival health. J Periodontol, 1972,43:623–627

[80] Lang, N.P., Joss, A., Orsanic, T., et al. Bleeding on probing. A predictor for the progression of periodontal disease? J Clin Periodontol, 1986,13(6):590–596

[81] Levin, M.P. and D'Amico, R.A. Flap design in exposing unerupted teeth. Am J Orthod Dentofacial Orthop, 1974, 65(4): 419–422

[82] Lindhe, J. and Ericsson, I. The influence of trauma from occlusion on reduced but healthy periodontal tissues in dogs. J Clin Periodontol, 1976, 3(2): 110–122

[83] Linge, B.O. and Linge, L. Apical root resorption in upper anterior teeth. Eur J Orthod, 1983, 5: 173–183

[84] Linge, L. and Linge, B.O. Patient characteristics and treatment variables associated with apical root resorption during orthodontic treatment. Am J Orthod Dentofacial Orthop, 1991, 99: 35–43

[85] Loe, H. and Brown, L.J. Early on-set periodontitis in the United States of America. J Periodontol, 1991, 62(10): 608–616

[86] Löe, H., Theilade, E. and Jensen, S.B. Experimental gingivitis in man. J Periodontol, 1965, 36: 177–187

[87] Löe, H., Anerud, A. and Boysen, H. The natural history of periodontal disease in man: prevalence, severity, and extent of gingival recession. J Periodontol, 1992, 63: 489–495

[88] Makinen, K.K., Bennett, C.A., Hujoel, P.P., et al. Xylitol chewing gums and caries rates: a 40-month cohort study.J Dent Res, 1995, 74(12): 1904–1913

[89] Marsh, P.D. Role of the oral microflora in health. Microb Ecol Health Disease, 2000, 12: 130–137

[90] Marsh, P.D. Are dental diseases examples of ecological catastrophes? Microbiology,2003, 149: 279–294

[91] Marshall, J. A comparison of resorption of roots of deciduous teeth with the absorption of roots of the permanent teeth occurring as a result of infection. Int J Orthod, 1929,15: 417

[92] Marshall, R.I. and Bartold, P.M. Medication induced Gingival overgrowth. Oral Diseases, 1998, 4: 130–151

[93] Martin, J.A., Page, R.C., Kaye, E.K., et al. Periodontitis severity plus risk as a tooth loss predictor. J Periodontol, 2009, 80(2): 202–209

[94] Massler, M. and Malone, A.J. Root resorption in human permanent teeth. Am J Orthod, 1954, 40: 619–633

[95] Mathews, D. and Kokich, V. Managing treatment for the orthodontic patient with periodontal problems. Semin Orthod, 1997, 3: 31–38

[96] Maxfield, B.J., Hamdan, A.M., Tufekci, E., et al. Development of white spot lesions during orthodontic treatment: perceptions of patients, parents, orthodontists, and general dentists. Am J Orthod Dentofacial Orthop,2012, 141: 337–344

[97] Maynard, J.G. and Ochsenbein, C. Mucogingival problems, prevalence and therapy in children. J Periodontol, 1975,46(9): 543–552

[98] Maynard, J.G., Jr and Wilson, R.D. Diagnosis and management of mucogingival problems in children. Dent Clin North Am, 1980, 24(4): 683–703

[99] McCulloch, K.J., Mills, C.M., Greenfeld, R.S., et al. Dens evaginatus: review of the literature and report of several clinical cases. J Can Dent Assoc, 1998, 64(2): 104–106,110–113

[100] McDonald, R.E., Avery, D.R. and Dean, J.A. Dentistry for the Child and Adolescent. 8th ed. St. Louis, MO: Mosby,2004

[101] McNab, S., Battistutta, D., Taverne, A., et al. External apical root resorption of posterior teeth in asthmatics after orthodontic treatment. Am J Orthod Dentofacial Orthop,1999,116: 545–551

[102] Meikle, M.C. The tissue, cellular, and molecular regulation of orthodontic tooth movement: 100 years after Carl Sandstedt. Eur J Orthodont, 2006,28: 221–240

[103] Milano, F. and Milano, L.G. Interdisciplinary collaboration between orthodontics and periodontics// B. Melsen. Adult Orthodontics.1st ed. Hoboken, NJ: Wiley–Blackwell Publishing, 2012: 261–290

[104] Mirabella, A.D. and Artun, J. Risk factors for apical root resorption of maxillary anterior teeth in adult orthodontic patients. Am J Orthod Dentofacial Orthop, 1995,108: 48–55

[105] Miura, F. Effect of orthodontic force on blood circulation in periodontal membrane//J.T. Cook. Transactions of the Third Orthodontic Congress. St. Louis, MO: CV Mosby,1975: 35–41

[106] Nanci, A. Ten Cate's Oral Histology: Development, Structure,and Function. 6th ed. St. Louis, MO: Mosby, 2003

[107] Nanning, A.M., et al. Comparison of the use of different modes of mechanical oral hygiene in prevention of plaque and gingivitis. J Periodontol, 2008, 79: 1386–1394

[108] Needleman, I., McGrath, C., Floyd, P., et al. Clinical impact of oral health on the life quality of periodontal patients. J Clin Periodontol, 2004,31(6): 454–457

[109] Newman, M.G., Takei, H.H. and Carranza, F.A. Carranza's Clinical Periodontology. 9th ed. Philadelphia, PA: W.B. Saunders Company, 2002

[110] Ong, M.A., Wang, H.L. and Smith, F.N. Interrelationship between periodontics and adult orthodontics. J Clin Periodontol, 1998, 25:271–277

[111] Polson, A. and Reed, B. Long-term effect of orthodontic treatment on crestal alveolar bone levels. J Periodontol, 1984,55(1): 28–34

[112] Polson, A., Caton, J., Polson, A.P., et al. Periodontal response after tooth movement into intrabony defects. J Periodontol, 1984,55(4):197–202

[113] Quirynen, M.L., Dekeyser, C. and van Steenberghe, D. The influence of gingival inflammation, tooth type, and timing on the rate of plaque formation. J Periodontol, 1991,62:219–222

[114] Ravald, N. and Hamp, S.-E. Prediction of root surface caries in patients treated for advanced periodontal disease.J Clin Periodont,1981,8(5): 400–414

[115] Reitan, K. Effects of force magnitude and direction of tooth movement on different alveolar bone types. Angle Orthod, 1964, 34: 244–255

[116] Reitan, K. Initial tissue behavior during apical root resorption. Angle Orthod, 1974, 44: 68–82

[117] Reitan, K. Biomechanical principles and reactions// T.M. Graber and B.F. Swain.Orthodontics: Current Principles and Techniques. St. Louis, MO: C.V. Mosby, 1985:101–192

[118] Robinson, P.J. Gingivitis: a prelude to periodontitis? J Clin Dent, 1995, 6: 41–45

[119] Ronderos, M. and Ryder, M.I. Risk assessment in clinical practice. Periodontology, 2000,34: 120–135

[120] Roscoe, M.G., Meira, J.B.C. and Cattaneo, P.M. Association of orthodontic force system and root resorption: a systematic review. Am J Orthod Dentofacial Orthop, 2015,147: 610–626

[121] Rosenberg, M.N. An evaluation of the incidence and amount of apical root resorption and dilaceration occurring in orthodontically treated teeth, having incompletely formed roots at the beginning of Begg treatment. Am J Orthod, 1972, 61: 524–525

[122] Sameshima, G.T. and Sinclair, P.M. Predicting and preventing root resorption: part II. Treatment factors. Am J Orthod Dentofacial Orthop, 2001,119:511–515

[123] Sanders, N.L. Evidenced-based care in orthodontics and periodontics. J Am Dental Assoc, 1999,130(4): 521–527

[124] Sandstedt, C. Einige Beiträge zur Theorie der Zahnregulierung. Nordisk Tandläkare Tidskrift, 1904, 5: 236–256

[125] Sandstedt, C. Einige Beiträge zur Theorie der Zahnregulierung. Nordisk Tandläkare Tidskrift,1905,6: 1–25, 141–168

[126] Sanz, M., Herrera, D. and van Winkelhoff, A.J. The periodontal abscess//J. Lindhe, N.P. Lang and T. Karring. Clinical Periodontology and Implant Dentistry. 5th ed. Hoboken, NJ: Wiley Blackwell, 2008: 496–503

[127] Schwarz, A.M. Tissue Changes Incidental to Orthodontic Tooth Movement. Read at the Second International. London: Orthodontic Congress, 1931

[128] Schwarzkopf, E. Resorption der Zahnwurzeln bei Regulierung. Dtsch. Monatschr.f.Zhk., 1887, 5: 180

[129] Seymour, R.A., Thomason, J.M. and Ellis, J.S. The pathogenesis of drug-induced gingival overgrowth. J Clin Periodontol, 1996, 23: 165–175

[130] Seymour, R.A., Ellis, J.S. and Thomason, J.M. Risk factors for drug-induced gingival overgrowth. J Clin Periodontol, 2000, 27: 217–223

[131] Socransky, S. and Haffagee, A. Periodontal infections// J. Lindhe, N.P. Niklaus and T. Karring. Clinical Periodontology and Implant Dentistry. Hoboken, NJ: Wiley-Blackwell, 2008:207–267

[132] Socransky, S.S., Haffajee, A.D., Goodson, J.M., et al. New concepts of destructive periodontal diseases. J Clin Periodontol, 1984,11(1): 21–32

[133] Steiner, G.G., Pearson, J.K. and Ainamo, J. Changes of the marginal periodontium as a result of labial tooth movement in monkeys. J Periodontol, 1981, 52: 314–320

[134] Summitt, J.B., Robbins, J.W. and Schwartz, R.S. Fundamentals of operative dentistry: a contemporary approach. 3rd ed. Hanover Park, IL: Quintessence Publishing, 2006: 2–4

[135] Suomi, J., Greene, J.C., Vermillion, J.R., et al, and Leatherwood, E.C.D. The effect of controlled oral hygiene procedures on the progression of periodontal

disease in adults: results after third and final year. J Periodontol, 1971, 42(3): 152–160

[136] Theilade, E., Wright, W.H., Jensen, S.B., et al. Experimental gingivitis in man. II. A longitudinal clinical and bacteriological investigation. J Periodont Res, 1966: 1–13

[137] Van Dyke, T. and Sheilesh, D. Risk factors for periodontitis. J Int Acad Periodontol, 2005,7(1): 3–7

[138] Vanarsdall, R. Periodontal problems associated with orthodontic therapy. Pediatr Dent, 1981,3: 154–157

[139] Vanarsdall, R.L. and Corn, H. Soft-tissue management of labially positioned unerupted teeth. Am J Orthod Dentofacial Orthop, 1977,125: 284–293

[140] Vermylen, K., De Quincey, G.N., Wolffe, G.N., et al. Root proximity as a risk marker for periodontal disease: a case-control study. J Clin Periodontol,2005,32(3): 260–265

[141] Vu, H.V. CBCT, Surgical Exposure and Orthodontic Treatment of Impacted Canines. American Association of Orthodontists 2014 Annual Session—Doctors Scientific Program, New Orleans, 2014

[142] Watson, P.J. Gingival recession. J Dent, 1984, 12(1): 29–35

[143] Weinberg, M.A. and Eskow, R.N. An overview of delayed passive eruption. Compend Contin Educ Dent, 2000,21(6):511–514

[144] Weltman, B., Vig, K.W.L., Fields, H.W., et al. Root resorption associated with orthodontic tooth movement: a systematic review. Am J Orthod Dentofacial Orthop,2010, 137: 462–476

[145] Wennström, J. and Lindhe, J. Plaque-induced gingival inflammation in the absence of attached gingiva in dogs. J Clin Periodontol, 1983, 10: 266–276

[146] Wennström, J.L. Mucogingival considerations in orthodontic treatment. Semin Orthod, 1996, 2(1): 46–54

[147] Wennström, J.L. Treatment of periodontitis: Effectively managing mucogingival defects. J Periodont,2014, 85:1639–1641

[148] Wennström, J.L., Lindhe, J., Sinclair, F., et al. Some periodontal tissue reactions to orthodontic tooth movement in monkeys. J Clin Periodontol, 1987, 14(3): 121–129

[149] Wennström, J.L., Zucchelli, G. and Pini Prato, G.P. Mucogingival therapy-periodontal plastic surgery// N.P. Lang and J. Lindhe. Clinical Periodontology and Implant Dentistry. 5th ed. Oxford: Blackwell Munksgaard, 2008: 955–1028

[150] West, N.X., Lussi, A., Seong, J., et al. Dentin hypersensitivity: pain mechanisms and aetiology of exposed cervical dentin. Clin Oral Investig, 2013,17(1): S9–S19

[151] Yip, W.K. The prevalence of dens evaginatus. Oral Surg Oral Med Oral Pathol, 1974,38: 80–87

[152] Zachcriasson, B. Clinical implications of recent orthodontic–periodontic research findings. Semin Orthod, 1996,2(1):4–12

[153] Zachrisson, B., Lang, J. and Lindhe, J. Tooth movements in the periodontally compromised patient// L.P. Lang and J. Lindhe. Clinical Periodontology and Implant Dentistry. 5th ed. Oxford: Blackwell Munksgaard, 2008: 1241–1279

[154] Zweers, J., Thomas, R.Z., Slot, D.E., et al. Characteristics of periodontal biotype, its dimensions, associations and prevalence: a systematic review. J Clin Periodontol, 2014, 41(10): 958–971